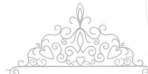

李赛美六经辨证医案2

（师承带教版）

主编　李赛美

全国百佳图书出版单位
中国中医药出版社
·北京·

图书在版编目（CIP）数据

李赛美六经辨证医案：师承带教版 . 2 / 李赛美
主编 .—北京：中国中医药出版社，2022.10
（中医师承学堂）
ISBN 978-7-5132-7690-0

Ⅰ . ①李… Ⅱ . ①李… Ⅲ . ①六经辨证－医案 Ⅳ .
① R241.5

中国版本图书馆 CIP 数据核字（2022）第 117993 号

中国中医药出版社出版
北京经济技术开发区科创十三街 31 号院二区 8 号楼
邮政编码　100176
传真　010-64405721
三河市同力彩印有限公司印刷
各地新华书店经销

开本 710×1000　1/16　印张 19.5　彩插 1　字数 251 千字
2022 年 10 月第 1 版　2022 年 10 月第 1 次印刷
书号　ISBN 978 - 7 - 5132 - 7690 - 0

定价　88.00 元
网址　www.cptcm.com

服 务 热 线　010-64405510
购 书 热 线　010-89535836
维 权 打 假　010-64405753

微信服务号　zgzyycbs
微商城网址　https://kdt.im/LIdUGr
官 方 微 博　http://e.weibo.com/cptcm
天猫旗舰店网址　https://zgzyycbs.tmall.com

如有印装质量问题请与本社出版部联系（010-64405510）

《李赛美六经辨证医案2》（师承带教版）
编 委 会

主　编　李赛美

副主编　刘超男　刘婉文　袁颢瑜

编　委　（按姓氏拼音排序）

曹泽标　陈玮盈　陈羽娜　崔志忠

何凯蕙　孔祥安　李可欣　李翊铭

廖政阳　列施炘　刘　洋　隋画橙

王保华　王红涛　王善庆　徐笋晶

徐文楷　许燕玲　叶子诚　曾侠蓓

周科力

内 容 提 要

　　《李赛美六经辨证医案 2（师承带教版）》为广州中医药大学伤寒论教研室主任、《伤寒论》教材主编李赛美教授的"医案实录"。师承带教完全展示其"六经辨证"临床细节，医案实录则是医案解析与带教的全程记录。本书作为 2019 年出版的《李赛美六经辨证医案（师承带教版）》续集，共采集 33 个典型案例，在第一辑基础上稍做模式改动。内容分为"诊断现场""疑难亮点""辨证论治""思辨解惑"四部分。适合中医临床工作者与研究者、中医院校师生及经方爱好者阅读参考。

主编简介

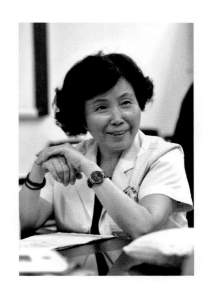

李赛美，医学博士，享受国务院政府特殊津贴专家，全国第六、第七批老中医药专家学术经验继承工作指导老师，全国名老中医药专家传承工作室建设项目专家。广东省名中医，广州中医药大学二级教授，主任医师，博士研究生导师，博士后合作教授，中医经典临床研究所所长。国家重点学科中医临床基础学科带头人，国家中医药管理局重点学科《伤寒论》学科带头人，国家精品课程、国家精品资源共享课程伤寒论负责人，国家教学团队中医临床基础核心成员，全国《伤寒论》课程联盟理事长。

长期从事中医临床经典教学与临床研究，擅长运用经方辨治糖尿病、肝病、甲亢、抑郁症及疑难病症，在糖尿病心脏病、中医药降糖及经方运用与推广领域取得显著成绩，创办国际经方班，创建首家经方展馆——经方阁、桂枝苑，享誉海内外。

荣获全国模范教师，全国教育系统巾帼建功标兵，全国三八红旗手，全国首届杰出女中医师，广东省教学名师，"广东特支计划"教学名师，南粤最美中医，感动广州的最美教师等荣誉称号，是海内外知名的伤寒学家、糖尿病专家。

代表作:《李赛美〈伤寒论〉临床十讲》《名师临床带教与四大经典汇通》《当代经方名家临床之路》《名师经方讲录》(已出版八辑)《经方临床应用》(已出版两辑)等。

《伤寒论》四诊特色略述

望、闻、问、切，是中医独具魅力的诊断技术与方法。《伤寒论》作为第一部临床学经典著作，全面、系统、细致、有效地运用了四诊手段，为方证运用提供了客观指征，是中医辨证论治体系中不可或缺的重要组成部分。现就《伤寒论》四诊特色，作一探讨。

1. 脉症一体

综观《伤寒论》全文，对于方证的描述往往是脉症一体，病症特点易于把握。如第 177 条 "伤寒，脉结代，心动悸，炙甘草汤主之"，第 62 条 "发汗后，身疼痛，脉沉迟者，桂枝加芍药生姜各一两人参三两新加汤主之"。而有的脉症组合独具要点，如结胸三症：第 135 条 "伤寒六七日，结胸热实，脉沉而紧，心下痛，按之石硬者，大陷胸汤主之"，第 138 条 "小结胸病，正在心下，按之则痛，脉浮滑者，小陷胸汤主之"。

提纲证往往作为六经病诊断标准，或以脉症为依据，或以病机、病证特点为参考。如第 1 条 "太阳之为病，脉浮，头项强痛而恶寒"，第 281 条 "少阴之为病，脉微细，但欲寐也"。而对于病证分类也离不开脉症，如第 2 条 "太阳病，发热，汗出，恶风，脉缓者，名为中风"，第 3 条 "太阳病，或已发热，或未发热，必恶寒，体痛，呕逆，脉阴阳俱紧者，名为伤寒"。

脉症一体，还体现在说明病机和提出鉴别诊断。如第357条"伤寒六七日，大下后，寸脉沉而迟，手足厥逆，下部脉不至，喉咽不利，唾脓血，泄利不止者，为难治"，反映了麻黄升麻汤证上实下虚、上热下寒的病机特点。第21条"太阳病，下之后，脉促胸满者，桂枝去芍药汤主之"，第22条"若微寒者，桂枝去芍药加附子汤主之"，同为胸满，一为脉促，一为脉微，恶寒甚，虚实之异彰明。

2. 脉脉叠见

《伤寒论》中脉象有多种意义，或言脉，或代病症，或言病机，具有简明扼要的作用。尤其脉脉叠用。如第122条"太阳病，脉浮而动数，浮则为风，数则为热，动则为痛，数则为虚，头痛发热，微盗汗出，而反恶寒者，表未解也。医反下之，动数变迟，膈内拒痛……心下因硬，则为结胸，大陷胸汤主之。若不结胸……小便不利，身必发黄"，反映了病症与病机由表入里、由寒化热的演化过程。如第247条麻子仁丸证"趺阳脉浮而涩，浮则胃气强，涩则小便数，浮涩相搏，大便则硬，其脾为约"，第12条桂枝汤证"太阳病，阳浮而阴弱，阳浮者热自发，阴弱者汗自出……"，第151条描述痞证的特点与成因："脉浮而紧，而复下之，紧反入里，则作痞，按之自濡，但气痞耳。"复合脉既代表真实脉象，又反映病机特点。

3. 舌脉并举

《伤寒论》中舌诊的条文不多，仅四处。第230条"阳明病，胁下硬满，不大便而呕，舌上白胎者，可与小柴胡汤"，指出阳明兼少阳证，然阳明腑实未成、燥热尚轻者的处理方法。第221条"阳明病，脉浮而紧，咽燥口苦……若下之，则胃中空虚，客气动膈，心中懊恼，舌上胎者，栀子豉汤主之"，隐指舌苔黄，可作为热证鉴别要点。第129条"……如结胸状，饮食如故，时时下利，寸脉浮，关脉小细沉紧，名曰脏结。舌上白胎滑者，难治"。第130条"脏结无阳证，不往来寒热，其人反静，舌上胎滑者，不可攻也"，指出了脏结证脏气虚衰、阴寒凝聚的病机特点。

《伤寒论》强调寒伤阳气，病邪由表入里，尤重脉诊，关于舌诊记载不多，但推出舌脉并举，实为临床垂范。

4. 重视腹诊

腹诊，指对腹部施加一定压力，通过其反应以获取对病变部位、病性虚实信息的诊查方法，在《伤寒论》中独具特色，日本医家对此有深入的探讨和临床发挥，并作为伤寒方运用的重要指征。腹诊在太阳病结胸证、蓄水证、蓄血证，阳明腑实证，少阳病及太阴病等篇描述较多。

根据性质分，其有虚实之别。一般而言，虚者，按之柔软无物，有空虚感。如痞证之心下痞，"按之自濡"，第347条"伤寒五六日，不结胸，腹濡，脉虚复厥者，不可下，此亡血，下之死"；实者，硬满拒按，有抵抗感。如"腹大满不通""硬满痛不可近""大实痛者"。

根据部位分，其有心下、胁下、大腹、少腹、小腹（膀胱）之异。

心下：如痞证，有大黄黄连泻心汤证之"心下痞，按之濡"；半夏泻心汤证之"但满而不痛者，此为痞"；生姜泻心汤证"心下痞硬，干噫食臭"；甘草泻心汤证"心下痞硬而满，干呕心烦不得安"；痰气痞"心下痞硬，噫气不除者"；水痞证"痞不解，其人渴而口燥烦，小便不利者"。热痞为无形之热郁所致，故"但气痞"，若夹痰湿、食滞、水饮有形之实邪，则为"痞硬"。

胁下：如少阳病，有小柴胡汤证之"胸胁苦满""胁下硬满""胁下痞硬"，大柴胡汤证之"心下急"，大柴胡汤证之"胸胁满微结"，热入血室之"胸胁下满，如结胸状"，少阳阳明合病之"胁下硬满"。

大腹：如阳明病、太阴病篇表现于腹的相关症状。阳明者，胃与肠也；而脾又主大腹。实则阳明，虚则太阴。阳明病实证，包括三承气汤证、麻子仁丸证、润下法相关方证，多有腹胀腹痛，不大便。如"腹满痛者""腹满不减，减不足言""绕脐痛""短气腹满而喘""腹大满不通者"；太阴病脾阳不足、寒湿内阻之"腹满而吐……自腹自痛"，太阴气血失和，经脉不畅之腹痛证："因而腹满时痛者……大实痛者。"

另外还有水与邪气互结之结胸证，小结胸证为"正在心下，按之则痛"，大结胸证为"从心下至少腹硬满而痛，不可近者""脉沉而紧，心下痛，按之石硬者"。

少腹（膀胱）：第167条脏结证"病胁下素有痞，连在脐旁，痛引少腹，入阴筋者"，第392条阴阳易病"其人身体重，少气，少腹里急，或引阴中拘挛……"

邪结膀胱，有气、血、寒、热之分。如太阳蓄血之桃核承气汤证"热结膀胱……少腹急结"，抵当汤证"……以热在下焦，少腹当硬满，小便自利者，下血乃愈"；太阳蓄水之五苓散证"小便少者，必苦里急也"；冷结膀胱关元之"小腹满，按之痛"；少阴病热移膀胱之"一身手足尽热者，以热在膀胱，必便血也"，尽管原文未描述局部症状，但小腹疼痛隐含其中。

5. 关注过程

过程包括治疗经过、药后反应，是问诊重要内容。

（1）治疗过程

由于患者体质不同，其病症演变呈一定倾向性，既往治疗经历往往具有重要的辨证参考价值。《伤寒论》中记录了大量因失治、误治而成"坏病"的案例，从另一侧面反映了仲景对治疗经过的重视。一般而言，汗吐下等祛邪之法，多损正气；素体阴虚者，多转为热化证，多从少阳、阳明或少阴热化；素体阳虚者，则多转为寒化证，多从三阴，尤其少阴寒化证。如第131条"病发于阳，而反下之，热入因作结胸；病发于阴，而反下之，因作痞也"。同时，因脏腑虚损不同，而病位有异。如第61条之肾阳虚烦躁证，"下之后，复发汗，昼日烦躁不得眠，夜而安静……脉沉微，身无大热者，干姜附子汤主之"；第118条心阳虚烦躁证，"火逆下之，因烧针烦躁者，桂枝甘草龙骨牡蛎汤主之"；第67条脾虚水停证，"伤寒若吐、若下后，心下逆满，气上冲胸，起则头眩，脉沉紧……茯苓桂枝白术甘草汤主之"等。

（2）药后反应

药后反应往往可作为前车之鉴，并提供治疗方向。如第159条"伤寒服汤药，下利不止，心下痞硬。服泻心汤已，复以他药下之，利不止，医以理中与之，利益甚。理中者，理中焦，此利在下焦，赤石脂禹余粮汤主之。复不止，当利其小便"。运用小承气汤，依据药后反应判断是否继续用药，如"……腹中转气者，更服一升，若不转气者，勿更与之"。对于大承气汤证判断，先与小承气汤试探，如第209条"若不大便六七日，恐有燥屎，欲知之法，少与小承气汤，汤入腹中，转失气者，此有燥屎也，乃可攻之，若不转失气，此但初头硬，后必溏，不可攻之，攻之必胀满不能食也"。运用大柴胡汤，先与小柴胡汤试探，由于小柴胡汤能通达上下，治疗"阳微结"，攻下力虽弱，但相对较安全，若不解决问题，再与大柴胡汤攻下。如第103条"太阳病，过经十余日，反二三下之，后四五日，柴胡证仍在者，先与小柴胡。呕不止，心下急，郁郁微烦者，为未解也，与大柴胡汤，下之则愈"。第24条"太阳病，初服桂枝汤，反烦不解者，先刺风池、风府，却与桂枝汤则愈"。服药后出现较剧烈反应，为正气得到药物资助，正邪交争强烈；或为病重药轻，需加强药力，补充治疗措施。

药后反应能对疾病预后做出判断，如第41条小青龙汤证为外寒内饮，病人不渴，或渴，"服汤已渴者，此寒去欲解也"，第46条麻黄汤证"……服汤已微除，其人发烦目瞑，剧者必衄，衄乃解。所以然者，阳气重故也"。尽管有不同程度反应，但仍显示邪退正复，预后良好。

6. 强调体质

体质，即人体内因，是人体对疾病的易感性，对药物反应的倾向性，是一种重要因素，与先天、后天密切相关。

《伤寒论》中"某某病"，部分为指代某某体质者。如第276条"太阴病，脉浮者，可发汗，宜桂枝汤"，第301条"少阴病，始得之，反发热，脉沉者，麻黄细辛附子汤主之"，所谓太阴病、少阴病，实指平素脾胃虚弱、肾气不足体质者。

《伤寒论》中诸多"家"，多指体质或旧有痼疾者。太阳病桂枝汤证兼证有"喘家"用桂枝加厚朴杏子汤，为素有喘疾者兼太阳病的处理方法；第17条"若酒客病，不可与桂枝汤，得之则呕，以酒客不喜甘故也"，指素有湿热内蕴者禁用桂枝汤；第10条"风家，表解而不了了者，十二日愈"，指常受风患病者，得太阳病尚需一定时间调养；第81条"凡用栀子汤，病人旧微溏者，不可与服之"，指素有便溏、脾胃虚寒者，当慎用栀子豉汤。

在峻汗禁例中有"淋家""疮家""亡血家""汗家""衄家"等，提示原有慢性病，病久气血阴阳俱虚者，因不能发虚人之汗，故诸于此类皆为禁例。

7. 突出个症

《伤寒论》中尤重特殊症状，对于病位、病性判断、治疗取向和发展趋势预测均具有特别指导价值。

（1）寒热

寒热是正邪交争与否及力量对比的重要标志，也是阴阳表里判断的重要依据。可见于第7条"病有发热恶寒者，发于阳也；无热恶寒者，发于阴也"；第70条"发汗后恶寒者，虚故也。不恶寒，但热者，实也"。

一般而言，三阳病由于正气不衰，正邪抗争，故多发热。

如太阳病之恶寒发热并见，阳明病但热不寒，少阳病往来寒热。其描述发热情形，如桂枝汤证"翕翕发热"、阳明病调胃承气汤证"蒸蒸发热"、大承气汤证"日晡所发潮热"。三阴病，由于正气不足，不能抗邪，一般不发热。若发热者，或兼表，如太阴病之"手足自温"、少阴病之"始得之，反发热，脉沉者"；或脏病还腑，阴证转阳，如厥阴病"呕而发热者，小柴胡汤主之"，少阴病"……一身手足尽热，必便血"；或为真寒假热，如阴盛格阳之"身反不恶寒，其人面色赤"。

寒热之进退，也反映了正邪进退。如厥阴病之厥热胜复。一般而言，厥热相等或热多于厥为阳气回复，预后良好；若厥多热少，或厥回热不止，为阳衰阴盛，预后不良。而少阳病之"往来寒热，休作有时"，也反映了正邪交争，各有胜负。

（2）汗

汗出与否是营卫调和，尤其是卫气功能、津液盛衰的体现，也是太阳病判断虚实的重要依据。

太阳病总病机为风寒袭表，营卫失调。中风表虚证与伤寒表实证的鉴别要点是有汗与无汗。中风表虚证见于第2条"太阳病，发热，汗出，恶风，脉缓，名为中风"，伤寒表实证第35条"太阳病，头痛发热，身疼腰痛，骨节疼痛，恶风，无汗而喘者，麻黄汤主之"。葛根汤证与桂枝加葛根汤证均有"项背强几几"，不同之处，桂枝加葛根汤证有"反汗出恶风"，葛根汤证为"无汗恶风"。

汗，既是症状，也是祛邪手段。发汗，是太阳病因势利导的正治法，"其在表者，汗之可也"。根据体质与感邪之轻重不同，有桂枝汤之取汗，麻黄汤之峻汗，桂枝麻黄各半汤之小汗，桂枝二麻黄一汤之微汗。

里证之汗有寒热虚实之别。如阳明病热证"自汗出""大汗出""汗出濈濈然"；或少阴阳虚不能固摄之"漏汗"，或亡阳之"大汗"。若应汗无汗，多是津伤或湿阻，如阳明虚证之"阳明病，法多汗，反无汗，其身如虫行皮中状者，此以久虚故也"，湿热熏蒸之"但头汗出，剂颈而还，身无汗"。另：还有杂病之营卫不和"病常自汗出"或"时发热而自汗出者"。

（3）渴

口渴与否反映津液存亡或肾与膀胱气化功能，对于病位病性鉴别有重要意义。

"自利不渴属太阴""自利而渴者，属少阴也"。寒伤阳气，故一般寒证不渴，若影响到下焦，肾阳虚不能蒸腾津液，或下利日久损阴，也会出现口渴。水蓄下焦，膀胱气化失司之五苓散证有"口渴""消渴""烦渴""渴欲饮水，水入即吐"；由于热盛伤津，热证多有口渴，如阳明病"烦渴""渴欲饮水数升者"，少阴病热证之猪苓汤证"咳而呕渴"，少阴病急下证有"口燥咽干"，厥阴热证白头翁汤证有"下利欲饮水者"，厥阴病上热下寒乌梅丸证有"消渴"。另有少阳病，气郁化火，灼伤津液之"口苦，咽干，目眩"，小柴胡汤证"或渴"；阳明病热在血分有"口燥，但欲漱水，不欲咽"；小青龙汤证有"或渴""或不渴""或服汤已渴者"，反映经治疗后，寒饮已去，而津液一时不能布达，此为短暂反应，为病向愈之征；胃中干之"欲得饮水者，少少与饮之，令胃气和则愈"。

（4）饮食

能食与否、食量多寡直接反映脾胃受纳与运化功能，也是胃气存亡、影响预后的重要标志。"有胃气则生，无胃气则死"。

厥阴病之"饥而不欲食"，为胃热脾寒；少阳病"默默不欲饮食"为肝木乘土；瓜蒂散证"心下满而烦，饥不能食"为邪结在胸中，阻滞气机。

病症由不能食，到稍能食、能食转变，为胃气恢复，病情向愈，如霍乱病之"下利后当便硬，硬则能食者愈，今反不能食，到后经中，颇能食，复过一经能食，过之一日当愈，不愈者，不属阳明也"；热厥轻证之"……热少微厥，指头寒，嘿嘿不欲食，烦躁，数日小便利，色白者，此热除也，欲得食，其病为愈"。

而厥阴病"除中"，虽能食，实为胃气衰败，预后不良，"……脉迟为寒，今与黄芩汤，复除其热，腹中应冷，当不能食，今反能食，此名除中，必死"。

（5）呕哕

呕哕为胃气上逆所致，或为正气抗邪外出的表现，或为胃气衰败之信号。

六经病皆有呕，病因则寒热虚实各有不同。桂枝汤证有"鼻鸣干呕"，太阳伤寒有"必恶寒，体痛，呕逆"，五苓散证有渴欲饮水，水入即吐之"水逆"，半夏泻心汤证之"呕利痞"，阳明病之"食谷欲呕"，少阳病之"心烦喜呕""呕而发热"，太阴病之"腹满而吐"，少阴病之"欲吐不吐，心烦，但欲寐"，厥阴病"食则吐蛔"，干姜黄芩黄连人参汤证"食入口即吐"，均为邪气上干于胃，致胃气上逆。

呕，是正气抗邪的表现，如第376条"呕家有痈脓者，不可治呕，脓尽自愈"。

呕，是一种因势利导治法，称为"催吐"，"其在上者，因而越之"。如第166条瓜蒂散证"……胸中痞硬，气上冲喉咽，不得息者，此为胸中有寒也，当吐之，宜瓜蒂散"。方后注："……温顿服之。不吐者，少少加，得快吐乃止。"

哕，有虚实不同。其虚者，多为胃寒气逆，如第194条"阳明病，不能食，攻其热必哕，所以然者，胃中虚冷故也"，第226条"若胃中虚冷，不能食者，饮水则哕"；实者，多为阳明腑气不通，胃失和降，如第381条"伤寒哕而腹满，视其前后，知何部不利，利之即愈"。

久病见哕者，多为胃衰败，预后不良，如第232条"若不尿，腹满加哕者，不治"。

（6）二便

二便，是人体寒热虚实的直接反映，尤其是脾胃、肾气功能状态的真实表达。病理状态，大便有秘结与下利，小便有不利与过利，一般而言，不通者多实，过泄者多虚。

大便色青为肝郁，色黑为蓄血。大便不通，多为阳明腑实内结，有血分、气分之异。阳明蓄血证，除"其人喜忘者，必有蓄血"外，第237条指出"屎虽硬，大便反易，其色必黑者，宜抵当汤下之"，其色黑黏如漆，与阳明腑实"燥屎"之黑晦如煤必有不同。

大便下利，多脾肾阳虚，寒湿下注，或为阳明湿热。如太阴病之"自利益甚，时腹自痛"，少阴病之"下利清谷"；湿热下利，有葛根黄芩黄连汤证、黄芩汤证。

便脓血，有寒热虚实之别。第371条"热利下重者，白头翁汤主之"，为厥阴热盛，迫血妄行，血热相蒸，腐败为脓所致，实热痢必色鲜红而秽臭；虚寒痢色必暗赤不泽，味腥不臭，白多红少，甚至下白冻，如第306条"少阴病，下利便脓血者，桃花汤主之"。

小便色黄为热，色白为寒；小便不利，为膀胱气化不及，或湿热阻滞；小便过利，为肾气不固，或津液失调，偏渗膀胱，如第282条"……若小便色白者，少阴病形悉具，小便白者，以下焦虚有寒，不能制水，故令色白也"。

小便色"白"或"清"是里证、寒证重要依据，如第56条"伤寒不大便六七日，头痛有热者，与承气汤。其小便色清者，知不在里，仍在表也，当须发汗"。

小便色黄则是热证或发黄的重要标志。如第206条"阳明病……色黄者，小便不利也"。第236条"尿如皂角汁状，色正赤，一宿腹减，黄从小便去也"。

（7）肢温

通过触摸肢体、察末端冷热，把握病性之寒热虚实，与疾病预后转归也息息相关。

一般而言，寒者多阳虚，或阳亡，或邪阻。《伤寒论》中有"指头寒""手足厥寒""手足厥冷""手足逆冷"之描述。第338条言脏厥"伤寒脉微而厥，至七八日肤冷，其人躁无暂安时者，此为脏厥"，是病情危重凶险表现。"厥者，手足逆冷者是也"，根据症状与病机不同，厥阴病篇论述了11种厥证：脏厥、蛔厥、寒厥、热厥、水厥、痰厥、血虚寒凝厥、气郁致厥、痰热厥、冷结下焦关元厥、亡血之厥。除寒厥、脏厥、亡血厥、血虚寒凝厥以正虚为主，其余多为邪气阻滞，致阳气不能布达四末。所谓"阴阳气不相顺接，便为厥"，应重在体现同病异治，突出鉴别诊断。

热者，反映里热炽盛，或为阳气回复，或兼表证：如第293条"少阴病，八九日，一身手足尽热者，以热移膀胱，必便血也"，为脏病还腑，阴证转阳，病邪由里达表之征。第278条"伤寒脉浮而缓，手足自温者，系在太阴"，为太阴中风、正邪交争之表现。少阴病之预后，与阳气存亡息息相关，有阳则生，无阳则死，故第288条言"……手足温者，可治"。

随着现代科学技术进步与社会发展，传统的方法不是被取消，而是将进一步完善和延伸。

望、闻、问、切，仍是当今中医临床诊断疾病重要的不可替代的方法与手段。《伤寒论》不但是中医临床辨证论治的经典，也是中医诊断学运用的经典。重温《伤寒论》，让我们回归到中医的根与本。知古会今，汲古纳新，仍然是中医人需坚守的底线和原则。

在中国中医药出版社刘观涛主任的指导下，广州中医药大学第一附属医院李赛美名中医工作室同仁共同努力，将本人指导诊治的部分案例进行整理，对患者进行随访，并定期举办案例讨论会，由团队研究生执笔整理，经过案例宣读讨论，最后由刘婉文博士、袁颢瑜硕士汇编统稿，是名副其实的临床经典示范教学，教学互动，教学相长。

疗效就是话语权！是书作为2019年出版的《李赛美六经辨证医案》续集，共采集33个典型案例，在第一辑基础上稍做模式改动。内容分为"诊断现场""疑难亮点""辨证论治""思辨解惑"四部分。其中"诊断现场""辨证论治"还原辨证论治过程、思路、方法与疗效。"思辨解惑"则从病证诊断鉴别、治法用方、用药用量、煎服调护诸细节上进行互动，以期对师承个性化经验获得了解和分享。增加"疑难亮点"，突出阅读的关键词和价值所在；"思辨解惑"处，增加相关案例的六经辨证思路概要，以配合图书出版主题。本人才疏识浅，学术不精，期盼各位同道厚爱并赐教，心谢！

作为国家重点学科——中医临床基础学科带头人，也是团队一分子，衷心感谢团队同仁相互提携鼓励！尤其内分泌科主任、名医工作室负责人朱章志教授给予全方位指导支持；刘超男老师担任工作室秘书，曾侠蓓老师协助相关工作，经过三年建设，李赛美名医工作室顺利通过广东省中医药管理局验收，2022年获"全国名老中医药专家传承工作室"。本人连续获第六批、第七批全国老中医药专家学术经验继承工作指导老师。可喜可贺，再接再厉！是书在整理过程中，一直得到王保华老师、徐笋晶老师、陈羽娜博士后精心审阅和协助，在此一并深表敬意和谢忱！

是书完稿之际，恰逢北京主办第24届奥林匹克冬季运动会！美不胜收，精彩绝伦！更高、更快、更强、更团结！同时正值2022年虎年春节，一阳初生，万物萌发。少火虽微，生生不息！祝福中国！祝福中医！祝福经典！祝福经方！新年继续加油，我们团队一直在路上！

李赛美

2022壬寅虎年正月初三初稿／五月初五端午节校稿于广州

目　录

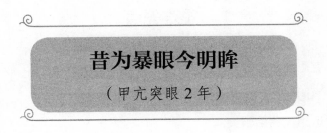

昔为暴眼今明眸

（甲亢突眼 2 年）

诊断现场

患者利某，女，57 岁，因"左眼突出 2 年"于 2018 年 9 月 1 日初诊。

患者 2 年前无明显诱因出现左眼突出，视物模糊，至外院检查诊断为"甲状腺功能亢进症 Graves 病"，2 年来反复寻求中西医治疗，一直维持甲巯咪唑（赛治）口服，突眼症状无明显缓解。现每天服用赛治 2.5mg、硒酵母片 100μg。

刻诊：左眼球突出，眼睑闭合不全，上眼睑稍水肿，眼球活动稍受限，视物稍模糊，畏光畏风，易流泪，时有酸胀、疲劳感，无颈部肿大，无心慌手抖，近 2 周夜间稍有汗出、口干；平素抑郁焦虑，脱发明显，不耐寒热；胃纳可，无明显多食易饥，难入睡，多梦，眠浅易醒，常凌晨 2～3 点醒来，醒后难再入睡；大便稀烂，1～2 次/日，小便可。发病以来体重下降 5kg。舌淡胖，苔白稍黄，右脉弱，左脉弦滑。

辅助检查：2018 年 8 月 28 日外院查甲功＋抗体：促甲状腺激素（TSH）3.09μIU/mL，游离三碘甲状腺原氨酸（FT_3）4.82pmol/L，游离甲状腺素（FT_4）10.78pmol/L↓，抗甲状腺球蛋白抗体（TgAb）120.4IU/mL↑，甲状腺过氧化物酶抗体（TPOAb）75.7IU/mL↑。

疑难亮点

（1）突眼严重，西药疗效不佳。

（2）厥阴－阳明少阳－太阳的病机转化。

（3）运用风药治眼突。

（4）疗效评价不受甲状腺抗体指标桎梏。

辨证论治

【学生甲】甲亢患者临床上多以高代谢症状为主，六经辨证多治从阳明、少阳，然而此患者症状不典型，无明显热象，该从何角度论治？

【教授】从六经辨证角度言，甲亢初期多病在三阳，以阳证、热证为主；而中期寒热错杂居多，病位在少阳、厥阴或阳明与太阴合病；后期则多见阴证、寒证，病位主要在太阴、少阴，此期多邪去显虚，呈现痰多、恶寒体倦、甚至水肿等太阴、少阴阳虚之征。尤其是更年期患者更容易在疾病中后期表现出上热下寒、脾肾不足、心肝火旺等厥阴病的特点。但并不是所有患者在初期都一定表现为阳证热证的，很多患者即使是在初期，都常无明显的代谢亢进症状。此时若仍按火热辨治，使用寒凉药物，反而会适得其反，甚至加重病情。

Graves 眼病可伴有或不伴有甲亢，是指病因与自身免疫性甲状腺病关联的眼眶和局部眼外组织病变。从西医角度言，多是由于眼眶周围细胞浸润、水肿及结缔组织增生所致。从中医角度言，Graves 眼病的发生与单纯甲亢的病机变化又稍有不同，其更倾向于呈现一种虚实夹杂之象，多见太阳外邪侵袭、少阳情志变化、太阴脾虚痰湿、厥阴寒热错杂共同为病。

此患者初诊以左眼突出，伴眼睑浮肿、情绪抑郁焦虑为主症。太阳外邪侵袭，内传膀胱，致膀胱气化不利而引起水液蓄积，致津液不得输布引起局部水肿，风水相互为病，故见眼睑浮肿，有些患者甚至可伴见胫前黏液性水肿。患者平素焦虑抑郁，乃少阳之气郁而不得解之故，气郁往往易化风化火，引动肝经风火上逆，夹痰夹瘀上壅肝窍而形成突眼。随着病情的发展，肝郁久之必横逆犯脾，脾虚生痰助湿，同时肝郁化火日久，其火热亦可炼液为痰；血受热则煎熬成瘀，血瘀亦进一步加重，使得痰瘀互结更剧，突眼逐渐严重。太阳水饮上泛，浸润于目，加之痰瘀阻滞，故目不得和，活动不利。其舌苔白，稍黄，乃肝郁日久、逐渐化火的表现之一。患者夜而不得卧，也是痰饮内阻、胃气失和之故。

　　综上所述，此时患者疾病之标以太阳、少阳为主，涉及阳明，但因病程较长，其火热之象已经不明显，逐渐开始呈现虚象。所以在治疗上，应该先祛其外邪，和少阳之气，后顾其厥阴之本。拟方五苓散化气行水、消痰化饮，四逆散疏解少阳之气，外加祛风之药上行头目，解表达邪，处方如下：

　　桂枝 10g，白术 15g，泽泻 30g，茯苓 50g，柴胡 10g，赤芍 20g，党参 30g，炙甘草 6g，生半夏 10g^{（先煎）}，薏苡仁 30g，玉米须 30g，木贼 10g，乌梅 15g，青葙子 10g，白芥子 10g，防风 10g，海藻 15g。共10 剂，日 1 剂。

　　2018 年 9 月 25 日二诊。

　　刻诊：眼睑水肿消失，左眼球突出，伴酸胀疲劳，易流泪，仍畏光畏风，视物模糊同前，纳可，眠差，梦多易醒，大便初成形，后溏烂，每日 1 行，小便可。舌红，苔薄黄，脉沉略滑。

予乌梅丸加减：乌梅 15g，细辛 6g，桂枝 10g，黄连 10g，黄柏 6g，当归 10g，党参 30g，干姜 6g，花椒 5g，山药 30g，赤芍 20g，柴胡 10g，枳壳 10g，炙甘草 6g，茯苓 30g，泽泻 30g。共 10 剂，日 1 剂。乌梅先用陈醋泡一晚，自备蜂蜜 3 勺，与药液混匀后服用。

2018 年 10 月 20 日三诊。

辅助检查：2018 年 10 月 7 日外院复查甲功 + 抗体：甲功正常，TgAb 102.7IU/mL↑，TPOAb 74.8IU/mL↑。肝功、血常规无异常。

刻诊：突眼情况如前，左眼疲劳酸胀感及畏风好转，但双眼时干涩，自觉抑郁较前好转，脾气好转，睡眠时好时坏，仍凌晨 2～3 时易醒，但醒后可再入睡，渴喜热饮；大便先硬后溏，小便调。舌暗红，有裂纹，苔薄黄，脉弦缓。继续守二诊方加减，改上方中的党参为红参 10g，去枳壳，加泽泻 30g，益母草 30g，猪苓 15g。共 15 剂，日 1 剂。

2018 年 12 月 1 日四诊。

刻诊：服完后患者自行抓药 7 剂服用。目前维持赛治每天 2.5mg 口服。现左眼突出较前稍减轻，伴瘙痒，眼睑可闭合程度较前好转，眼睛畏光明显缓解，眼睛易流泪、畏风及视物模糊症状已消失；口干口苦，喜凉饮，时有头晕、咽中异物感，偶有心悸，神疲乏力；多食易饥，睡眠好转；大便溏结不调，小便色黄，时有小便涩痛，尿频尿急。舌质红，稍暗，苔薄黄，脉滑。

予小柴胡汤、消瘰丸加减：柴胡 10g，黄芩 15g，法半夏 10g，红参 10g，炙甘草 10g，大枣 15g，生姜 10g，玄参 15g，浙贝母 15g，泽泻 30g，苍术 10g，茯苓 50g，玉米须 30g，益母草 30g，青葙子 10g，白芥子 10g，紫苏叶 10g，防风 15g。共 15 剂，日 1 剂。

2019 年 1 月 15 日五诊。

辅助检查：2019 年 1 月 3 日外院查甲功 + 抗体：甲功正常，TgAb 1092IU/mL↑，TPOAb 373IU/mL↑。

刻诊：眼突症状进一步缓解，现无眼睛干涩酸胀、畏光、迎风流泪等不适；情绪抑郁较前缓解，心态较前乐观；服上方第 5 天时，无明显原因出现咳嗽，现仍有干咳，偶有白色黏痰，难咯出，偶有咽痒，恶风畏寒，时有汗出，鼻塞，晨起流黄浊鼻涕，口干，无咽痛、发热，纳眠可；大便先软后偏稀，日 1 行，小便色黄。舌淡红，边有齿痕，苔白腻，脉沉稍滑。

予桂枝加附子汤、葛根汤、麻杏甘石汤、葛根黄芩黄连汤多方加减：桂枝 10g，白芍 10g，淡附片 10g，大枣 10g，炙甘草 6g，麻黄 5g，苦杏仁 10g，生石膏 30g^{（先煎）}，葛根 30g，黄芩 10g，黄连 5g，山茱萸 30g，熟地黄 20g，当归 10g，黄芪 30g，辛夷 10g，苍耳子 10g，细辛 6g，红曲 10g。共 7 剂，日 1 剂。

2019 年 5 月 20 日六诊。

辅助检查：2019 年 3 月 2 日外院复查甲功加抗体：甲功正常；TgAb 312.9 IU/mL↑，TPOAb 267.2IU/mL↑。2019 年 5 月 2 日外院复查甲功加抗体：TSH 1.277μIU/mL，FT_3 4.51pmol/L，FT_4 10.29 pmol/L↓；TgAb 140IU/mL↑，TPOAb 105IU/mL↑，TRAb 1.40IU/L↑。

刻诊：患者服用上方咳嗽消失。患者近几月因事不能来门诊就诊，遂线上就诊，均以上方为基础随症加减。现自觉突眼逐渐好转，两眼基本对称，眼睛不适症状基本消失，可闭合，时有鼻塞，大便先干后溏。苔白腻，边齿痕，脉弦稍滑。

予桂枝加附子汤、葛根汤、葛根黄芩黄连汤、当归芍药汤多方加减：桂枝 10g，白芍 10g，淡附片 10g，生姜 10g，大枣 10g，炙甘草 6g，麻黄 5g，苦杏仁 10g，生石膏 30g^{（先煎）}，葛根 30g，黄芩 10g，黄连 5g，山茱萸 30g，熟地黄 20g，黄芪 30g，红曲 10g。共 7 剂，日 1 剂。

嘱赛治减量至隔天 2.5mg。

后记：2019 年 12 月 10 日回访，患者双眼基本与常人无异，半年来未再复发，定期复查甲功均正常，抗体稍高。仍维持隔天口服赛治 2.5mg。

思辨解惑

【学生乙】纵观疾病治疗全程，可观患者厥阴 – 阳明少阳 – 太阳的病机转化过程，该如何理解这种病机变化呢？

【教授】患者初诊中见左眼突出，伴眼睑水肿，此乃太阳气化不利，水饮浊邪上泛所致，此时应以治标为主，治宜化气行水，邪去则疾病之本才会显现。二诊中，患者水饮之邪消，眼睑水肿消退，则外邪已去。

甲亢基本病机为少阳厥阴风木过旺，疾病之标为痰火郁结，肝脾、胆胃失和，久病及肾。患者平素不耐寒热，且经常在凌晨 2 ～ 3 点醒来，眼睛酸胀、畏光流泪，归根到底其疾病之本在厥阴；且患者处于围绝经期，平素情绪抑郁焦虑，可以看作更年期症状，这种患者更容易出现上热下寒之厥阴病证。故在二诊中，以治本为主，需治从厥阴，予乌梅丸平调寒热。三诊中病机及主症无明显变化，故仍治从厥阴。

四诊中，患者新出现口干口苦、头晕，咽中异物感等症状，结合舌脉及患者平素之焦虑抑郁状态，考虑病已转出到少阳、阳明，故改小柴胡汤、消瘰丸为主方。

而五诊中，患者出现干咳、鼻塞流涕、咽痒、恶风畏寒、汗出等太阳表虚证，但同时又兼有里热，故寒温并用，予桂枝加附子汤温阳解表，同时予葛根黄芩黄连汤、麻杏甘石汤以清肺与大肠之湿热。考虑病邪已由里出表，同时眼突也开始慢慢好转，提示疾病向愈。这就是患者疾病走向的全过程，呈现出明显的由寒转热、由里出表的过程。有些患者难以理解最后六诊中出现的表证，其实这也是病邪外透的一个过程。

【学生丙】在甲亢类疾病的治疗中，常看到您使用"风药"，用意为何呢？

【教授】风为百病之长，轻灵开泄，主升主动，善行数变；可上行头目，中开郁结，下行水湿。李东垣认为："凡治风之药皆辛温，上通天气，以发散为本。"甲亢除了肝火痰热郁结等基本病机外，手抖、颈肿、突眼、皮肤瘙痒等，皆是风邪作祟之因。外风侵袭人体，风邪郁表则皮肤瘙痒，热极生风则手抖。其次，甲亢病症多出现在头面部：如眼痒、目赤、颈肿、眼突，此乃"颠顶之上，唯风可达"之由。此外，甲亢症状表现反复多变，与风之特性相应。最后，甲亢疾病的发作和反复与外邪密切相关，常可因感冒而引发或加重。

我常用的治疗甲亢初期的经验方以白虎加人参汤、消瘰丸、四逆散为主方的进行加减，伴有皮肤瘙痒者加苏叶、防风、地肤子、白鲜皮、钩藤、乌梅、蝉衣、地龙等以祛外风、息内风。突眼者可用五苓散加青葙子、白芥子、白僵蚕以散水饮、祛风邪。同时，白芥子、海藻、乌梅、木贼可入肝经，上目系，去内外之邪。除了甲亢，在其他疾病中我也常加用少量风药以解表达邪、发散郁火、升脾胃清阳等。

甲亢类疾病治疗方法众多，除了风药的运用，尚有其他的兼夹证，需辨证加减用药。对于甲状腺肿大的患者，可加用猫爪草、夏枯草、白芥子软坚散结，三七、丹参、莪术以活血化瘀。突眼患者，多表现为眼睑水肿，眼泪多等饮邪上逆之症，此时一般不用滋阴之品，主要以祛风行水为主。晚期以虚寒为主的患者可用真武汤、理中汤、金匮肾气丸等温阳利水。伴妊娠心悸者，常合用炙甘草汤、桂甘龙牡汤；失眠者加用酸枣仁汤、百合地黄汤、柴胡加龙骨牡蛎汤调肝安神；贫血者予当归补血汤、归芪建中汤、四君子汤或理中汤。另外本病女性比例高，我常常在疾病初期，结合女性的体质及生理特点，在经前加用桃红四物汤、逍遥散；经期用胶艾四物汤合二至丸；经后予杞菊地黄汤。

【学生丁】目前临床上很多患者甲功正常，但抗体持续性增高难以下降，很多患者即使无明显症状，仍为此检查结果担忧，我们该如何看待这项检查呢？

【教授】在临床上这种现象确实很常见，抗体升高者多为甲状腺炎或慢性淋巴细胞性甲状腺炎，这种患者存在明显的自身免疫紊乱。人体自身免疫紊乱，从中医角度看，乃长期正气不足、邪胜正却的结果，是一个漫长的演变过程。这类患者容易病情反复，虽然随着病情的改善，抗体指标也会慢慢下降，但需要一定的时间。

患者初步用药后，邪气去，正气慢慢充盛，但仍难以抵抗长期蓄积在体内的邪气。内环境的平稳，也就是体内阴平阳秘的状态，都需要一定时间的调整。甲状腺抗体升高也与患者情绪波动、饮食、睡眠、外感等密切相关，可不作为疗效评价指标。目前西医多以激素治疗为主，需长期吃药，较难根治，中医目前也在积极探索治疗方法，只要患者无明显不适症状及甲功正常，即使抗体稍偏高一些，定期复查即可，不必过于担心。

【学生戊】请您归纳一下本案例六经辨证思路。

【教授】甲亢突眼征很多时候并不会随甲功好转而减轻，是甲状腺疾病治疗的难点，我们一直在探索。总体而言，本案以三阳病为主，风郁火相兼。全程以消肿为目标，以消水化痰散结为关键。三阳为标、为关，三阴为本、为助。或风生水起，气郁水停，火郁水结，血瘀水阻，阳虚水生。抓住水、痰、结，着重消、散、活，而本则在一个"温"字！

（刘婉文）

膜肾甲亢并糖尿，中西汇通一载康

（膜性肾病 10 年合并甲亢、糖尿病）

诊断现场

患者唐某，女，38 岁，因"膜性肾病 10 年，桥本甲状腺炎 1 年"于 2019 年 5 月 25 日初诊。

患者 1 年前体检发现甲减，后因膜性肾病口服中药后复查提示甲亢。辅助检查：2018 年 11 月 27 日外院复查：TgAb 664.69IU/mL↑，TPOAb 273IU/mL↑。甲状腺彩超提示：左侧甲状腺良性实性结节（9mm×7mm）。2019 年 4 月 4 日复查甲功：TSH 0.025μIU/mL↓，FT_3 16.1pmol/L↑，FT_4 31.2pmol/L↑。

既往史：膜性肾病 10 年，中药调理，曾服用环孢素 3 年，他克莫司 1 年，后因急性胃炎、牙龈松动停用环孢素。现在尿蛋白 7g/24h，蛋白尿（+++）。2017 年意外怀孕，因服用西药人工流产，后未再次怀孕，2018 年发现卵巢早衰。有扁平疣病史（具体不详），目前时有皮肤瘙痒。

刻诊：心慌手抖，五心烦热，口干，咽中白痰，疲乏明显，大便成形，纳眠可。舌暗，中裂纹，边齿痕，苔白，脉沉。

予消瘰丸、白虎加人参汤、增液汤加减：玄参 15g，牡蛎 30g，浙贝母 10g，生石膏 30g，山药 30g，知母 15g，炙甘草 10g，党参 30g，柴胡 15g，白芍 20g，生地黄 20g，麦冬 30g，大黄 10g，防风 15g，猫爪草 15g，醋莪术 10g。10 剂，日 1 剂。

西药：口服丙硫氧嘧啶片，每天2次，每次50mg。

2019年6月26日二诊。

辅助检查：2019年6月24日查甲功：TSH 0.024μIU/L↓。血常规、肝功二项未见明显异常。

刻诊：心慌手抖较前改善明显，五心烦热好转，轻微口苦，有咽喉痰堵感，可咯出痰，色白质黏，可见泡沫，疲乏改善，精神体力好转，纳眠佳，进食生冷易肠胃不适，服上方时出现腹泻，2～3次/日，无腹痛，现二便调。舌暗红，苔淡黄厚腻，根尤甚，欠津，脉沉滑。末次月经（LMP）：患者1年月经未至，初诊服药后于2019年5月29日月经来潮，4天净，量偏少，色可，有血块，痛经。守初诊方去石膏，加茯苓20g、瓜蒌子30g。共15剂，日1剂。

丙硫氧嘧啶维持原剂量。

2019年7月31日三诊。

刻诊：手抖心慌、五心烦热、睡眠、脱发、均明显好转，但饥饿时仍有手抖。现口稍苦，服上方咽喉痰阻感明显好转，但因感冒稍有复发，可咯出白黏痰，偶咳出黄色米粒样腥臭分泌物，汗多，活动及进食时尤甚，纳眠欠佳，大便调，进食生冷易引起肠胃不适，泡沫尿。舌暗红，苔淡黄浊腻，欠津，脉沉滑细。LMP：2019年7月13日至7月17日，量少，色可，有血块，痛经。血压（BP）：139/105mmHg，心率（HR）：97次/分。

予柴胡桂枝汤、麻黄连轺赤小豆汤加减：柴胡15g，黄芩片15g，法半夏10g，党参30g，大枣10g，炙甘草6g，桂枝10g，白芍10g，麻黄3g，苦杏仁10g，连翘30g，桑白皮15g，薏苡仁30g，赤小豆30g，黄芪 45g，防风 20g，酒萸肉 30g，生姜 10g。共 15 剂，日 1 剂。

疑难亮点

（1）有甲减、膜性肾病、糖尿病、卵巢早衰病史，病情复杂，如何整体治疗？

（2）打破终身服药定论，减停丙硫，疗效卓著。

（3）麻黄连轺赤小豆汤在膜性肾病的妙用。

（4）《黄帝内经》中"体用"关系的考虑和药物的合理选用。

（5）病证结合，寒温一统，中西汇通。

辨证论治

【学生甲】患者基本病情十分复杂，看您用方前二诊方药相似，第三诊改方，似乎先针对甲亢，然后再顾及肾病，具体您是怎么判断的？

【教授】首先，在本案中心慌手抖和疲倦是患者最苦恼的症状，既与甲亢相关，也是主要的症状，所以一开始当然就要考虑甲亢的治疗。但不能简单地说我是先针对甲亢，再顾及肾病，不能把辨病和辨证给机械分离开来。病证结合，整体考虑，是现代中医的基本要求。

第二，从西医疾病的整体把握和中医标本缓急的侧重兼顾考虑，患者得了膜性肾病 10 年，后来查出甲减，在治疗的过程中又出现了自身免疫相关的桥本甲状腺炎，现以甲亢状态为主，表现为神经、循环、消化等系统兴奋性增高和代谢亢进。这位患者就表现为心慌、手抖、疲倦、五心烦热，且 FT_3、FT_4 已经升高了两倍多，如果不及时控制的话，将给身体带来较大的负担，重则会引起甲亢危象，病势较急。膜性肾病是一种器官特异性的自身免疫性肾小球疾病，分为特发性和继发性，该患者既往完善了许多检查，找不到继发性的原因，考虑还是特发性的。它起病隐匿，主要的症状是水肿、蛋白尿、血尿、高血压等，疾病进展有个过程，而且患者也一直配合专科医生的治疗，病势较为和缓。另外，患者虽然有代谢亢进、神经循环系统兴奋性增高的突出症状，但舌是暗的，中有裂纹，脉是沉的，并不是舌红、脉洪大，说明是本虚标实。急则治标，缓则治本，该患者久病、多病（人工流产、卵巢早衰），正气不足，故在标本兼顾的同时更要侧重标症的处理。

2019 年 9 月 5 日四诊。

辅助检查：2019 年 9 月 5 日复查尿组合：尿蛋白（+++），尿隐血（++）。

刻诊：面色暗黄，畏寒热，多汗现象大减，夜间自觉烘热，汗后周身冰凉，头胀，喉中有痰堵，难咯，味苦，偶四肢冰凉潮湿，腹凉，眠欠佳，多梦；大便 1 次 / 日，成形，小便色深黄，夜尿 1 次。舌质暗红，苔白厚，脉细弱。月经：周期 28 ～ 29 天，4 天净，量少，色可，腹痛，无痛经，白带少。BP 127/86mmHg，HR 85 次 / 分。守三诊方加牛膝 10g，共 15 剂，日 1 剂。

丙硫氧嘧啶维持原剂量。

2019 年 10 月 12 日五诊。

辅助检查：2019 年 10 月 10 日甲功复查：TSH 3.112μIU/mL，FT_3 5.26pmol/L，FT_4 8.07pmol/L，TgAb 514.73IU/mL↑。血常规：白细胞计数（WBC）$10.07×10^9$/L↑。肝功：谷草转氨酶（AST）32U/L，谷丙转氨酶（ALT）35U/L↑，白蛋白 / 球蛋白比值正常。尿酸（UA）670μmol/L↑。

肾功能正常。尿蛋白：早上（－），晚上（＋＋）。

刻诊：稍怕热，汗出多，口干，无口苦，饮水一般，喜温饮，无心慌胸闷、手抖等不适；自觉咽中有痰明显好转，咳痰量少，色白，带泡沫；胃纳可，无多食易饥，进食后易反酸，眠可；大便 1～2 次／日，成形质软，小便泡沫明显减少，偶有夜尿。舌红，苔白厚腻，边齿痕，脉细。LMP：2019 年 8 月 10 日，4 日净，色正常，量少，腰酸，乳房胀痛，无血块，无痛经。

处方一：守三诊方基础上，麻黄加量至 6g，加土茯苓 50g，玉米须 30g，共 15 剂，日 1 剂。

处方二：柴胡桂枝汤、二至丸加减：柴胡 10g，黄芩 10g，法半夏 10g，炙甘草 6g，大枣 10g，西洋参 10g，生姜 10g，桂枝 10g，酒赤芍 15g，川芎 10g，当归 10g，女贞子 15g，墨旱莲 15g，广藿香 10g，薏苡仁 15g，玉米须 30g，麻黄 3g，土茯苓 50g，防风 15g。共 7 剂，日 1 剂。

2019 年 11 月 21 日六诊。

辅助检查：自测尿蛋白：上午全阴，下午（＋＋～＋＋＋）。

刻诊：怕热，夜间阵发潮热加重，颈肿，右侧颈前触痛，眼干，睡眠不足时头重，口干口苦，喜热饮，咽中有少量痰，汗出一般，皮肤干燥；纳差，易胃胀，多梦；大便 1～2 次／日，质软成形，运动后小便较浑浊。舌红，苔白腻，有齿痕，脉滑细。LMP：2019 年 8 月 10 日，4 日净，之后停经。守五诊处方一基础上，加全蝎 5g，共 15 剂，日 1 剂。丙硫氧嘧啶维持原剂量。

2020 年 1 月 2 日七诊。

辅助检查：甲功三项复查：TSH 2.755μIU/mL，FT$_3$ 5.92pmol/L，

FT_4 10.10pmol/L。自测尿蛋白：（－）或（＋）反复。

刻诊：白天神疲懒动，怕热汗出；咽喉异物感强烈，时时欲清嗓；善太息，叹气则舒，心烦急躁，有抑郁倾向，疑心重；纳呆，近几日难入眠，腹中肠鸣，二便调。舌苔白厚腻，泡沫，边齿痕，脉沉滑。

予柴胡加龙骨牡蛎汤、四逆散加减：柴胡10g，黄芩15g，法半夏10g，党参30g，生甘草6g，大枣10g，生姜10g，生龙骨20g^{（先煎）}，生牡蛎20g^{（先煎）}，麸炒枳壳15g，赤芍20g，郁金15g，鸡内金15g，合欢花10g，制远志10g，胆南星10g，瓜蒌子30g，土茯苓30g。共15剂，日1剂。

丙硫氧嘧啶片减量至每天3次，每次25mg。

2020年3月5日八诊。

辅助检查：尿蛋白（±～＋）。

刻诊：症状基本同前，舌淡红，苔薄白腻，脉细滑。守七诊方去郁金、鸡内金，加苍术15g，薏苡仁15g，关黄柏10g，含三妙散之意。共15剂，日1剂。

2020年3月28日九诊。

辅助检查：2020年3月21日复查甲功：TSH 6.67μIU/mL↑。

刻诊：神疲乏力好转，仍有严重异物感，焦虑，心烦急躁，思虑多，善太息，胃纳一般，眠差，难以入睡，睡后易醒；大便黏腻不爽，泡沫尿。舌淡，苔白厚腻，边齿痕，脉沉滑。

予柴胡四逆散加减：柴胡10g，黄芩15g，法半夏10g，党参30g，生甘草6g，大枣10g，生姜10g，麸炒枳实15g，赤芍15g，郁金15g，合欢皮30g，制远志10g，胆南星10g，玉米须30g，干益母草15g，茵陈 15g，土茯苓 30g，防风 10g。共 15 剂，日 1 剂。

嘱暂停丙硫氧嘧啶，1 个月后复查甲功。

后记：

2020 年 3 月 31 日查：①糖化血红蛋白（HbA1c）11.5%↑。②糖耐量试验（OGTT）（0、30、60、120、180 分钟）14.27、22.07、29.26、36.44、31.49mmol/L↑。③胰岛素释放试验（INS）（0、30、60、120、180 分钟）23.74、20.02、32.15、30.31、24.6μIU/mL。④生化检查：GLU 14.41mmol/L↑，UA 476μmol/L↑，总胆固醇（CHOL）5.99mmol/L↑，甘油三酯（TG）3.67mmol/L↑，高密度脂蛋白（HDL-C）1.1.6mmol/L，低密度脂蛋白（LDL-C）4.02mmol/L↑。⑤泌乳素（PRL）450.0mIU/L（非怀孕女性 102～496mIU/L），换算为 21.15ng/mL。

2020 年 4 月 10 日查：①甲功七项：TSH 1.406mIu/L，TT_3 1.42nmol/L，TT_4 108.89nmol/L，FT_4 13.09pmol/L，TPOAb 387.64IU/mL↑，TgAb 747.71IU/mL↑。②生化全套：Glu 6.04mmol/L，CHOL 5.93mmol/L↑，TG 2.93mmol/L↑，HDL-C 0.91mmol/L↓，LDL-C 3.90mmol/L↑。糖化血红蛋白（HbA1c）8.4%↑。③尿微量白蛋白 52.1↑，尿肌酐 15533μmol/L↑，尿微量白蛋白/尿肌酐（ACR）29.68。④ 24 小时尿蛋白定量：微量白蛋白 96mg/L，24h 尿量：2.1L↑，24h 尿蛋白总量：0.202g/24h↑。⑤尿组合：尿白细胞酯酶（−），尿葡萄糖（−），尿蛋白（−），白细胞（高倍视野）（−）。

2020 年 4 月 10 日复诊（十诊）时追问病史，患者自诉在疫情期间因缺乏运动，且嗜食蜂蜜等不良饮食习惯，导致血糖升高，HbA1c 上升至 11.5%，空腹血糖（FBG）16.4mmol/L 左右。至我院急诊，收住内分泌科病房治疗。除了线上调中药外，加用利拉鲁肽每天 0.6mg，共三支，用时 3 个月。二甲双胍初始早中晚各一粒，后改为早中各一粒。

2020 年 7 月 22 日复查：① HbLAc 5.6%。② OGTT（0、30、60、120、180 分钟）5.96、7.18、10.13、10.17、6.14mmol/L↑。③生化检查：UA 465U/L↑，CHOL 2.96mmol/L，TG 1.48mmol/L，HDL–C 1.01mmol/L↓，LDL–C 1.55mmol/L。

思辨解惑

【学生乙】教授能否详细跟我们讲讲一诊、二诊的处方思路？

【教授】上一个问题的问答中，我们说这位患者是本虚标实，标证较急，故而标本兼顾，侧重标证、急证的处理。该患者心慌手抖，五心烦热，口干，但舌暗，中有裂纹，脉反沉，又见疲倦，除了火热的症状之外，气津阴伤也很突出，所以处方予消瘰丸、白虎加人参汤、增液汤加减。

消瘰丸见清代《医学心悟》，玄参、牡蛎、浙贝母等份为丸，滋阴清热，化痰散结，为瘰疬专方、名方，加猫爪草、醋莪术强化化痰散结之力。白虎加人参汤从张锡纯法，用山药代替粳米，清热滋阴而不伤正。如张锡纯所论，粳米只能调和胃气，而山药兼能固摄下焦元气，不致因石膏、知母而滑泻，确有见地。值得一提的是，近现代诸多治肾名家（如岳美中）都对山药很推崇，他们在临床实践中发现山药固摄尿蛋白的效果很好。

现代药理学研究认为，山药多糖可以抗氧化，减轻免疫炎症，还有保肝护肝的作用，可降低蛋白尿、尿血、肌酐、尿素氮等，对肾脏有保护作用。另外，各大医院的专科临床路径中，慢性肾病的中医病名就是虚劳，《金匮要略·血痹虚劳病脉证并治第六》中讲："虚劳诸不足，风气百疾，薯蓣丸主之。"方中薯蓣（即山药）占了最大比重，这一点也是一个佐证。

还有一个方是增液汤，也就是玄参、麦冬、生地黄，是从滋养阴血的角度来考虑，原方主治阳明温病后津亏便秘、口渴、脉细数或沉而无力，在这里主要是用于滋养阴液。

【学生丙】如果患者的甲状腺毒症没有得到及时控制，那从经典条文或者方证来推测，接下来会是怎样的发展变化？

【教授】这个问题，我结合温病来讲。这个患者舌暗，有裂纹，脉沉，结合突出的热证，我们可以说这是肝胃火盛、气阴耗伤，是水亏火盛的一种状态，所以用了增液汤。其实，从处方上看已经包含了一甲复脉汤，就差个阿胶。《温病条辨》中从增液汤、加减复脉汤（炙甘草、干地黄、生白芍、麦冬、阿胶、麻仁）、一甲复脉汤（加减复脉汤去麻仁＋牡蛎）、二甲复脉汤（加减复脉汤＋生牡蛎、生鳖甲）最后到三甲复脉汤（加减复脉汤＋生牡蛎、生鳖甲、生龟甲）是层层递进的，越往后阴血伤得越重。二甲复脉汤（一甲复脉汤＋火麻仁＋鳖甲）证描述为"热邪深入下焦，脉沉数，舌干齿黑，手指但觉蠕动，急防痉厥"，开始出现动风的表现，到了三甲复脉汤证，其描述为"下焦温病，热深厥深，脉细促，心中憺憺大动，甚则心中痛甚"。大家应该能发现，本案甲状腺毒症引起的"心慌手抖"与"手指但觉蠕动""心中憺憺大动"的描述是非常相似的。如果继续发展下去，大致上是这样一个演化过程，最终结果是"阴阳离决，精气乃绝"的甲亢危象。

【学生丁】我观察到您前二诊中，除了那三个主方之外，都有柴胡、白芍、甘草，是四逆散的方意吗？为什么去掉枳实，又为什么用了防风？

【教授】四逆散原为柴胡、白芍、枳实、炙甘草，这里不用枳实而用防风，有几个方面的考虑。

先说说为什么用四逆散，四逆散从药物组成和方剂功效来讲，我们都认可它是疏肝解郁的基本方，后世逍遥散等调肝解郁方均从此方演变而来。从西医学的病因分析，甲状腺功能亢进最突出的病因就是焦虑抑郁等情志因素，患者久病、重病、多病，心理负担是难免的，那么合用调肝法来调气机是比较好理解的。

第二，讲讲为什么不用枳实，这里主要考虑到肝"体阴用阳"的特点。《素问·六节藏象论》曰："肝者，罢极之体，魂之居也；其华在爪，其充在筋，以生血气，其味酸，其色苍，此为阴中之少阳，通于春气。"《灵枢·本神》曰："肝藏血，血舍魂，肝气虚则恐，实则怒。"肝藏有形之阴血，故肝体为阴；肝主疏泄，调气血津液之运行，故肝用为阳，所以调肝应该兼顾这两个方面。临床上，调达肝的功能是我们很容易想到的，但是调肝之法落实到具体的用药上却大有讲究。枳实、川楝子、青皮、香附、川芎等行气药大多是辛燥刚烈之品，有伤阴动血的弊端，本案例中气阴耗伤较重，再用枳实的话，就是叶天士说的"有刚以治刚之弊"，则肝体更伤，肝用失度。

第三，讲讲为什么用防风代替枳实。防风的辛气比枳实、青皮等还是要弱得多，不管是生药材还是煎煮后的气味，都是如此，有"风中之润剂"（李杲）的美称。防风，《神农本草经》曰"主烦闷"，《日华子本草》曰"治赢损盗汗，心烦体重，能安神定志，匀气脉"，《名医别录》载其可治"胁痛……四肢挛急"，《药类法象》曰"治风通用"。作为风药的一员，可见防风是能调达肝气的，在这个案例中，使用防风对肝体、肝用两方面都有兼顾。

第四，从气机升降的角度来讲，枳实泻气而下，防风宣发而上。结合该案例的病机和用药，防风配合石膏，正如麻黄杏仁甘草石膏汤中麻黄配石膏，宣气泄热，相得益彰。且患者有扁平疣，病位在表，用宣发

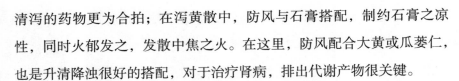

清泻的药物更为合拍；在泻黄散中，防风与石膏搭配，制约石膏之凉性，同时火郁发之，发散中焦之火。在这里，防风配合大黄或瓜蒌仁，也是升清降浊很好的搭配，对于治疗肾病，排出代谢产物很关键。

【学生戊】您从第三诊之后，都是以小柴胡汤打底，有时合桂枝汤，有时合温胆汤，有时合四逆散，这是为什么呢？

【教授】从第三诊开始，患者心慌手抖、五心烦热、汗多等症已经明显控制，还不时有轻微畏热汗多、手抖、口苦、咳痰等症状，脉沉渐细或兼滑，说明火热炽盛的阶段已经过去，正气不足，气血耗伤，恰如《伤寒论》讲的"血弱气尽，腠理开"的状态，邪气就容易入侵和稽留，所以主要从少阳病去考虑。用小柴胡汤作为主方，加强扶正，党参用到了 30g，或者用西洋参 10g。小柴胡汤的合方化裁是比较灵活的，若营卫失和、邪犯太阳，合桂枝汤解肌或滋营和卫，温养中焦；若情志不畅、焦虑抑郁，合四逆散；若中生痰湿，合温胆汤。总原则是"观其脉证，知犯何逆，随证治之"。

【学生己】第三诊到第六诊都合用了麻黄连轺赤小豆汤，第三诊麻黄为 3g，第四诊开始为 6g，这其中有什么深意吗？

【教授】患者有膜性肾病，该病与免疫相关，主要的症状是水肿、蛋白尿、血尿、高血压等，从中医的角度来讲，属于水液代谢的问题。《黄帝内经》中有治水三法，分别是"开鬼门""洁净府""去菀陈莝"，即"发汗""利小便""去除糟粕"三种方法，"糟粕"也就是病理产物，除了大便之外，还应算上瘀血、留饮等。麻黄连轺赤小豆汤主治"伤寒瘀热在里，身必黄"，该患者有肾病基础，面色黑黄、多斑，舌红或暗红，苔腻厚，有齿痕，符合瘀热在里的表现，可用麻黄连轺赤小豆汤。方中麻黄外通玄府开毛窍，上宣肺气以治节、调百脉，下通太阳膀胱以利尿；连翘清热解毒；杏仁、桑白皮肃肺气以利水；赤小豆入脾、肾、小肠，活血利浊，使其从前后二阴而出；生姜温散水邪，其余配合的薏苡仁、玉米须、土茯苓都为利水湿浊气而设。全方把握住了《黄帝内经》的三个治水要则。

从《伤寒论》的条文中，可以看出麻黄在水液代谢疾病中的重要地位。如越婢汤治"风水，恶风，一身悉肿"，越婢加术汤、甘草麻黄汤治"里水"，小青龙汤治"伤寒表不解，心下有水气"，大、小青龙汤治"溢饮"，麻黄附子汤治"水之为病，其脉沉小，属少阴"。所以，麻黄是个要药，开始用麻黄 3g，后面加到 6g，这是出于安全考虑，毕竟患者正气不是很足，麻黄过用也会耗散正气，使用大剂量的黄芪就是为了扶正，黄芪合防己有防己黄芪汤的意思，益气固表，祛风除湿。

【学生庚】患者病情复杂，病案也很长，您可以针对此患者的治疗做一个整体梳理吗？

【教授】这个患者的中医治疗，全程的处方用药都是在整体把握的基础上有所侧重。一二诊的甲状腺毒症比较突出，治疗上合消瘰丸、白虎加人参汤。

关于膜性肾病，从第三诊到第六诊（2019 年 7 月 31 日到 2020 年 1 月），患者自测尿蛋白已经明显得到控制，相关症状也得到了明显的控制。2020 年 1 月到 2020 年 4 月（因新冠暴发未复诊），都在（−）或（＋）反复，2020 年 4 月疫情缓解后于我院查 ACR 正常，24h 尿蛋白总量 0.202 g/d↑（正常值 0 ～ 0.15g/d），接近正常。持续 10 年的大量尿蛋白，用激素都控制不好，用中药半年不到就控制下来了。

患者甲亢的情况也很好，丙硫也从每天 50mg 到完全停药，该患者数年间在广东数家三甲医院内分泌科就诊，大夫们都认为她必须终身服药，没想到现在尿蛋白控制好了，治疗甲亢的西药也停了，患者非常高兴，专门归纳了一份治疗前后的信息给我存档（部分见于篇尾）。

最后再说说糖尿病情况，在疫情期间，由于缺乏运动，饮食不注意，患者血糖升高，住院加用了利拉鲁肽、二甲双胍，经过一段时间干预后也控制得很好。所以，不能说全是中医的功劳，还有待后续的跟进。

【学生辛】请您归纳一下本案例六经辨证思路。

【教授】患者以甲亢前来寻求中医治疗，随着甲亢改善，西医治疗了10年的膜性肾炎竟然同步改善，近一年蛋白尿消失且疗效巩固，随后出现糖尿病，经西医治疗3个月，后改中医治疗3个月并停药，近一年血糖保持正常水平，血脂异常经中药治疗降至正常，卵巢早衰，经治疗月经周期转正常，目前治疗重点是备孕。中医始终守六经辨治：初从阳明、少阳、太阳，强调祛邪为主，解除甲亢症状；中期守少阳、太阳，兼顾厥阴，治从风湿热瘀郁。"开鬼门，洁净府，去菀陈莝"，一箭多雕，甲亢、膜肾、高脂均获效；血糖升高因于原用激素、加之疫情间少动多食，经中西医及时治疗，且能停药。从西医分析，多种疾病先后出现于一体，其病理基础与自身免疫紊乱相关，也与生活方式，药物不良反应相关。

来自患者的特殊记录

下列是患者自行整理的部分信息，部分字词已专业规范化，但数据未改动。

唐女士，38岁，因甲亢于2019年5月25日开始在李赛美教授处就医。既往膜性肾病史10年（已行肾穿，专科诊断为特发性膜性肾病），服用大量的激素（泼尼松）和免疫抑制剂（环孢素，他克莫司），导致免疫力低下，身体出现一系列问题。诊断：①2型糖尿病。②血脂异常。③桥本甲状腺炎，甲亢。④肾病综合征，膜性肾病。⑤卵巢早衰。

1. 2型糖尿病（用药：利拉鲁肽每天 0.6mg，共 3 支，用时 3 个月。二甲双胍，初始早、中、晚各 1 粒，后改为早、中各 1 粒；中药）

检查项目	治疗前（2020 年 2 月）	治疗后（2020 年 7 月 22 日）
空腹血糖	19.2mmol/L↑	6.08mmol/L
糖化血红蛋白	11.5%↑	5.6%
OGTT:（0、30、60、120、180 分钟）	14.27、22.07、29.26、36.44、31.49mmol/L（↑）	5.96、7.18、10.13、10.17、6.14mmol/L（已正常）

2. 血脂异常（用药：他汀 + 中药）

检查项目	治疗前（2020 年 3 月 20 日）	治疗后（2020 年 7 月 22 日）
总胆固醇	6.19mmol/L↑	2.96mmol/L
甘油三酯	4.26mmol/L↑	1.48mmol/L
高密度脂蛋白胆固醇	数据缺失	1.01mmol/L
低密度脂蛋白胆固醇	3.90mmol/L↑	1.55mmol/L

3. 桥本甲状腺炎，甲亢（用药：丙硫 + 中成药瘿气灵 + 中药）

检查项目	治疗前（2019 年 5 月 25 日）	治疗后（2020 年 1 月 2 日）
TSH	0.025μIU/mL↓	2.755μIU/mL（2020 年 1 月 2 日）（正常）
FT_3	16.1pIU/mL↑	5.92pIU/mL（2020 年 1 月 2 日）（正常）
FT_4	31.2pIU/mL↑	10.10pIU/mL（2020 年 1 月 2 日）（正常）
TgAb	664.69IU/mL↑	747.71IU/mL
TPOAb	273IU/mL↑	387.64IU/mL
甲状腺彩超	左侧良性 7mm×9mm 结节	已正常

4. 肾病综合征，膜性肾病（用药：中药）

检查项目	治疗前（2019 年 4 月 3 日）	治疗后（2020 年 4 月 7 日）
尿蛋白	（+++）	阴
尿潜血	（+++）	阴

检查项目	治疗前（2019 年 4 月 3 日）	治疗后（2020 年 4 月 7 日）
24 小时尿蛋白定量	4.35g↑（2018 年）	0.202g（接近正常）
尿酸	503μmol/L↑	46μmol/L（2020 年 7 月 23 日）

5. 就诊前后身体变化

部位	就诊前	就诊后
皮肤	皮肤颜色非常黄，身上的皮肤干，特别是大腿和胸上的皮肤，脸上的皮肤非常油	已恢复正常，脸上有一点油
头发	大把大把地掉头发，干	已缓解，现在比以前掉的少很多了，头发也没有以前干燥
睡眠	噩梦，经常梦见死去的人，或者鬼，有两年经常被噩梦吓醒。失眠，经常凌晨 1 ～ 2 点才能入睡	睡眠好，不会做噩梦，小米手环显示睡眠质量 80 ～ 90 分
口，喉咙	干，老是有一点痰，无唾液	已缓解，喉咙里还是有一点痰，白色泡泡唾沫里咳出来的是一点点大的黄色的痰。比以前好很多，不干，有唾液
眼	干，模糊，夜晚视力非常不好（激素副作用）	已缓解一部分
身体	全身无力，倦怠	正常，精神恢复很好
妇科	阴道干，无性欲	已缓解一部分
尿路	10 年霉菌性阴道炎经常反复发作	已缓解 90%。现很少发作
	10 年反复尿路感染经常发作（做了细菌培养（大肠埃希菌，吃药后还是反复发作）	已缓解 90%，现很少发作
血压	135/95mmHg 左右	正常
脸色	黑，黄，很多斑	脸色比以前好，斑淡了一些
荨麻疹	容易发作	没有发作过
扁平疣	因免疫抑制剂，很多扁平疣	缓解 90%
水肿	下肢水肿严重，特别脚踝，额头，手轻度水肿	正常，特别额头，完全没有水肿

部位	就诊前	就诊后
心脏	胸闷，心慌气短，有时候要死了一样的感觉	正常

唐女士留言：万分感谢李赛美教授团队的辛苦诊治，让患者看到希望，远离病魔，重获新生，千言万语不能表达感激之情。

（徐文楷、黄磊）

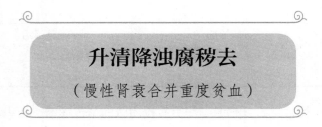

升清降浊腐秽去
（慢性肾衰合并重度贫血）

诊断现场

患者罗某，男，72岁，因"慢性肾衰竭2个月"于2020年6月6日初诊。

患者6年前曾出现颈部淋巴结肿大，外院诊断为"淋巴结炎"，药物治疗后仍复发，因无不适未再治疗。患者2019年10月份开始出现乏力，2020年3月23日因"乏力，伴尿频、尿急"至外院行相关检查发现淋巴结结核，遂出院至广州胸科医院行抗结核治疗。

2020年4月11日在广州胸科医院入院，完善相关检查，考虑诊断以下疾病：①继发性肺结核，颈淋巴结结核。②慢性肾衰竭。③慢性乙型病毒性肝炎。④高血压病1级 极高危组。⑤前列腺增生。⑥贫血。⑦过敏性皮炎。遂予抗痨治疗至今（具体治疗情况不详），现痰结核菌培养阴性。

肾衰竭问题未有进一步治疗。5月25日出院时复查：①血常规：白细胞总数 $2.24×10^9/L↓$，血红蛋白量 73.0g/L↓，血小板总数 $59.0×10^9/L$。②肾功能：尿酸 543.50μmol/L↑，$β_2$- 微球蛋白（$β_2$-MG）21.47μg/L↑，

视黄醇结合蛋白[①]62.09μg/mL，肌酐379.00μmol/L↑，尿素18.35mmol/L↑，胱抑素C 3.30mg/L↑。③肝功：总蛋白82.60g/L↑，白蛋白37.50g/L。现患者仍有尿频，夜尿多，每晚4～6次，消瘦，腰腿无力，眠差等不适，遂来我院寻求中医治疗。

刻诊：面色㿠白，消瘦体弱，精神状态较差，头痛（带状疱疹后遗神经痛），近日咽中有痰，色白，腰腿无力，汗出少，平素畏寒肢冷，无下肢水肿；纳可，偶发胃痛，夜尿频，4～6次/晚，因夜尿频及头痛致眠差，大便成形。舌淡胖，两边光滑，中部黄厚腻，脉弦细，尺部弱。

疑难亮点

（1）正虚邪亢，患者身体消瘦、羸弱。

（2）小便不利，假大肠泄浊。

（3）留人治病，精神好转，贫血改善。

辨证论治

【学生甲】患者目前以"尿频，夜尿4～6次"为主症，中医辨证论治的切入点为何？

【教授】患者以尿频为主症来诊，结合其他症状，首诊辨证当属太阴脾土运化失职，少阴肾阳亏虚，兼厥阴肝血不足，呈现三阴虚寒之

---

① 视黄醇结合蛋白：测定视黄醇结合蛋白能早期发现肾小管的功能损害，并能灵敏反映肾近曲小管的损害程度，可作为肾功能早期损害和监护治疗的指标，还可作为肝功能早期损害和监护治疗的指标。

证，考虑本病当属《伤寒论》"三阴同病"范畴。

患者以尿频为主症来诊，平素畏寒肢冷、腰腿无力、脉尺部弱为肾元亏虚之象，膀胱气化有赖于肾气蒸腾，故肾元亏虚、气化失司，常引起尿量、排尿次数及排尿时间的改变。同时患者面色㿠白，消瘦，痰色白，舌淡胖，两边光滑，中部黄厚腻，脉弦细，尺部弱，表明除了阳虚以外，还有肝血虚、脾虚湿困的一面。

故处以四逆汤温肾祛寒，因考虑患者阳虚明显，故去甘草，以助药力。当归芍药散治疗妇人腹痛的病机当属血虚夹瘀、脾虚湿困内阻，与本病的病机不谋而合，故加当归芍药散以养血调肝，健脾利湿。加黄芪合当归为当归补血汤，补气生血。脾家实，腐秽当去，正气内存，邪不可干，故再加黄芪、红参、大黄，使全方具有扶正祛邪、升清降浊的功效。另外，加麻黄合大黄有引水液从汗孔及大便而解之意。加升麻助黄芪补气升阳，泽兰活血化瘀，牛膝补肝肾、强筋骨，防风固表，蚕沙和胃化湿，地肤子清热止痒，处方如下：

淡附片 5g（先煎），干姜 10g，红参片 10g，当归 15g，赤芍 15g，川芎 15g，茯苓 50g，泽兰 15g，麻黄 5g，大黄 10g，广升麻 15g，黄芪 45g，牛膝 10g，防风 10g，麸炒白术 15g，蚕沙 20g，地肤子 15g。共 7剂，日 1 剂。

2020 年 6 月 16 日二诊。

辅助检查：复查肾功能指标好转：代谢 4 项：尿素 14.27mmol/L↑，肌酐 326μmol/L↑，葡萄糖 5.22mmol/L，尿酸 442μmol/L↑。血常规：白细胞总数 $2.83×10^9$/L↓，血红蛋白量 60g/L↓，血小板总数 $82×10^9$/L↓。

刻诊：患者服用上方后大便日益增多，第三天次数较多，可达每小时 3 次，但未觉脱水征象，便后反而自觉轻松，排便前腹痛，便后痛减，夜尿 5 次；仍感疲乏，头痛，睡眠质量提高。舌胖大水润，苔黄腻，右脉浮弦滑，左脉较细弱，重按无力。效不更方，共 10 剂，日 1 剂。

2020 年 7 月 7 日三诊。

辅助检查：复查代谢 4 项：尿素 17.48mmol/L↑，肌酐 309μmol/L↑，葡萄糖 5.23mmol/L，尿酸 485μmol/L↑。血常规：白细胞总数 3.64×10⁹/L↓，血红蛋白量 64g/L↓，血小板总数 75×10⁹/L↓。

刻诊：仍有疲惫感，精神状态一般，但均较前好转；面色㿠白，头痛，畏寒肢冷，纳差，因夜尿及头痛眠差，自服中药后便稀，1～2 次 / 天，停药后成形，小便清，夜尿 5～6 次 / 晚。舌淡白胖，苔白，裂纹多，两边光滑，脉滑。

守二诊方加桂枝 10g，含桂枝茯苓丸之意，可温经散寒、通阳化气，既助心阳，又助膀胱气化；再加粉草薢 20g 祛湿化浊，共 10 剂，日 1 剂。

2020 年 7 月 21 日四诊。

辅助检查：复查代谢 4 项：尿素 18.58mmol/L↑，肌酐 323μmol/L↑，葡萄糖 5.23mmol/L，尿酸 453μmol/L↑；血常规：白细胞总数 3.60×10⁹/L↓，血红蛋白量 67g/L↓，血小板总数 71×10⁹/L↓。尿组合：尿蛋白，弱阳性。

刻诊：患者服用上方后精神较前好转，自觉全身稍有了力气，面色白，夜尿 4～5 次，白天尿多，纳一般，眠差，服中药后腹部不适，排便后轻。舌淡白胖，苔白，裂纹多。体重 98 斤。

守三诊方加桃仁 10g 加强攻逐下焦瘀血，仙鹤草 30g 补虚益气，易茯苓为土茯苓，加强祛湿泻浊之力，扶正祛邪共用。共 10 剂，日 1 剂。

升清降浊腐秽去（慢性肾衰合并重度贫血）

后记：患者随诊至 2020 年 11 月时，精神状态、脸色明显较前好转，自觉力气有了，现体重 57kg（较前增重 18 斤）。尿酸指标较前下降 90 个单位，虽然肾功能指标下降不多，但亦处于稳定状态，没有继续恶化；虽然贫血指标仍有波动，但整个人精神面貌较前焕然一新，脸色明显较前好看了。

思辨解惑

【**学生乙**】患者服用中药后泄泻次数增多，是否正常？如何处理？

【**教授**】患者慢性肾功能衰竭，代谢产物无法从小便排泄出去，中医认为其尿中有浊毒，属小便不利，治法上应当假大肠为出路而通大便，泻浊邪和水湿之邪，故用大黄，其有泻浊保肾之功。若患者泄泻，则应当利小便而实大便。此案中包含泻法，一般而言，一天 2～3 次大便是没有问题的，且患者反映泻后身体轻松，无脱水等不良反应；但是如果泻得太厉害，大黄可以减量，又或者是交代患者药量减半也可以，比如说一剂中药一般为一天服用量，假如泄泻太严重，则可改为两天一剂。

【**学生丙**】首诊后患者肾功能各项指标皆有好转，药理学认为部分中药如附子伤肾，此案方药亦有附子，为何这个案例却截然相反呢？

【**教授**】中医中药是复方用药，而不是单味药的应用。虽然最早中药的应用应当是单味药的使用，如《神农本草经》将药物分为上品、中品、下品，往往下品的药毒性比较多，附子就在其中，且药理学研究认为附子的毒性是单味药的毒性，但中医药在历代医家的传承发展中也在一步步验证和改良。现代中医处方基本以复方为主，复方中各药物发挥君臣佐使的作用，搭配灵活，部分单味药炮制方法对于药物的增效减毒作用也非常巧妙，同时单味药可以通过复方的配伍、中药的炮制和煎煮等方法来减毒，副作用就会降低，在方中还有协同生效的作用。

一般来讲，附子的用量上我会按照国家的标准，是很谨慎的，临床上也不会出现毒性作用。而且这个案例中运用附子不但没有影响肾功能，截然相反的是肾功能各项指标皆有好转。其主要是通过复方对机体的整体调节起作用的，西医学诊断这个患者为慢性肾衰竭，肾的排泄机能减退，肾功能各项指标皆升高。中医认为，这些表现与脾脏功能也是密切相关的，脾主升清，胃主降浊，二者相互为用，相反相成。《临证指南医案·脾胃门》云："脾宜升则健，胃宜降则和。"患者面色㿠白，消瘦，有痰色白，舌淡胖，两边光滑，中部黄厚腻，就是脾肾阳气虚弱而不能升清，浊气亦不得下降的表现，肾功能各项指标因肾衰皆高于正常值，中医解读，当属腐秽浊气无法下降排出的表现。患者脾肾两虚，治疗当实脾肾两家，以温阳通便泻浊，所以方含附子的四逆汤也是一个不错的治疗药物选择。

【学生丁】患者肾功能衰竭，疾病病程漫长，预后如何？长期泻可以吗？请您讲解一下接下来的处理思路。

【教授】长期泻下去肯定是不行的，患者病机为虚、寒、瘀、浊、毒夹杂于一身，病位在肝、脾、肾，虚中夹瘀，且有浊毒内阻，其实最后处方中含有桂枝茯苓丸、桃核承气汤的意思，六腑以通为用，以通为补；还有大黄附子汤温阳攻下法的意思，攻补兼施。患者既往肺结核，现痰培养结核菌已经阴性，但它是一种消耗性的疾病，前期消耗很多能量；且患者年岁已高，身体机能减退；此外，慢性肾衰竭稍感外邪，则易导致肾功能损害加重。所以需要机体有足够的正气去抵御外邪。因此，接下来的处理思路还是要留人治病，后期的治疗攻补兼施，在固护正气、阳气、胃气的基础上，泻体内之浊邪和抗御外邪。还有就是高蛋白的饮食问题，蛋白的摄入应当恰到好处，后期定期随访即可。

此患者西医指标虽然无明显大幅度下降，但是精神状态明显好转，食欲增加，体重增加。这就是一种治病留人的理念，有时候指标并不能代表一切。对于慢性肾衰竭的患者，目前西医除了肾透析和换肾，也并无很明确的治疗方案。对于此老年患者而言，指标没有继续恶化，精神、食欲、体重、脸色等状态变好，就是一个很大的治疗效果了。

【学生戊】请您归纳一下本案例六经辨证思路。

【教授】针对患者病情，西医下了 7 个诊断。中医概括为正虚邪实，虚羸少气。观全程治疗一月余，半年后随访，体重增加 18 斤，精神良好，各项生化指标稳定，实属不易。中医坚守三阴为本，阴阳双补，佐以祛风利水活血，正胜则邪却。临床上遇年老体弱、多病缠身者，留人治病，固护正气，是中医治病之智慧和境界。

（崔志忠）

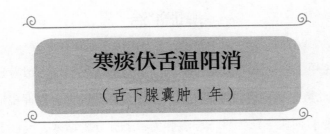

寒痰伏舌温阳消

（舌下腺囊肿 1 年）

诊断现场

患者唐某，男，37 岁，因"反复舌下腺囊肿 1 年"于 2019 年 8 月 29 日初诊。

患者于 1 年前无明显诱因出现舌下肿物，有透明渗液，味咸，无疼痛，于外院诊断为"舌下腺囊肿"，并建议手术切除，患者拒绝手术治疗。现欲寻求中医治疗，遂来南楼专家门诊就诊。

刻诊：舌下左侧可见囊肿，囊肿表面光滑，呈圆形，浅紫色，边界清楚，大约 0.5cm×1cm，如蚕豆般大小，触之无疼痛，无渗液流脓，无引起吞咽困难、呼吸困难，未发现颈部外侧淋巴结肿大或发热；平素怕冷，手脚冰凉，多汗，喜温饮，偶有咽痒、咳嗽，痰清稀色白，纳寐可，二便调。舌淡红，苔薄白，边有齿痕，脉弦滑。

疑难亮点

（1）从痰饮辨治"舌下腺囊肿"。

（2）整体观念，治要明辨寒热，标本同治。

（3）首重"温阳法"治囊肿，化痰散结药的灵活运用。

辨证论治

【学生甲】舌下腺囊肿是口腔颌面外科的常见病，一般首选手术治疗，面对此类疾病，请问您具体从何角度判断，该如何把握辨证方向？

【教授】西医学认为舌下腺囊肿为舌下腺导管堵塞，涎液潴留所形成的囊肿，以舌下出现圆滑柔韧囊肿为主要表现的痰包类疾病。西医学治疗方法一是清除上源，二是疏通下源。"清上源"的方法以手术切除、注射硬化剂的方法消除黏液分泌，"疏下源"则是通过局部微创引流。本例患者拒绝手术，欲转中医治疗。

舌下腺囊肿，属于中医学的"痰包"范畴，"痰包"病名首见于《外科正宗》，其云："痰包，乃痰饮乘火流行，凝注舌下，结如匏肿，绵软不硬，有碍言语，作痛不安。"认为"痰包"病机为痰饮流注，凝聚舌下所致。我们往往认为囊肿的病机大多属于"痰火流注"，然而痰火中的"火"象，临证倒是不多见。《灵枢·百病始生》篇指出："积之始生，得寒乃生。"我认为阴邪结聚体内而成有形之邪是囊肿的一个重要病机。任何疾病的产生都必有其因，病机的变化也有其关键所在。舌下腺囊肿的诊治如能"谨守病机，各司其属"，则如《灵枢·九针十二原》所言"疾虽久，犹可毕也"。

本例患者平素怕冷，四肢尤甚，多汗，喜温饮，咳痰清稀色白，察其舌淡红，苔薄白，边有齿痕，脉弦滑。患者不似一般的痰火壅盛之象，乃以肾阳虚为本，气滞、痰凝及血瘀为标。阳虚无以温煦推动，致气滞血瘀，寒痰内凝，聚而成肿。故治以温补肾阳、温化寒饮、行气散结化瘀，气行则有形之痰瘀行之有道，故拟方金匮肾气丸合四逆散合小青龙汤加减化裁。从病机而言，小青龙汤除了治疗咳嗽，也适合治疗因阳虚寒痰凝结所致的囊肿。处方如下：

桂枝 10g，熟地黄 20g，酒萸肉 20g，山药 30g，牡丹皮 15g，泽泻 15g，茯苓 20g，淡附片 5g^{（先煎）}，柴胡 10g，赤芍 10g，麸炒枳壳 10g，炙甘草 6g，细辛 3g，法半夏 10g，五味子 10g，干姜 10g。共 10 剂，日 1 剂。

2019 年 9 月 11 日二诊。

刻诊：囊肿稍有缩小，如绿豆般大小，畏寒，咽痒，咳嗽，痰清稀色白，纳寐可，服药期间大便偏烂。舌淡红，苔薄白，边有齿痕，脉弦。

予当归芍药散、消瘰丸、柴胡桂枝干姜汤加减：当归 15g，赤芍 20g，川芎 15g，茯苓 20g，泽泻 30g，白术 15g，玄参 15g，浙贝母 30g，牡蛎 30g^{（先煎）}，鸡内金 30g，柴胡 10g，黄芩 10g，炙甘草 6g，桂枝 10g，干姜 10g，天花粉 15g，建曲 15g。共 20 剂，日 1 剂。

2019 年 11 月 2 日三诊。

刻诊：囊肿完全消退，咳嗽与咽痒的症状消失；怕冷，舌头麻木，纳寐可，二便调。舌淡红，苔薄白，边有齿痕，脉细。守二诊方去白术、干姜、建曲，加麻黄 3g，细辛 3g，法半夏 10g。共 15 剂，日 1 剂。

后记：本例患者在第三次复诊时，甚是喜悦，诉服用第一、二诊处方后，迁延日久的囊肿已完全消退，2020 年 8 月 13 日电话随访，诉 1 年未再复发，平素注意饮食调护，诸症悉除，病告痊愈。

寒痰伏舌温阳消（舌下腺囊肿一年）

思辨解惑

【学生乙】二诊的处方用药可谓是气血阴阳、寒热虚实面面俱到，您能为我们讲解一下思路吗？

【教授】中医治病讲究整体观，重视辨证论治，根据病情的变化变更处方。二诊处方以当归芍药散、消瘰丸、柴胡桂枝干姜汤多方加减治之。我将患者症状与舌脉相结合，诊为肝郁肾虚、脾寒湿阻、血虚水盛、气滞瘀阻。肝脾肾三脏均受邪，治疗舌下囊肿非常不易。久病入络，久病必瘀，选用当归芍药散养血活血、健脾利湿。消瘰丸出自《医学心悟》，用其治疗舌下腺囊肿，取其化痰消肿、解郁散结之效。

患者舌下腺囊肿迁延难愈 1 年，多为肝郁痰结，少阳气机郁滞，枢机不利，三焦气化失司，水饮停聚凝结而成，同时还有畏寒、咳痰清稀、色白、大便烂等太阴虚寒之象，柴胡桂枝干姜汤病机与之相符。柴胡桂枝干姜汤出自《伤寒论·辨太阳病脉证并治》第 147 条："伤寒五六日，已发汗而复下之，胸胁满微结，小便不利，渴而不呕，但头汗出，往来寒热，心烦者，此为未解也，柴胡桂枝干姜汤主之。"本方是小柴胡汤的变方，去掉其中的人参、大枣，加桂枝、干姜温通化饮；天花粉、牡蛎生津散结，整方着重祛寒逐饮、软坚散结。刘渡舟教授提出胆热脾寒的概念，根据其临床经验，必先抓主症。本案"大便溏薄"为主症，若主症不明显，则综合诸症分析，以切中病机为要。我在临床上也常用柴胡桂枝干姜汤，它是一首调和肝脾的方，其疗效与预防作用的实践意义很大。本方有柴、芩之疏利，桂枝之温通，干姜之斡旋，天花粉、牡蛎之软坚。阳气复，枢机转，脾气运，痰凝化，囊肿自消。

【学生丙】您为何在二诊处方中酌加鸡内金，三诊处方加麻黄、细辛、半夏？

【**教授**】我是这么考虑的，鸡内金性味甘平，归脾胃、肠、膀胱经。我们都非常熟悉鸡内金是消食药，可健脾胃、生气血、祛水湿。本例患者水湿痰饮内阻，故加上鸡内金健运脾胃。张锡纯在《医学衷中参西录》中记载"鸡内金，鸡之脾胃也，为健脾胃之妙品，脾胃健壮，益能运化药力以消积也"。张氏认为白术类补药："有鸡内金之善消瘀积者以佐之，则补益与宣通并用，俾中焦气化，壮旺流通，精液四布，清升浊降，痰之根柢蠲除矣。"张氏的"无论脏腑何处有积，鸡内金皆能消之"，也提示了鸡内金具有化瘀消积的功效。本案例中，鸡内金与白术配伍，可达消磨瘀积、痰包自消之效。我在临床上喜欢用这味药，因为鸡内金"能运化诸补药之力，使之补而不滞"。

本例患者三诊时，迁延日久的囊肿已完全消退，现以怕冷、舌头麻木为主症。明·孙一奎《赤水玄珠》卷三："舌痹或麻，此因痰气滞于心包络。"言明舌头麻木的病机为阴寒凝滞。清代陈修园在《神农本草经读》中记载麻黄"即癥坚积聚为内病，亦系阴寒之气，凝聚于阴分之中，日积月累而渐成；得麻黄之发汗，从阴出阳，则癥坚积聚自散"。麻黄除了可解表发汗以外，还可以宣散肌表血络之寒凝，引领化痰行气、活血散瘀之药深入顽痰瘀血之中。细辛味辛性温，亦善通关窍，散寒凝，两药配伍，温阳散寒，振奋阳气，疏通血脉。故以麻黄、细辛极温极散之力使寒与水俱得以汗而解；佐半夏辛温涤痰散结，以清不尽之饮。

【**学生丁**】您对整个治疗过程中所采用的温化寒饮法有什么见解？

【**教授**】此患者平素怕冷，四肢冰凉，属阳虚体质，加上饮食不节，风寒湿之邪内侵，致肾阳不振，寒凝气滞，阴液散布失司，痰饮夹气滞内留，阳气日衰，寒痰凝结不化，舌下腺囊肿日益增大。《金匮要略》云："病痰饮者，当以温药和之。"故应遵循张仲景治疗痰饮的法则。

初诊时考虑到五脏六腑均直接或间接与舌相连；从脏腑经络来看，足少阴肾经夹舌本，舌下腺囊肿与肾气不足密切相关，故首诊选用了金匮肾气丸以温补肾阳。此外，考虑到患者咳嗽，痰稀，故加用小青龙汤增强温化痰饮之效。二诊与三诊选用的方子是根据情况酌情加减，但都离不开温阳散寒化饮的总原则。中医药在治疗舌下腺囊肿具有一定的优势，临床辨证是中医治病之关键，只有细思明辨，才能取得满意疗效。

【学生戊】请您归纳一下本案例六经辨证思路。

【教授】囊肿类疾病属中医痰包范畴，阴证、寒证居多。舌下腺为中医金津玉液之处，与肾气相关。故治疗思路尝试从少阴入手，兼及太阳。治法为温阳化饮，通阳散饮。

（陈玮盈）

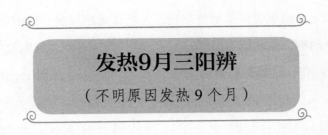

发热9月三阳辨

（不明原因发热 9 个月）

诊断现场

患者何某，男，16 岁，因"不明原因发热 9 个月"于 2021 年 2 月 18 日初诊。

患者 2019 年"新冠疫情"期间偶然测得体温偏高，在 37.5～38℃ 间波动，无其他明显不适，休学半年，先后到中山大学附属第一医院、第三医院、第六医院，暨南大学附属医院，南方医科大学附属医院，上海复旦大学附属医院等院风湿免疫科就诊，予住院治疗，行多项检查，结果简述如下：微量元素检查提示维生素 D_2 严重缺乏、维生素 D_3 缺乏。三大常规、凝血四项、血沉、铁蛋白、甲功三项、肿瘤坏死因子、肿瘤相关标志物、巨细胞病毒定量、外斐氏试验①、G 试验②、肥达氏反应③、呼吸道九项感染病原体检查、疟原虫检查、流感 A+B 抗原、登革热抗原检查、乙肝两对半、丙肝抗体、人类免疫缺陷病毒抗原抗体、梅毒螺旋体特异抗体检查均无异常。曾行骨髓穿刺亦未见异常。心电图、胸部 CT、肝胆脾胰彩超、泌尿系彩超均未见异常。

2020 年 12 月 14 日，中山大学附属第六医院诊断：①发热。②维

---

① 外斐氏试验：用以诊断流行性斑疹伤寒、恙虫病等急性传染病。

② G 试验：检测的是真菌的细胞壁成分。

③ 肥达氏反应：用于伤寒副伤寒的辅助诊断或用于流行病学调查的免疫凝集实验。

生素 D 缺乏。嘱患者带醋酸泼尼松片、替普瑞酮胶囊、硫酸羟氯喹片、维生素 D 滴剂、碳酸钙 D_3 片等药物出院，但患者本人及家属拒绝长期服激素类药物，仅断续使用维生素 D 滴剂、碳酸钙 D_3 片，出院后仍反复发热。

刻诊：以午后及晚餐后多时段体温升高为主，主要波动在 37.5 ～ 38℃之间，怕热易汗出，易急躁，稍感眼干，晨起痰多，色白质稠，疲乏，纳可，入睡较难，二便调。舌边红，苔黄腻，脉弦数稍滑。心率 102 次 / 分钟。

疑难亮点

（1）不明原因发热日久，多方求医均无效。

（2）疑难病症，经典方治现代病获显效。

（3）攻补兼施、寒温并用治发热。

辨证论治

【学生甲】目前患者发热病因不明，面对如此棘手的情况，您是如何入手治疗的呢？

【教授】不明原因发热是指发热持续 3 周及以上，体温多次超过 38.3℃，经过至少 1 周详尽检查仍不能确诊的一类疾病。目前西医学治疗主要以抗生素、糖皮质激素及对症治疗为主，但疗效不佳。我们临床常常遇到疑难病，很多疾病都是前所未见的，但中医的优势正是辨证论治，不一定要找到确切病因或者依赖检查结果才能治疗。

中医认为，人体发热有内伤发热和外感发热两大类，但在临床上，外感和内伤发热是相互转化和重叠的。有些内伤发热是由于反复感受外邪或由急性外感失治形成或加重，而内伤发热，尤其是脏腑气血阴阳亏虚者，卫外抗邪能力减弱，特别容易感受六淫、疫毒之气。我校国医大师邓铁涛倡导外感发热病统一寒温辨证，进而提出创建中医发热病学以研究发热病的证治规律。统一外感、内伤发热之辨证论治，我们常以此为基础进行辨证，使用较为独特的寒温并用法。

初诊患者身热，易汗出，午后发热较甚，但表证不明显，故辨病位在阳明，正如《伤寒论》第182条云："问曰：阳明病外证云何？答曰：身热，汗自出，不恶寒，反恶热也。"这是由于阳气较盛，正邪交争剧烈，阳明病形诸于外的表现可有"蒸蒸发热"和"潮热"。潮热即发热如潮水定时发生，成无己认为"阳明王于申酉戌，日晡所发潮热者，阳明热甚也"，其后清代尤在泾进一步提出："申酉戌为阳明之时，其病者邪气于是发，其解者正气于是复也。"故此时治疗以白虎加人参汤为基础，周禹载《伤寒论三注·太阳病下篇》曰："盖比上条而汗出过多，亡津液而表里燥热更甚，所以用白虎两解表里之热，加人参润其燥而消其渴也。"考虑患者发热时间长达9个月余，耗伤气阴，故加入生脉散以滋阴润燥；患者舌苔黄腻，兼有湿热，加入藿香、厚朴等药物清热祛湿，治以阳明为主，兼清少阳，处方如下：

生石膏30g^(先煎)，知母20g，西洋参10g，山药30g，炙甘草15g，厚朴15g，茯苓20g，柴胡20g，生地黄20g，麦冬30g，五味子15g，桂枝30g，藿香10g，法半夏10g，青蒿30g，黄芩15g。共7剂，日1剂。

2021年2月25日二诊。

服用上方药后，2021年2月21日起患者持续自测体温，整体体温稍有下降趋势，但变化不明显，结果如下：

时间 日期	7:00	12:00	18:00	22:00
2 月 21 日	36.6℃	37.0℃	37.7℃	36.9℃
2 月 22 日	36.4℃	36.8℃	37.1℃	37.0℃
2 月 23 日	36.2℃	36.7℃	36.7℃	37.6℃
2 月 24 日	36.2℃	36.6℃	36.9℃	37.1℃

刻诊：服药后早晚体温升高的趋势下降，但午后及夜间体温升高明显，怕热自汗出，晨起咯痰色白，胃纳可，稍有腹胀，矢气多；难入睡，易早醒；大便偏干，小便可。舌红，苔薄润偏黄，脉细数。心率 106 次 / 分钟。

予柴胡桂枝汤、达原饮加减：柴胡 30g，黄芩 15g，法半夏 10g，生姜 10g，炙甘草 10g，桂枝 15g，白芍 20g，大枣 10g，西洋参 10g，草果 10g，槟榔 15g，厚朴 30g，虎杖 30g，知母 20g，青蒿 30g，瓜蒌子 30g。共 7 剂，日 1 剂。

2021 年 3 月 4 日三诊。

刻诊：患者服药期间自测体温早晚接近正常，仅傍晚和夜间体温偏高，在 37.5 ～ 37.9℃之间。怕热，微微怕风，汗出较前减少，发热时稍有头晕，口干无口苦，喜冷饮，腹胀消失，纳眠可，二便调。舌淡红，苔黄腻，脉沉细，手足肤冷。

予桂枝汤原方：桂枝 45g，赤芍 45g，生姜 45g，大枣 30g，炙甘草 30g。共 5 剂，日 1 剂，每剂使用约 1500mL 水煎煮至 500mL（约三碗水煮一碗水），每次傍晚及夜间规律发热时间前温服三分之一。煎服调护注意：药后啜粥、温覆微汗、获效停服、未效守方、药后忌口。

思辨解惑

【学生乙】您可以讲讲二诊中治在三阳而偏于少阳的治疗思路吗?

【教授】二诊,患者服药后热势下降,汗出增加,发热时间较为固定,间歇性发作,与少阳病小柴胡汤证的"往来寒热,休作有时"相符,且"往来寒热"一词在《伤寒论》中均与柴胡类方相关,其中第96、97、266条与小柴胡汤相关。一般来说"往来寒热"有三种适用情况,一是发热持续,二是过敏状态,三是反复发作性疾病,这提示柴胡类方可广泛适用于各种感染性、发热性、过敏性、精神心理性及慢性节律性疾病,与现代疾病多有交叉。寒热交错也可表示但热不寒,阴阳动静交替即可表现为间歇性发热。

在发热性疾病治疗方面,曾有学者选取了100例诊断不明的发热性疾病患者,在排除恶性病变后,使用小柴胡汤加减进行治疗,发现在使用小柴胡汤加减方后,患者相关炎症因子水平均降低,疗效良好。在治疗小儿因甲型流感、乙型流感等导致的高热中,我也常用小柴胡汤为打底方,适当加入青蒿、藿香等药,清热不过寒,也有较好的疗效。

本案患者初诊服药后虽然体温下降,但发热仍迁延不愈,时有发作,为正虚邪盛、正邪交争导致的节律性发热,急需扶正祛邪,防止邪热内陷。第一急需防止邪热内陷,所以小柴胡汤中的人参、大枣、甘草可以扶助正气、抗邪外出;第二急需坚守阵地,防止邪气从三阳转向三阴,所以人参不能少。

合用达原饮,乃因热中夹湿,此时既不能单清其热,也忌片面燥湿,疾病日久,湿热熏蒸于半表半里(膜原),当以开达膜原,辟秽化浊。《温疫论》中提出,温疫之邪伏于膜原,表现出"先伏后行"的特征;"如鸟栖巢,如兽藏穴",提出膜原"去表不远,附近于胃,乃表里之分界，是半表半里"。吴又可在《温疫论》中认为"槟榔能消能磨，除伏邪，为疏利之药，又除岭南瘴气"，兼之患者有腹胀，矢气增多，亦宜使用槟榔和草果。临床我常常用达原饮治疗湿热中阻，枢纽失职导致的发热恶寒起伏，连日不退；且少阳为枢，调枢可解三阳，使半表半里之热透表而出。

【学生丙】二诊后患者体温早晚正常，仅傍晚及夜间体温偏高，在37.5～37.9℃之间，此时正邪再次胶着，该如何用药呢？

【教授】三诊时，患者述服药后腹胀、矢气、难入眠、大便干等症状均已消失，发热总时长减少，热势降低，稳定在37.1～37.7℃之间，同时在实热消退后表现出手足肤冷、怕风等症状，提示邪气由里达表，故用桂枝汤原方治疗。《伤寒论》中桂枝汤用量为桂枝、芍药、生姜各三两，甘草二两，大枣十二枚，本案用量遵循原方用量，不做改变。现代研究显示，与桂枝汤小剂量比较，桂枝汤大剂量解热效果明显，其按照考证一两折合13.8g计算的大剂量桂枝汤，能够明显下调升高的炎症因子水平，而起到解热作用，从而下调升高的体温，使其接近正常组体温；而按照习惯认为的一两折合3g计算的小剂量桂枝汤则解热作用不明显。

桂枝汤从荣通卫，卫为风邪所扰，不能内和于荣，发其汗者，是助荣之力以出而和于卫，荣卫之气相合，邪无地自客矣。依据仲景之法，原方原量，服法遵从原文取得一方而愈的疗效，说明中医经典著作仍然符合当今时代的需要，值得现代中医人仔细揣摩实践。

患者病程时间较长，初诊时就有邪热内陷、里热壅盛的现象，治宜清解阳明兼少阳之热，用白虎加人参汤合藿朴夏苓汤；二诊里热开始外透，病位在半表半里之少阳，故用小柴胡汤合达原饮加减；临床上发热时间既久，病常相兼，本案治疗过程中邪气循经外出，三诊时表邪几乎透出于表，出现明显表证，故使用桂枝汤一举攻邪，一剂即获显效。

【学生丁】在三诊治疗时，您反复强调煎服法，并嘱咐患者在发热前服药，这是什么原因呢？

【教授】患者发热时微微怕风，汗出较前减少，这符合《伤寒论》第54条所述："病人脏无他病，时发热、自汗出而不愈者，此卫气不和也。先其时发汗而愈，宜桂枝汤。"患者汗孔总是关闭，阳郁在里易郁而化热，热迫津外泄也会出汗，其中病机是卫气开阖功能障碍，营卫失调。条文中的"时发热"即间歇性发热、汗出，单纯的常自汗出服药不拘时间，而"时发热自汗出"与本案患者刻症相符，此为卫气不和，故我认为要在发热前给药，提前"把门打开"，使卫阳的开阖功能在发热前恢复正常，阳气不郁则热不发、汗不出，定时而发的病，应该注意定时治疗。

在煎服法上，啜热稀粥温覆取汗，是借助药物及热粥的热量以补充胃阳，养胃气以补充汗源，能达到阴阳双补的作用，帮助药力发挥。

【学生戊】请您归纳一下本案例六经辨证思路。

【教授】仲景《伤寒论》之方药量效及调护法可复制！不欺人！也是本案例最大的亮点！患者年少，虽病程稍长，但体质尚可，邪在三阳。其发热或发有定时，或寒热往来，或一日二三度发，结合仲景原文，考虑有阳明、少阳、太阳病的特点，其一、二、三诊又分别偏重于白虎汤、小柴胡汤、桂枝汤法。三诊用桂枝汤原方原量原法，竟然一服见效；同时印证了疾病由阴转阳、由里出表为向愈之佳兆，令人十分感慨！

后记：患者自述三诊当日（2021年3月4日）服药后再未明显发热，服药4次后体温稳定在36.1～36.5℃之间。2021年3月26日，患者反馈体温未见异常，特意回诊室感谢李赛美教授并出镜录制教学案例视频；4月述已申请复课，可正常学习生活。

仲景六经辨证为伤寒方证的准确运用提供了客观依据，学习仲景寒热并用、攻补兼施的治法是中医治疗疑难病症的关键。这也使《伤寒论》的研究走出了传统研究以经解经的圈子，直接面对临床，这是医学研究的实质化。多使用仲景之法，原方、服法遵从伤寒原文，往往效如桴鼓，而其寒温并用的组方思路也可能成为中药复方研究的切入点。对于疑难病症，中医学以辨证论治处方，有疗效显著、价格低廉、无反弹及副作用的优势，值得每一个中医人细心揣摩，终身学习。

（袁颢瑜）

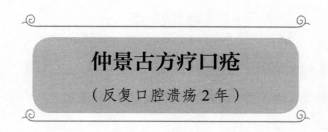

仲景古方疗口疮

（反复口腔溃疡 2 年）

诊断现场

黄某，男，10 岁，因"反复口腔溃疡 2 年"于 2018 年 10 月 11 日初诊。

患儿 2 年前无明显诱因出现口腔溃疡，伴头部皮损，未见破溃，时反复。1 年前症状加重，口腔溃疡布满口唇，累及口腔内黏膜、咽部，口唇皲裂，可见脓性、血性分泌物，部分结痂，张口受限，不敢闭口（因容易粘连），咽部充血红肿。2017 年 11 月 18 日于深圳市儿童医院住院治疗，住院期间查体液免疫、自身免疫抗体谱、抗核抗体、EB 病毒 DNA、疱疹病毒等均未见明显异常；口腔分泌物可见少量革兰阳性球菌，革兰阴性杆菌（++），治疗上予"复方氯己定含漱液"漱口，配合复合维生素片口服。请口腔科会诊，考虑多形性红斑；免疫科会诊考虑白塞氏病，诊断依据不足。因症状缓解不明显，出院后辗转多处治疗，服用激素类及补血类药物可缓解，但仍易复发。

刻诊：口腔溃疡症状如前所述，伴背部皮损、结痂，色素沉着，无皮肤瘙痒；昨日受凉，现流涕，喜冷饮（因热饮对口腔刺激大），盗汗；纳呆，眠可，小便黄，大便烂。舌淡红，中有裂纹，苔薄腻微黄，脉浮细数无力。

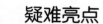

疑难亮点

（1）病因不明的口腔溃疡反复。

（2）仲景苦酒汤古方今用。

（3）同一方剂在《伤寒论》《金匮要略》的不同运用。

（4）含毒性中药的灵活运用。

辨证论治

【学生甲】口腔溃疡都是俗称的"上火"导致的吗？您是怎么辨证的？

【教授】口腔溃疡都是因为"上火"吗？显然是未必。口腔溃疡在中医里面属于"口疮""口糜"的范畴，当分辨虚实。实证多为心脾积热，或风热上扰，或脾胃湿热；虚证多为阴虚火旺，或脾虚湿困，或脾肾阳虚。当然，很多时候是寒热错杂，正如本例患儿，口腔满布溃疡，喜饮，咽部充血红肿，苔微黄等均是一派热象；但患儿已多次服用激素，难免脾阳受损，故又有纳呆、大便烂等寒象。因此治疗上不能一味地清热，应当清上温下，寒温并用，处方一拟甘草泻心汤、归芪建中汤加减，处方二拟苦酒汤加减，具体如下：

处方一：法半夏10g，黄连片6g，黄芩片10g，干姜10g，炙甘草6g，生甘草6g，大枣10g，生姜10g，黄芪30g，当归10g，淡附片5g$^{（先煎）}$，党参30g，桂枝10g，葛根60g，白芍20g，荆芥穗10g，防风10g，自备雄黄0.5g、饴糖2勺。共5剂，日1剂。其中饴糖与雄黄（研粉）均待中药煎煮完毕再加入并混匀，雄黄忌见火。

处方二：法半夏10g，自备白醋及鸡蛋清，共3剂。先煮半夏，后加入白醋 100mL，接着将蛋清淋在汤剂上，并立即关火；冷却以后，将汤剂慢慢地含咽，或者是涂抹在唇周溃烂处。

2018 年 11 月 21 日二诊。

刻诊：口腔溃疡数量较前减少，溃疡面积有所缩小，但仍反复新发少许溃疡；背部皮疹较前增多，部分已结痂，色素沉着；自幼胸前后背盗汗，患病后常有午睡后喜哭，自觉口中疼痛及后背闷热；纳眠可，昨日少量便血，平素二便调。舌尖红，中有裂纹，苔薄腻微黄，脉浮滑。

处方一，拟甘露饮加减：枇杷叶 10g，生地黄 20g，熟地黄 20g，天冬 20g，麦冬 20g，麸炒枳壳 10g，茵陈 15g，干石斛 15g，炙甘草 10g，黄芩片 10g，紫苏梗 15g，广藿香 10g，建曲 10g，自备雄黄 0.5g。共 5 剂，日 1 剂，雄黄服法同前。

处方二，拟小建中汤、桂枝二越婢一汤、玉屏风散、青蒿鳖甲汤加减：桂枝 10g，白芍 20g，大枣 10g，炙甘草 6g，生姜 10g，麻黄 6g，苦杏仁 10g，生石膏 30g^{（先煎）}，黄芪 30g，白术 10g，防风 10g，青蒿 15g^{（后下）}，醋鳖甲 15g^{（先煎）}，牡丹皮 10g，建曲 10g，自备饴糖 2 勺。共 7 剂，日 1 剂，饴糖服法同前。

2019 年 1 月 16 日三诊。

刻诊：口腔溃疡症状缓解，发作频率减少，背部皮疹减轻，口干，喜凉饮，稍怕冷，纳眠可，大便 1～2 次／日，时干时稀，小便调。舌紫红，苔白腻，脉弦细滑。

处方一：守二诊处方一加防风 10g，党参 15g，自备雄黄 0.5g。共 7 剂，日 1 剂，雄黄服法同前。

处方二：守二诊处方二加柴胡 10g，薄荷 10g^{（后下）}。共 7 剂，日 1

剂，饴糖服法同前。

后记：2020 年 5 月电话随访，患者近半年均未复发过大面积的口疮溃疡。

思辨解惑

【学生乙】甘草泻心汤在《伤寒论》中的论述并未发现与口腔溃疡有关联，为何您以甘草泻心汤治之？

【教授】甘草泻心汤出自《伤寒论》第 158 条："伤寒中风，医反下之，其人下利，日数十行，谷不化，腹中雷鸣，心下痞硬而满，干呕，心烦不得安。医见心下痞，谓病不尽，复下之，其痞益甚，此非结热，但以胃中虚，客气上逆，故使硬也，甘草泻心汤主之。"此处确实没有关于口腔溃疡的论述，但不要忽略，《金匮要略》中亦有记载。《金匮要略·百合狐惑阴阳毒病脉证治第三》："狐惑之为病，状如伤寒，默默欲眠，目不得闭，卧起不安。蚀于喉为惑，蚀于阴为狐。不欲饮食，恶闻食臭，其面目乍赤、乍黑、乍白。蚀于上部则声喝，甘草泻心汤主之。"

狐惑病是由湿热虫毒引起的、以咽喉及前后二阴溃烂为主症的一类疾病，类似西医学的"白塞综合征"。但临床上，除了白塞综合征的口腔溃疡，只要属于寒热错杂证，运用甘草泻心汤往往都能取得不错的效果。

不知道大家有没有留意，这个处方中生甘草和炙甘草同用。我主要是受到李东垣《脾胃论》"泻阴火"思想的启发，脾虚的患者运化失司，气虚无法推动气化，必有气郁，日久则化火，损伤阴液，故用生甘草清热泻火，炙甘草补气健脾。

另外我想提醒一下大家，汉代张仲景作《伤寒杂病论》，至宋代一分为二，分别为《伤寒论》与《金匮要略》，前者偏重讨论外感病辨治，后者偏重论述内伤杂病。虽然《金匮要略》里面的方剂比较特别，似与《伤寒论》方剂法度有别，但二者都是张仲景勤求古训、博采众长撰写的，流传了千年，得到历代医家反复的临床验证，都是经方医学体系的组成，因此二书互参，才能回归《伤寒杂病论》全貌，才是仲景的原意。

【学生丙】患儿三次就诊，老师给的处方均让家属自备雄黄，这其中有何用意？

【教授】这算是我一个临床经验吧。我曾经有个患者，反复口腔溃疡数十年，后来我在中药汤剂之中加用了雄黄，效果十分明显，口腔溃疡未再复发。

雄黄是矿类药物，早在《神农本草经》就已经有记载："味苦平寒。主寒热，鼠瘘恶创，疽痔死肌，杀精物，恶鬼，邪气，百虫毒，胜五兵。炼食之，轻食神仙。一名黄食石。生山谷。"《名医别录》亦有记载："味甘，大温，有毒．主治疥虫，疮，目痛，鼻中息肉，及绝筋，破骨，百节中大积聚，癖气，中恶，腹痛，鬼疰，杀诸蛇虺毒，解藜芦毒，悦泽人面，饵服之，皆飞入中，胜鬼神，延年益寿，保中不饥。"

张仲景在《金匮要略》有两处使用了雄黄，均出自"百合狐惑阴阳毒病脉证治第三"，"狐惑之为病，状如伤寒……蚀于肛者，雄黄熏之"，"阳毒之为病，面赤斑斑如锦纹，咽喉痛，唾脓血。五日可治，七日不可治。升麻鳖甲汤主之"，升麻鳖甲汤的组成之一就是雄黄。

雄黄具有攻毒杀虫、燥湿祛痰、截疟等功效，主要用于疗疮痈肿、蛇虫咬伤、虫积腹痛、惊痫、疟疾等。但要注意的是，其化学成分含有硫和砷，加热到一定温度，便会被氧化为三氧化二砷，即为砒霜，因此

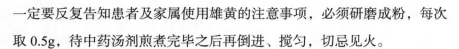

一定要反复告知患者及家属使用雄黄的注意事项，必须研磨成粉，每次取 0.5g，待中药汤剂煎煮完毕之后再倒进、搅匀，切忌见火。

【学生丁】苦酒汤应该是大家都比较陌生的一首方剂，烦请您讲解一下。

【教授】的确，苦酒汤我在临床上也用得不多，但只要切合病机，用之必定效如桴鼓。苦酒汤出自《伤寒论·辨少阴病脉证并治》第 312 条"少阴病，咽中伤，生疮，不能言语，声不出者，苦酒汤主之"，本方由半夏、苦酒（即白醋）、鸡蛋清组成。其中半夏涤痰散结，苦酒消肿敛疮，鸡蛋清润燥止痛，共奏祛痰散结、清热消肿、敛疮止痛之功效。

本方的煎服较为讲究。原文的描述为："半夏，洗，破如枣核，大十四枚，鸡子一枚，去黄，内上苦酒着鸡子壳中。上二味，内半夏，着苦酒中，以鸡子壳置刀环中，安火上，令三沸，去滓，少少含咽之，不差，更作三剂。"一般我会建议患者这样操作：先用 800mL 清水煎煮 40g 半夏，煮到一半的时候，倒入 70mL 的醋，接着再将鸡蛋清淋在上面，然后把火熄灭，待汤剂冷却后，让患者慢慢地含咽。临床上我遇到扁桃体肿大的患者，也会让他尝试这种方法，疗效很好。

【学生戊】第二、三诊与初诊相比，您的处方思路显然改变了，这是为何？

【教授】西医学对口腔溃疡的发病机制并没有完全阐述清楚，目前大多认为与炎症反应、自身免疫、维生素缺乏、遗传、内分泌紊乱、口腔病菌残留等因素相关，西医学也没有特别好的治疗方法，大多是对症处理，如使用抗生素、激素、补充维生素等。本案例患儿口腔溃疡反复发作，我考虑与体质有较大关系，并且二诊、三诊时候，家属交代患儿口腔溃疡数量较前减少，而且发作次数亦有所减少，但反倒是背部的皮疹症状较为突出，因此我就调整了处方思路。处方一是用了甘露饮为基础方加减，主要是考虑到患儿内有郁热，且已损伤了阴液，因此处以甘露饮。处方二以桂枝二越婢一汤加减，主要是考虑到患儿皮疹为太阳表郁证，外寒内热，反复发作，即所谓的"如疟状"，故当桂枝二越婢一汤小发其汗，佐清里热。

【学生己】请您归纳一下本案例六经辨证思路。

【教授】口腔溃疡与中医"百合狐惑阴阳毒"相关联，属杂病范畴。仲景用甘草泻心汤，重在调脾胃，寒温并用，攻补兼施，可看成是太阴与阳明合病。用苦酒汤含服，仿仲景外治法之意。口腔溃疡，病位在上，呈火性炎上之象，故用甘露饮滋阴清热，青蒿鳖甲汤滋阴清伏火。患者年龄小，口腔溃疡影响进食，加之病久正气不足，故用小建中汤补益脾胃。患儿病情反复无常，似有风象，结合其背部皮损，有太阳表证，用玉屏风散固表祛风，桂枝二越婢一汤解表清热。总之口腔疾病与脾胃相关，病机不离火、风、虚。

（周科力）

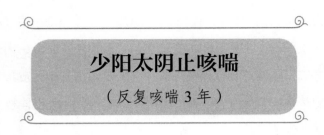

少阳太阴止咳喘

（反复咳喘3年）

诊断现场

患者王某，男，37岁，因"反复咳喘3年余"于2020年2月12日初诊。

患者常年于马路工作，接触沥青，常发咳嗽。2016年8月上海出差时感受风寒，并未就医，复因饮酒引发咳嗽，伴呼吸不畅，至当地医院就诊，胸片显示"肺炎"，西医诊断为"过敏性哮喘"，予激素、抗过敏等西药，疗效不显。上述症状反复发作，缠绵不愈。1个月前患者咳喘加重，到我院求诊于中医，予止散嗽、前胡散等降肺止咳平喘治疗后症状未缓解。

刻诊：患者咽痒干咳，说话时加重，发作时咳嗽伴流泪，呼吸不畅，偶吐黏痰，平素易发感冒，较为怕冷；体位改变时头晕，偶气促气短，汗多；纳食一般，易胃痛，嗳气泛酸，多饮多食时明显，眠差，难入睡，多梦；夜尿1～2次，小便调，大便质稀。舌淡红、苔薄白、脉沉细、咽后壁滤泡增生。患者平素工作压力大，既往有焦虑症、胆囊息肉和胃病史。

疑难亮点

（1）咳喘 3 年余，西药无效。

（2）从里透表，太阴 – 阳明 – 太阳的病机转化。

（3）治咳新方向：调肝胆脾胃。

辨证论治

【学生甲】本例患者迁延失治，看似咳嗽为主，却由不同因素引发，虚实夹杂，如何抓住主要病机？

【教授】患者主述咳喘，有外感病史、且常年接触沥青，病程已有 3 年余。咳嗽是内科诸病中的一个常见症状，又是一个常见的疾病。《黄帝内经》明确提到咳嗽的成因是外感兼合内伤所引起，"皮毛者，肺之合也，皮毛先受邪气，邪气以从其合也。其寒饮食入胃，从肺脉上至于肺则肺寒，肺寒则内外合邪，因而客之，则为肺咳"。本例患者既往有胃病史，脾胃虚弱，水谷不运，营卫生化乏源；加上平素易紧张，肝气郁结不畅，进一步犯克脾土。故素体气虚气郁，外感于风寒及刺激性气味物质时，诱发咳喘。患者在感冒时饮酒，酒易生湿，湿阻气机，导致肺气升降失常，故咳而兼喘。再者，此病迁延失治，治疗多时却无明显效果，严重影响患者情绪，情绪起伏引发咳嗽频频。

此病可辨证为：本虚标实，肝郁并肺脾两虚，痰凝气滞，痰为喘之夙根。方拟"小柴胡汤合半夏厚朴汤"，处方如下：

柴胡 10g，党参 30g，桂枝 10g，黄芩 10g，大枣 10g，生姜 10g，炙甘草 10g，厚朴 30g，苏梗 15g，法半夏 10g，茯苓 20g，蝉蜕 10g，乌梅 15g，干姜 10g，五味子 15g，咸竹蜂 3g。共 7 剂，日 1 剂。

2020 年 2 月 22 日二诊。

刻诊：咳嗽依旧，需服过敏药，眠一般，大便质稀。舌淡红，苔薄黄，脉细沉滑。守原方基础上去党参、生姜，加姜黄 10g，桔梗 10g。共 7 剂，日 1 剂。

2020 年 2 月 29 日三诊。

刻诊：咳嗽减轻，咳吐粉红色痰沫，仍有咽喉不适，无口干口苦，大便质稀。舌红水滑，苔薄白，咽部充血，脉沉滑。守二诊方去大枣，加前胡 15g，煅赭石 5g，麻黄 5g。共 7 剂，日 1 剂。

2020 年 3 月 7 日四诊。

刻诊：咳嗽带痰较前明显改善，大便质稀，矢气多。舌红，苔薄白腻，脉沉涩滑。

予四逆散合小青龙汤加减：柴胡 10g，炒枳壳 10g，白芍 10g，炙甘草 10g，麻黄 10g，桂枝 10g，干姜 10g，细辛 3g，法半夏 10g，茯苓 20g，五味子 10g，党参 30g，白术 10g，建曲 15g，蝉蜕 10g，炒僵蚕 10g。共 7 剂，日 1 剂。

2020 年 3 月 14 日五诊。

刻诊：服药后五天内均无咳嗽，无须服抗过敏药，后两天稍有痰。舌红，苔薄黄，脉沉。守四诊方加黄芩 10g，咸竹蜂 3g。共 7 剂，日 1 剂。

后记：患者自诉服药后缠绵 3 年的症状改善八成，咽后壁滤泡明显减少。本来易发感冒，同时患有焦虑症和胃病，需服西药稳定病情，但在中药调理下，现体质改善，不易恶寒，精神转佳，已停服上述西药。

直至 2021 年春季，患者由于天气转变诱发感冒，致咳嗽频频，李教授拟柴胡桂枝汤加减、桂枝加厚朴杏子汤等解表止咳。咳嗽日久而致阳虚寒饮，"肺主呼气，肾主纳气"，因此在治疗哮喘的稳定期时也需考虑顾护肾气。到 2021 年 2 月 4 日为止，患者依旧固定时间复诊，巩固疗效，调理体质。

思辨解惑

【学生乙】患者处方从一诊的小柴胡汤合半夏厚朴汤转到四诊的四逆散合小青龙汤，其换方思路是什么？

【教授】患者西医诊断为"过敏性哮喘"，乃由于过敏原激活免疫系统而出现哮喘，此机制在中医角度可归为正邪相争的阶段，见于"血弱气尽，腠理开，邪气因入，与正气相搏"，可用小柴胡汤调理枢机引邪向外，邪至太阳层面再以小青龙汤发之。我在课堂上也说过，就算没有出现寒热往来、口苦咽干、目眩等症状，但见邪气在阴阳进退之间时，也可用小柴胡汤来疏导邪气。

患者工作压力大，有焦虑病史，这意味着机体一直处于应激状态，导致免疫系统受压抑，而出现紊乱；饮酒伤胃，脾胃为生痰之源，木旺则易克土，故补中土的同时亦需调肝木，所以治疗的关键点之一乃情绪的调节，使用小柴胡汤正是一举两得。值得一提的是，西医学研究显示，小柴胡汤能提高自然杀伤细胞的功能，这类细胞主要用来调节免疫系统，对抗病毒感染和肿瘤等，能分泌干扰素，做出杀伤效应。而且，小柴胡汤在日本为畅销中药之一，很多汉方大家都喜欢使用此方来治疗各类疑难杂病。

由于患者过度饮酒，酒湿郁内易化热，使咳嗽加重，因此在处方上不能使用过于温热之药。这时我想到仲景治痰也治焦虑的方子,《金匮要略·妇人杂病》:"妇人咽中如有炙脔,半夏厚朴汤主之。"半夏厚朴汤行上焦,降逆化痰,行气散结,一方面针对喘之夙根而化痰,另一方面降胃气之上逆以治疗胃病。因此,小柴胡汤合半夏厚朴汤一可祛邪于半表半里之外,二可和解枢机、补土生津,三可疏肝解郁化痰。

初诊时患者咳喘反复发作,到四诊时咳喘稳定,自诉一切症状明显改善,这是邪从里出表的倾向。此时治疗着重点变为太阳经,结合其痰质以清稀为主,故用小青龙汤散寒化饮。小青龙汤治寒饮之邪,其脉多以弦或浮紧为主,然而患者脉沉,知道我依然考虑用小青龙汤的原因吗?因为寒饮内伏,浸淫日久,沉主水病,其脉也可见沉,故此处可用小青龙汤。这就是整个疾病的思路,邪虽有从里出表的倾向,然而还是为外寒所束,内有水饮不化,所以小青龙汤恰恰在这里起到发汗解表、温散水饮的作用。

四诊的处方中还可看到四逆散的运用,其虽为少阴病之方,但病机在于阴盛阳郁,阳气不得外达而致四逆,因此也符合了本患者的外寒束表,阳气郁遏不伸,出现阳不化饮的情况。脾为生痰之源,故以四君子汤补益中焦脾胃,从源头杜绝痰液的生成。所以到了四诊选用了小青龙汤合四逆散合四君子汤以调理枢机,散寒温内,调理脾胃,以达止咳平喘化痰之功效。

【学生丙】《伤寒论》对治太阳病之咳喘有桂枝加厚朴杏子汤、麻黄汤、小青龙汤、麻黄杏仁甘草石膏汤、葛根黄芩黄连汤,为何独取小青龙汤?

【教授】桂枝加厚朴杏子汤是桂枝汤的加减方,用以治疗伤寒表虚见喘的症状,主要病机为风寒外感引动宿疾,肺气不利。其在桂枝汤基础上炙甘草增加一两,用以缓急下气,厚朴消痰定喘,杏仁宣肺降气。

患者初期不仅仅是外感风寒，还有寒饮之邪存在，单用桂枝加厚朴杏子汤难以化饮；且杏仁质润滑肠，对于大便质溏者，不太适合。

麻黄汤主治伤寒表实无汗之证，麻黄发汗解表、宣肺平喘，合桂枝辛甘发散为阳，而小青龙汤方中亦有麻黄汤之意。小青龙汤证是外寒内饮，原文第 40 条"伤寒表不解，心下有水气，干呕发热而咳，或渴，或利，或噎，或小便不利，少腹满，或喘者，小青龙汤主之"，首次提到咳这个症状。咳和喘是有区别的，两者虽为肺气升降失常，但前者是肺气上冲有声，后者为呼吸不利而喘息。因此小青龙汤中的白芍和五味子酸收敛肺，细辛、干姜和半夏温化水饮，麻黄配桂枝发汗解表，辛散酸收以达至散中有收，开中有合，散邪同时不伤正气，正适合本患者寒邪伏表，阳郁于内，痰饮泛溢之咳喘。

麻黄杏仁甘草石膏汤证是麻黄汤的变证，治疗外寒内热、发汗伤津化燥后出现的喘症。方中石膏用量超过麻黄的一倍，非用于发汗，而是清肺热。但阳郁明显，且大便稀，因此不适合用石膏。

本例患者一直有大便稀溏的问题，葛根黄芩黄连汤也治下利，我在课堂上也讲过葛根黄芩黄连汤证是表邪未解，热陷阳明，所以其下利称之为协热利，其喘是由于里热迫肺，以致肺气不利，此三味寒凉之药重在清里热。本患者是内虚寒夹郁热，而非实热，用此方不妥。所以，同学们除了要会背诵条文以外，也要熟读内容，学会异中求同，同中求异，才能在临床上懂得辨证论治，恰当选用经方。

【学生丁】临床上常以降肺止咳药治疗咳嗽、哮喘等疾病，本患者的治疗虽未使用止咳平喘中药，却能达其功，为何？

【教授】见咳止咳乃下工也，《黄帝内经》提到"五脏六腑皆令人咳，非独肺也"。引起咳嗽的病因很多，比如胃食管反流可以引起咳嗽，五脏六腑都可导致肺气上逆，故其因或非在肺，其果却在于肺。如果没有辨证论治，思路不清，往往使患者服药时不咳，停药即发，甚至使咳嗽更加严重。虽然，在治疗过程中我没有考虑到常用的止咳平喘药物，如紫菀、百部、款冬花、枇杷叶等，但一诊处方中厚朴用量最多，厚朴本有行气平喘之效，直接针对患者咳吐痰涎、呼吸不畅的症状。半夏厚朴汤原方用紫苏叶，我把它易为紫苏梗，因为其叶偏于解表散寒，苏梗则长于理气宽胸。四诊的小青龙汤中的五味子和干姜也是有止咳作用，四逆散的加减药中也提到"咳者，加五味子、干姜各五分"，两者相配益气敛肺。

临床上针对咽痒和久咳，我喜欢使用蝉蜕 10g、僵蚕 10g、咸竹蜂 3g。蝉蜕利咽祛风，僵蚕散风痰结核，两者相合有升降散之意，透热转气，利咽散风。咸竹蜂是我们南方常用的地道药材，可清热化痰，有开嗓子的作用。本患者说话时间过长易咳嗽频频，所以我在治病的同时也是考虑了患者的主诉。然而，病因未除前，不可早用止咳药，避免闭门留寇，使病情缠绵迁延，这就是为什么我在诊治患者初期咳嗽时很少使用止咳药。

【学生戊】患者求诊当时正值新冠肺炎肆虐，中医如何看待新冠肺炎？

【教授】新冠肺炎属于中医"疫病"的范畴，其病因是感受疫疠之邪，主要为湿热或寒湿，临床治疗可分为初期、中期、重症期和恢复期。

由于新冠肺炎对不同体质的患者有不同程度的表现，中医治病是因时、因地、因人制宜，每个患者染病后可出现不同症状，病情有轻有重，病程有长有短。对于疫病的诊断和治疗，中医十分重视舌象的变化，一来是评估治疗的有效性，二来是对变化做出相应的调整。我在参与广东团队救治新冠肺炎患者时发现，初时重症患者湿毒明显，以发热、肢体酸痛、大便烂为主，治以清热解毒祛湿；考虑乃是因为地域和天气直接影响了湿从寒化和热化的倾向，广东地区湿热重，多从热化。而后一段时间的新收患者多从外地转来，病程较长，正气亏虚，以咳喘为主，所以除了祛邪以外，也要重视扶正。然后到了治疗后期，患者逐渐康复，我们也要照顾他们恐惧担忧等紧张情绪，加上他们的肺部纤维化，也是需要中药调治的。

就算疾病不停变化转型，但是在中医治病的框架下，"虽未能尽愈诸病，庶可以见病知源"。所以我一直都强调，疗效就是金标准，不论是疫病，还是时病，是外感，还是内伤，中医都是从宏观角度来看待疾病，分析病因和发病机理，结合人体反应的症状来了解疾病的本质，从而针对性地用药。所以新冠肺炎的病程虽然传变快速，病程险恶，病势凶猛，但是也离不开中医辨证论治的思维和原则。

【学生己】请您归纳一下本案例六经辨证思路。

【教授】咳嗽不离乎肺，也不止于肺！前面同学在思路方面做了较好的梳理。此案例最大亮点是 3 年咳喘，经中医治疗后停用了西药。咳喘从脏腑辨治，重在肺、脾、肾，同时与肝、心相关。从六经辨治言，六经病均可出现咳喘。太阳、阳明、太阴、少阴是重点，常兼及少阳、厥阴。早期病在三阳，晚期病在三阴，而临床上表里同病，寒热互见，虚实相兼十分常见，如少阳病之柴胡类方，厥阴病之乌梅丸、麻黄升麻汤，临床用之常获良效。

（李可欣）

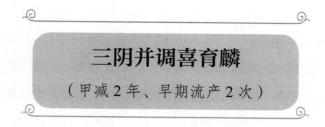

三阴并调喜育麟
（甲减 2 年、早期流产 2 次）

诊断现场

何某，女，31 岁，因"甲减 2 年、早期流产 2 次"于 2018 年 9 月 27 日初诊。

患者 2016 年在外院确诊"甲减"，予左甲状腺素钠片（优甲乐），每天 50μg 口服，病情控制不佳。2017 年 6 月孕 7 周胎停，2018 年 7 月孕 11 周胎停，两次怀孕人绒毛膜促性腺激素（HCG）上升缓慢，黄体酮偏低，阴道少量出血，均保胎失败，遂寻求中医诊治。2018 年 8 月外院查甲功五项：TSH 10.74mIU/L↑，TT_4 48.68nmol/L↓，FT_4 6.26pmol/L↓，TT_3 0.85nmol/L↓，FT_3 3.59pmol/L（正常）。

刻诊：疲乏，两目干涩，脱发，口干，喜温饮，略有痰，心悸，偶胸闷，心烦，腹胀，平素畏寒肢凉，双下肢轻度凹陷性水肿，纳减，睡眠、二便尚可；近半年体重增加 13kg。舌淡，边齿痕，苔白略腻，脉沉细。月经：偶有月经后期，甚则两月一潮。末次月经（LMP）：2018 年 9 月 3 日，5 天干净，量少，后 3 天点滴而下，色暗，血块（±），小腹坠痛，痛连腰骶。

疑难亮点

（1）甲减继发两次早期流产，西医保胎失败。

（2）纯中医治疗，收效甚捷，已育一女。

辨证论治

【学生甲】中医如何理解甲减与早期流产二者之间病机上的相关性？

【教授】甲减是全身性的低代谢综合征，从中医角度看患者症状，畏寒恶风、四肢不温、倦怠乏力、纳减眠差、水肿等，一派全身机能下降的表现，可知辨证不离先天、后天之本。肾为一身元气之本，内涵元阳，激发五脏机能；脾胃腐熟水谷，化为气血营卫，内荣五脏六腑，外养皮毛肌腠。因此脾肾两亏，自然虚象尽显。女子妊娠赖肾气充盈，任通冲盛，即《素问·上古天真论》所谓："天癸至，任脉通，太冲脉盛，月事以时下。"患者精血亏，难以荫胎，气血虚，难以养胎，先天后天俱不足，焉能有子？

从西医学角度讲，甲减导致早期流产的机制极其复杂，就本案来说，甲减患者妊娠后，基础代谢率更低，性激素水平低下，蛋白质等营养物质代谢异常，加上早孕反应，孕妇饮食摄入减少，营养状态较正常孕妇更差；且妊娠早期，胎儿发育非常依赖母体的甲状腺激素。因此，在早期妊娠时，甲减患者的流产风险明显增加。

同时，患者既往月经后期，甚则两月一潮，为下元亏虚、水不涵木，中焦失运、土不荣木，两目干涩可为辨证之眼目。予金匮肾气丸、当归芍药散、茯苓四逆汤、理中丸加减，处方如下：

肉桂 9g，淡附片 10g^{（先煎）}，熟地黄 20g，酒萸肉 30g，山药 30g，泽泻 30g，茯苓 30g，牡丹皮 10g，红参 10g，白术 15g，干姜 10g，当归 15g，赤芍 20g，川芎 15g，淫羊藿 30g，制仙茅 10g。共 15 剂，日 1 剂。

嘱每天规律口服左甲状腺素钠片（优甲乐）25μg，定期复查甲功。

2018 年 10 月 31 日二诊。

刻诊：胸闷、心烦已消，略有痰，色白易咯，大便两日一行，余症大致同前。舌淡红，边齿痕，苔白，脉沉细。LMP：2018 年 10 月 5 日，5 天干净，量少、色暗，小腹坠。

予桂枝加葛根汤、当归芍药散、四君子汤、半夏厚朴汤加减：葛根 60g，桂枝 10g，炙甘草 6g，赤芍 20g，川芎 15g，当归 15g，泽泻 30g，白术 10g，茯苓 50g，法半夏 10g，厚朴 30g，紫苏梗 15g，红参 10g，黄芪 45g，淫羊藿 30g。共 10 剂，日 1 剂。

2019 年 2 月 12 日三诊。

辅助检查：2019 年 1 月外院查甲功及抗体：TSH 0.876mIU/L，TT_4 83.30nmol/L，FT_4 12.44pmol/L，TT_3 1.0nmol/L，FT_3 2.81pmol/L↓；TgAb > 1000.0IU/mL↑，TPOAb 655.13IU/mL↑。

刻诊：7 天前感冒，自服药物（具体不详）后改善，现仍有畏寒、鼻塞，颠顶隐隐冷痛，风吹增剧，咳嗽，白痰易咯，晨起尤多，肢凉，偶心悸、疲倦；纳差、腹胀、呃逆。舌淡胖，苔白滑，脉弦紧。LMP：2019 年 1 月 13 日，5 天干净，月经量较前增加，色偏暗，血块（-），小腹坠胀。

予葛根汤、麻黄细辛附子汤、二陈汤加减：法半夏 10g，陈皮 6g，茯苓 20g，炙甘草 6g，蜜麻黄 6g，细辛 6g，淡附片 10g^{（先煎）}，桂枝 10g，白芍 10g，红枣 10g，葛根 60g，苦杏仁 10g，厚朴 15g。共 15 剂，日 1 剂。

2019 年 4 月 30 日四诊。

刻诊：咳嗽、痰多已愈，仍恶寒恶风，口淡口干，脱发；胃纳略增，眠浅易醒，二便调。舌淡，苔白，脉沉略细。LMP：2019 年 4 月 25 日，至今未干净，经期延长，月经量增加，血块减少，小腹坠胀，痛经改善。

予二至丸、三四方（经验方）、四物汤加减：女贞子 15g，墨旱莲 15g，枸杞子 15g，菟丝子 15g，淫羊藿 30g，补骨脂 15g，熟地黄 20g，白芍 10g，当归 10g，川芎 10g，党参 30g，白术 15g，茯苓 20g，炙甘草 6g，柴胡 10g，枳壳 10g，防风 15g。共 15 剂，日 1 剂。

2019 年 8 月 13 日五诊。

辅助检查：5 月 23 日外院查甲功三项及抗体：TSH 0.10μIU/mL↓，FT$_4$ 20.81pmol/L，FT$_3$ 4.50pmol/L；TPOAb 141.80IU/mL↑，TgAb > 4000.0IU/mL↑，TRAb 4.09IU/mL↑。

刻诊：怀孕 11 周，HCG 及孕酮水平正常；颠顶痛，稍畏寒，口干，饮水不解，心悸，乏力左下腹胀痛；纳差，偶有恶心感，眠可，二便调。舌淡，中剥苔，苔白，脉滑略沉。

予桂枝汤、寿胎丸加味：桂枝 10g，白芍 10g，红枣 10g，炙甘草 6g，桑寄生 15g，续断 15g，菟丝子 15g，春砂仁 6g^{（后下）}，黄芩 10g，杜仲 15g，枸杞子 15g，布渣叶 15g，白术 10g。共 7 剂，2 日 1 剂。

后记：患者于 2020 年 8 月因一氧化碳中毒后遗留心悸心慌就诊，

诉已于 2020 年 3 月剖宫产一健康女婴，生长发育正常。本月复查甲功及抗体：TSH 2.874mIU/L，FT_4 10.62pmol/L，FT_3 3.15pmol/L，TPOAb 626.21IU/mL↑，TgAb > 1000.0IU/mL↑。

思辨解惑

【学生乙】您认为患者肝肾脾三阴亏虚，但纵观本案，除了温肾益精、温中健脾、柔肝养血外，还有不少攻邪之法，如当归芍药散中茯苓泽泻利水气，半夏厚朴汤燥湿下气等，如何理解？

【教授】虚实病机迥异，但虚实病机转化在临床上不可谓不多。《素问·刺禁论》曰"脾为之使，胃为之市"，中焦升清降浊得宜，则饮食水谷化为精微，流通上下，荣养全身，若病则水反为湿，谷反为滞。患者症见咯痰，疲乏，纳减，腹胀，舌淡，边齿痕，苔白腻，既有脾胃亏虚，又有痰湿内生。又如，肝为厥阴风木之脏，体阴而用阳，以藏血为本体，以疏泄为用事，若肝血亏虚，则肝失疏泄，气滞、血瘀、水停在所难免，故月经后期、量少色暗、下血块、痛经是其征象。因此补不可呆补——补脾不忘健运，养肝须兼疏通，方是正道。其实张仲景在名方肾气丸中已经用"三补三泻"为后世树立了典范，同学们要在临床上多多体会。

【学生丙】如何理解五诊的方义？

【教授】《金匮要略》云："妇人得平脉，阴脉小弱，其人渴，不能食，无寒热，名妊娠，桂枝汤主之。"妇人有妊，脉来平和或脉滑，尺部沉取略弱，这是正常的脉象，即《素问·腹中论》所说"身有病而无邪脉"。同时，冲脉之气较盛，上逆犯胃，胃气不和，故呕恶、不食。此为妊娠恶阻轻证，治以桂枝汤益脾胃、滋化源、调阴阳、和气血，使脾胃调和，则恶阻可愈。

同时，《金匮要略》中两大安胎名方，主血虚湿热的当归散和主脾虚寒湿的白术散，后世将两方主药——黄芩和白术视作安胎圣药，如张元素《医学启源》曰："产妇……凡有病先以黄芩、白术安胎。"李时珍《本草纲目》曰："黄芩……得白术安胎。"可见一斑。

寿胎丸出自张锡纯《医学衷中参西录》，为治疗滑胎名方，君以菟丝子，"菟丝大能补肾，肾旺自能荫胎也"，臣以续断、阿胶，皆为补肾安胎之品，佐以桑寄生，《神农本草经》谓之"安胎"，并自拟加减法：纳少者加白术，健运脾胃，阳虚者加补骨脂，并认为其"助肾中之阳、善保胎"。患者既往两次流产，刻诊又见恶心、纳差、畏寒，正切中病机。再加杜仲、枸杞子，则补肾之力更佳；时值暑令，地处岭南，故用布渣叶清暑化湿和中；砂仁化湿和胃，理气安胎，一药二用。因此本方实际上取多方方义，共奏调和阴阳、补肾安胎之功，且剂量平和，二日一剂，药力缓进，以护胎气。

【学生丁】西医学在甲减的诊疗上有一整套规范流程，用药有效果显著的优甲乐。在这样的大背景下，中医应该在甲减的诊疗中扮演什么样的角色？

【教授】西医学对于甲减有规范的诊治指南，明确以优甲乐为主要替代治疗药物，无论是甲减患者，还是甲减患者备孕期、孕期，包括妊娠期甲减，均优先推荐使用该药物，效果显著，能有效调节、维持甲状腺功能。指南建议，甲减替代治疗应根据病情、年龄、体质及心脏功能状态确定，要个体化制定方案。这些都体现了西医学对于甲减的认识不断深入，临床诊疗技术日益精深。但不是说西医学手段已尽善尽美，在临床中仍面临不少困难，因为甲状腺激素易在体内蓄积，对肝肾功能不全及有心血管基础病的患者，较难把握剂量，常见药源性甲亢、心律失

三阴并调喜育麟（甲减2年、早期流产2次）

067

常等不良反应；又如随着病程的持续，所需激素剂量一增再增，症状、体征、指标仍是不见好转等情况。适时采用中西医结合治疗很可能会取得意想不到的疗效。

中医对于甲减的认识也是日益深入的。中医并无"甲减"病名，但基于命门火衰、气血亏虚、多脏腑机能下降的特点，多数医家认为归于"虚劳"范畴，多因先天不足，元阳亏虚；后天情志不遂、饮食不节、嗜食生冷，伤及脾肾，阳气不足；大病久病后气血不足、脾肾两虚等，导致全身机能下降。病位主要在肾、脾，旁涉心、肝。故以温补脾肾为主要治法，结合健脾利湿、补中益气、养血活血、化痰散结、疏肝理气、温通经脉等法，可针对甲减及其并发症灵活运用。如甲减合并流产，在温补脾肾的基础上合固冲安胎法；又如甲减合并贫血，则脾肾双补，益气养血，再视其瘀血之有无，适度行血和血。根据文献报道，中西医结合治疗甲减的总有效率高于单纯西药疗法，对于症状改善更为明显，同时减少激素使用量，减轻副作用，巩固长期疗效等。

必须强调，甲减见症多为形寒肢冷、反应迟钝、神疲乏力、少气懒言等一系列非特异性症状群，故为明确诊断必须合参实验室检验结果，一般配合甲功即可明确诊断。西医辨病，中医辨证；西医打靶，中医调态。因此在治疗上，一般采取中西医结合的策略，以期最大程度发挥二者的优势。当然，不排除部分患者收效甚佳，则纯中药治疗。脾肾阳虚则温补脾肾，方用附子理中、金匮肾气、茯苓四逆辈；阳虚水泛则合真武汤温阳利水；中气虚损则用理中、四君类，肝气郁结则予四逆散、逍遥散等舒达肝气，健运脾胃；寒凝肝脉则用当归四逆汤温经散寒、养血通脉等。临床病机繁多，不一而足，总以《伤寒论》第317条方后注"病皆与方相应者，乃服之"为旨。同时依患者病情需要，予优甲乐每天12.5μg，或50μg，甚或100μg，具体情况具体分析，嘱患者定时复查以监测甲功，"如临深渊，如履薄冰"，慢工出细活，以达到全面调理。

至于甲减合并不孕或妊娠不良结局，则中医治疗的优势更为突显。女子妊娠，首重调经，应当以月经调畅为首要目标，遵补肾调周之法，针对患者处于月经周期的不同阶段立法处方，如行经期活血化瘀、经后期滋补肝肾、经间期补肾活血、经前期调补阴阳等；调经的同时，关注患者总体状态的调节，使患者精神情志、机能状态都达到较高水平；受孕后，除了规范化地监测指标，还可以运用中药方剂减轻早孕反应，调和阴阳，保胎安胎。较之西医学相对刻板的功能指标调整，中医丰富多样又行之有效的方案可谓有口皆碑，令人叹为观止。

【学生戊】请您归纳一下本案例六经辨证思路。

【教授】中医治疗妇科疾病有很大优势。尤其在调经种子安胎，更年期调理等效果显著。患者反复流产，多为肝脾肾不足。结合《伤寒论》六经辨证，重在太阴、少阴、厥阴，与气、血、水相关，更要重视阳气的提振固护作用。此案例反复流产，又有甲减。尽管优甲乐是治疗甲减的特效药，但不能取代其他治疗，如调理气血，滋养肝肾的整体综合体质调治。如金匮肾气丸、当归芍药散、茯苓四逆汤、理中丸合方运用，其意在此。

（李翊铭）

水深火热终得救
（不明原因发热伴急性肾衰竭两个月）

诊断现场

　　患者江某，男，72岁，因"反复发热两个月"于2020年5月21初诊。

　　患者2020年3月上旬因"呃逆、反酸、发热"多次在清远市第二人民医院住院治疗，先后多次使用"退热药、抗生素"等治疗（具体不详）。出院前（2020年3月17日）发现肌酐升高（123μmol/L），未予以重视。因发热持续未缓解，并有下肢乏力症状出现，转入中山大学第一附属医院急诊科就诊，随后转入神经内科重症监护室（ICU）治疗。完善相关检查后认为自身免疫性脑炎、中枢神经系统感染等神经系统疾病可能性小，因发热症状反复，伴出现高钙血症等，又转入内科ICU继续治疗。经抗感染及对症治疗后，病情有所改善。但仍有反复中低度发热，且肌酐进行性上升，2020年4月21日转入肾内科，2020年4月23日肌酐608μmol/L，诊断为急性肾损伤，予以血液透析治疗，出院时尿量1000mL/日，肌酐517μmol/L↑。目前长期反复发热原因仍不明。

　　刻诊：反复发热，体温波动在37～38.8℃之间。夜热早凉（下午5时开始逐渐发热）、口干口苦，纳差，大便硬，1次/日，小便量少。因乏力坐轮椅来诊。舌体胖大，质淡嫩，脉弦，寸脉弱。

疑难亮点

（1）不明原因发热伴急性肾衰竭两个月，属疑难急重症。

（2）恰当处理发热与急性肾衰竭的先后、轻重、缓急、因果关系。

（3）寒温并用，发热一诊即愈，未再复发。

（4）升清降浊，肾衰四诊控制，肌酐降低并维持低位。

辨证论治

【学生甲】 发热是临床常见症状，伤寒、温病、内伤杂病都可在一定阶段出现慢性发热，那么临证时该怎样辨证？相应的治疗方法如何？

【教授】 伤寒、温病、内伤杂病都可见发热，其中温病发热最常见。温病后期，余热未清，邪伏阴分，耗伤阴血，可以出现顽固性慢性发热，其特点是夜热早凉，治以青蒿鳖甲汤养阴透热。伤寒慢性发热常以少阳病为多见，原因在于少阳"血弱气尽"，正气不足，邪正势均力敌，相持不下，正气不能速胜邪气，其特点是寒热往来，治以小柴胡汤和解少阳。阳明病耗伤气阴，余热未清，也可出现如竹叶石膏汤证的慢性发热。若兼有肠燥内结，则可表现出承气汤证的午后潮热；若有血热或瘀热互结，也可出现慢性低热、潮热，以午后或夜间为甚，可用桃核承气汤、抵当汤通腑泄热逐瘀。至于内伤杂病发热就更为复杂，气、血、阴、阳亏损可致虚热内扰，或气滞、血瘀、痰湿蕴热，在中医内科学都有相关论述，可参考治疗。

患者以夜热早凉为主症，主要呈现的是温病后期，邪伏阴分的发热特点。但午后傍晚开始发热，口干、大便硬，亦有阳明燥热、蓄血瘀热的表现。患者发热和体温正常交替，反反复复，同时伴有口苦、不欲食、脉弦等，呈现出少阳病时作时止、胆胃不和的特点。故宜阳明少阳同治，以养阴透热、通腑泄热、和解少阳为法，可选青蒿鳖甲汤、加味桃核承气汤合小柴胡汤。处方如下：

桃仁 15g，黄芪 30g，桂枝 10g，大黄 10g，炙甘草 6g，柴胡 20g，黄芩 15g，法半夏 10g，大枣 15g，玄参 15g，生地黄 20g，青蒿 30g^{（后下）}，醋鳖甲 20g^{（先煎）}，知母 15g，牡丹皮 15g，西洋参 10g。共 5 剂，日 1 剂。

2020 年 5 月 28 日二诊。

刻诊：患者坐轮椅就诊，近 1 周已无发热，现体温 36.5℃，每周二、周五透析，在家中可行走 5 分钟；消瘦，面色苍黄，手皮肤干燥苍黄，口干欲饮水；纳食一般，恶心欲呕；大便通畅，尿量 1500mL/ 日。舌淡嫩水滑，苔薄白，脉寸弱，关滑，尺沉弱。

予加味桃核承气汤合补中益气汤加减：桃仁 15g，大黄 10g，黄芪 30g，茯苓 30g，肉桂 6g，淡附片 10g^{（先煎）}，淫羊藿 30g，炒白术 10g，当归 10g，陈皮 6g，砂仁 6g^{后下}。共 7 剂，日 1 剂。

2020 年 6 月 20 日三诊。

辅助检查：2020 年 6 月 16 日查血常规：白细胞：10.15×10^9/L↑。

刻诊：今可自己行走来就诊，怕热，汗出不多，服药期间恶心欲呕，现纳寐可，余无明显不适。舌红暗，苔薄黄，脉沉弱。效不更方，加强降浊升清功能，守二诊方加蚕沙 20g，升麻 15g，玉米须 30g，牛膝 10g，三七 5g，补骨脂 15g，增加剂量：黄芪 45g，大黄 15g。共 10 剂，日 1 剂。

2020 年 7 月 25 日四诊。

辅助检查：2020 年 7 月 22 日当地医院查：肌酐 219μmol/L↑，尿素氮（BUN）9.62mmol/L↑，二氧化碳结合力（CO_2CP）22.9mmol/L，空腹血糖 6.57mmol/L，电解质正常。近期尿量 1500 ～ 1700mL/ 日。

刻诊：服前方有恶心呕吐感；6 月 30 日最后一次透析，服中药后，由每周 2 次透析改为 1 次。患者一二诊均坐轮椅来诊，三诊起行走来诊。现无明显不适，纳寐可，二便调，舌淡红，苔薄黄，脉弦。守三诊处方基础上加益母草 30g。共 10 剂，日 1 剂。

后记：患者至 2020 年 10 月，体温均正常，纳寐可，体力佳，二便调，每周透析一次，肌酐维持在 220μmol/L 左右。

思辨解惑

【学生乙】患者不明原因发热，西医各种药物都用了，不仅未能控制发热，反而加重肾脏负担。中医却一诊即愈，请问中医治疗不明原因发热为何会有如此明显的优势？

【教授】这与中西医的不同疾病观和治疗观有关。西医是从结构到功能来认识疾病，当不知道病症的内在结构变化以及相关病因、病理生理时，则无从下手，只能对症支持治疗。中医则不同，不管什么原因导致的发热，我们都可以在中医理论指导下，根据发热的特点及其伴随症，从整体的角度，采用辨证论治的方法，"观其脉证，知犯何逆，随证治之"。正是由于中西医不同的疾病观和治疗观，使得中医面对西医不明原因的疑难杂病时，往往能化繁为简，出现化腐朽为神奇的结果。

就像这次新冠疫情，在最初未明确病因为新冠病毒时（不明原因肺炎），中医也可以诊治。在找到病因是新冠病毒但迟迟没有特效药和疫苗时，西医只能采用对症支持治疗，中医即已明确为湿疫，并形成了"三药三方"等有效方药，在退热、阻止病情进展、提高有效率、降低病死率和复发率等方面，大放异彩。

【学生丙】在发热解除后，您主要采用升清降浊法治疗，患者肾功能和体力明显改善，可以谈谈升清降浊法的内涵及其在肾衰竭中的运用吗？

【教授】肾衰竭是指各种原因造成的肾实质损伤，不能维持基本功能，临床出现以代谢产物潴留，水、电解质、酸碱平衡失调，全身各系统受累为主要表现的临床综合征。中医认为正气虚弱，浊瘀蓄积，气机升降失常，清浊逆乱是肾衰竭的主要病机。本虚为脏腑虚损，多以脾肾亏虚为主，标实为水湿、湿热、血瘀等，以湿、瘀为主。

脾胃为气机升降之枢纽，脾主升清，胃主降浊。"清"指对人体有益的精微物质，主升，故称"清阳"；"浊"指人体代谢过程中产生的糟粕、废物，主降，故称"浊阴"。若脾胃功能失常，清阳不升，脾不能运化和转输水谷精微，即出现肾衰竭乏力、头晕、贫血、消瘦、腹胀、便稀的症状；浊阴不降，胃不能将食糜下降传至小肠泌别清浊，即出现纳呆食少、恶心呕吐、腹胀便干、尿少或尿闭的症状。

肾主气，为气之根，主一身之气化，体内水液及精微的再利用，废液、糟粕的存储与排泄，主要依靠肾气的"开"与"阖"。因此，肾也具有升清降浊的功能。若肾气（阳）亏虚，蒸腾气化功能失常，则"水中清者"不能蒸腾上升，布散周身，导致精微下渗而表现为蛋白尿、糖尿、血尿；"水中浊者"不能化成尿液，下输膀胱，则津液代谢障碍，水湿浊毒内停而表现为尿少、水肿等。

因此，无论脾肾，都存在清阳不升，浊阴不降，故常用升清降浊法进行治疗。升清包括健脾益气和温肾化气，常用补中益气汤、真武汤。

降浊包括通腑、利水、活血，常用桃核承气汤、五苓散、苓桂术甘汤及三七、牛膝、丹参等。

本例患者肾阳亏虚，不能化气行水，浊阴不降，故见小便少、舌水滑、尺脉沉弱、血肌酐明显升高；津不上承，则口干欲饮水。脾胃亏虚，清阳不升，则消瘦、面色苍黄、皮肤干燥、苍黄、舌淡嫩、寸脉弱；浊阴不降，则纳差、便干、关脉滑，浊阴上泛，则呃逆、欲呕。因此，采用升清降浊法进行治疗，通过降浊使浊阴得降，使尿量增加、大便通畅、肾功能持续好转、透析次数减少；通过升清使四肢百骸得养，肌肤得充，患者体力、精神逐渐改善。

【学生丁】《伤寒论》中少阴咽痛与临床上链球菌感染导致的肾炎、咽炎并存且类似，请问与本案有何异同？

【教授】临床上链球菌的常见感染部位较多，如扁桃体、咽、肺、肾、皮肤、心、关节等，导致急性扁桃体炎、急性咽炎、肺炎、急性肾小球肾炎、猩红热、风湿热，迁延不愈可形成慢性炎症。如出现较长时间的咽部和肾脏感染并存，常表现出表里同病的少阴咽痛的特点，表现为既有少尿、腰痛、精神疲惫，伴尿常规、肾功能异常等里证，又有反复发热、咽痛等表证。该患者经多家大型三甲医院诊治，各种检查都过筛了数遍，基本排除了上述常见病因。但表里同病的证候特点与本案是相似的，因此中医治疗原则也大同小异。

本案患者初诊时以表里并重、邪毒盛实为主，故宜表里同治，祛邪为主，扶正为辅，方用青蒿鳖甲汤、加味桃核承气汤合小柴胡汤，清表里之热，泻肾中之毒，固气阴之正。二诊邪热已去，则集中主力于里证，降泻肾中之毒，升举脾胃之清，温运命门之火。经两月治疗，肌酐下降，透析减少，精神佳，纳寐馨，体力佳，二便调。随访至2020年10月，病情平稳。

【学生戊】在临床上常见您使用黄芪、大黄、升麻、蚕沙这几味药治疗慢性肾衰，可以讲讲这些药物的使用意义吗？

【教授】张仲景在使用黄芪时常配以淡渗祛湿药用其治疗风水、风湿之证，如防己黄芪汤，黄芪在此处重在走表，使水邪就近从表而出。此外，王清任在补阳还五汤中大剂量使用黄芪，树立了黄芪补气活血的典范。各种慢性肾脏疾病（包括急性发作时），从中医学角度看，大多为肺、脾、肾三脏功能的失调，因黄芪补益中兼有活血、利水的功效，所以非常适合治疗慢性肾脏疾病。

慢性肾脏疾病发展至中后期，肾功能逐渐下降，体内代谢废物蓄积，中医言其为脾肾阳虚、气滞血瘀、浊毒上扰所致，虚、毒、瘀为其主要病机。《神农本草经》云："大黄，下瘀血，血闭寒热，破癥瘕积聚所聚，留饮宿食，荡涤肠胃，推陈致新，通利水谷，调中化食，安和五脏。"大黄的推陈致新、安和五脏的功能可以调节人体的内环境，非常适用于各种毒素蓄积的肾脏病患者。而且现代临床运用也发现以大黄为主药配伍其他药物口服及灌肠，均可有效地降低血肌酐，改善氮质血症。

慢性肾脏病的两大特征是蛋白尿、血尿，二者在中医角度均可视为精血的流失，一般常用固涩之品收敛，然效果常不佳。慢性肾脏病毒邪蓄积，想要促进全身气血流通，促进浊邪排出，就得鼓动全身气机，除了固涩外，还要升提与降浊并用，形成体内气流的循环。降浊有大黄，而升提我则常选用升麻，常可事半功倍。《神农本草经》记载升麻"主解百毒……辟温疾，障邪"，可祛毒素，另外李东垣也常用升麻做升提之用，如他的补中益气汤、普济消毒饮等方剂。此外，慢性肾脏疾病遇外感或内火上炎时常易复发或加重，升麻刚好又可解表、清热、解毒，故非常适应于此类症状。

蚕沙即晚蚕之屎，其性温味辛甘，归肝、脾、胃经。李时珍曰"蚕属火,其性燥,燥能胜风去湿,故蚕沙主疗风湿之病";又因其味辛能行能散,可助肝调达疏泄,活血以行气。近年的药理学研究表明,蚕沙具有强化毛细血管,降低血液黏度、抗氧化、抗衰老、利水、减肥作用;蚕沙提取物可通过调节多种造血调控因子,改善造血功能。因此其对于慢性肾脏病后期的肾性贫血也有一定的益处。

因此,在临床上我常喜欢在辨证论治基础上合用这些药物,此外在治疗肾脏病时还常合用益母草、丹参等活血利水。

【学生己】请您归纳一下本案例六经辨证思路。

【教授】本案例患者年逾七十,病重复杂,且变化快,发热并有急性肾衰;两次入住 ICU,并行血液透析;证属表里同病,虚实夹杂,寒热错杂。此时中医介入思路重点有二,一是固护正气,留人治病;二是充分发挥中医整体治疗优势。从脉症分析,患者少阳病、阳明病尚在,燥热瘀浊内停;太阴、少阴不足。故扶正以祛邪,祛邪以固正,双管齐下。治应鼓舞脾气,振奋肾阳,升清降浊,滋燥泄热,活血通腑。故患者精气神同步提升,诸理化指标逐步改善回落。

(曹泽标)

附:患者就诊以来的肌酐变化表

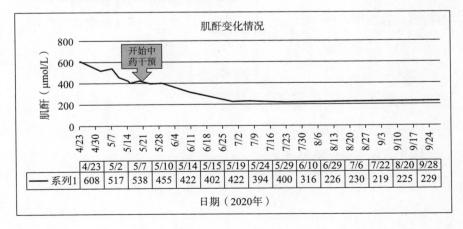

肌酐变化情况

	4/23	5/2	5/7	5/10	5/14	5/15	5/19	5/24	5/29	6/10	6/29	7/6	7/22	8/20	9/28
系列1	608	517	538	455	422	402	422	394	400	316	226	230	219	225	229

日期(2020年)

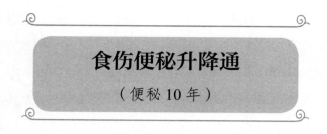

食伤便秘升降通

（便秘 10 年）

诊断现场

患者毛某，男，39 岁，因"反复便秘 10 年"于 2019 年 8 月 28 日初诊。

患者 10 年前因进食大量生板栗后出现便秘，至外院诊治后服用"三黄片"等中成药，症状可缓解但未能根治，10 年来患者多次至中医院就诊，曾辨为脾阳虚、血虚等，效果不佳，反增腹胀。

刻诊：腹满便秘，自服中药（枳壳，厚朴）后尚可排气排便，大便质软，时成形时稀，偶黏腻；平素稍怕冷，汗出多，无恶风，双目干涩，无口干口苦，但饮水多，喜冷饮，深呼吸易有胸痛，四肢酸痛，手指酸胀麻木；胃纳稍差，睡眠欠佳。舌淡红，苔白厚腻，中有裂纹，边有齿痕，脉沉细。

疑难亮点

（1）病程 10 年，病机复杂。

（2）升降通补，双管齐下。

辨证论治

【学生甲】便秘是临床常见的症状，且患者便秘时间达 10 年之久，屡治无效，我们应从何角度辨证论治？

【教授】根据病因，便秘可分为原发性及继发性便秘，它既是胃肠道功能紊乱的症状，同时也可独立成病。目前便秘的初步治疗多以调整饮食、生活习惯以改善排便情况为主，需进一步治疗的则可选用不同类型的泻药达到排便效果。

患者发病之始因，乃因贪嘴而进食大量生板栗，"饮食自倍，肠胃乃伤"，过量的进食本就易损伤脾胃功能，加之生板栗乃不易消化的高淀粉高糖类食物，进一步加重中焦脾胃的损伤及食积，中焦气机阻滞，升降失常，引起清阳不升，浊气不降，肠道传导失司而见便秘。其以脾胃虚弱为本，食积为标，加之病久耗气伤阳，治疗上应消食理气、健脾益气；清阳升，浊阴降，则便秘可解。但无奈治疗失当，医家多辨证为虚证，以脾阳虚、血虚论治，治法以大量温补及补气养血为主，反加重标实且进一步伤正，所以多次治疗后反增腹胀。

目前而言，患者饮水多，喜冷饮，纳眠差，乃食积日久郁而化热及胃不和所致；脾胃受损，成生痰之源，水谷精微不能传输而停聚成痰，痰阻经脉，气血痹阻运行不利，故见胸痛，四肢酸痛，手指酸胀麻木；病久正虚，阳气不足而见怕冷、脉沉、舌苔厚腻，中有裂纹，提示湿热兼阴伤。治疗上应标本兼治，以理气消食，清宣郁热，兼温脾益气为主，拟半夏厚朴汤合保和丸、栀子豉汤、补中益气汤加减，处方如下：

法半夏 10g，姜厚朴 30g，紫苏梗 15g，茯苓 20g，焦山楂 15g，莱菔子 30g，广神曲 10g，炒麦芽 15g，鸡内金 15g，黄芪 30g，广升麻

5g，栀子 10g，淡豆豉 10g，麸炒枳实 10g，淫羊藿 30g，补骨脂 15g，生姜 10g。共 10 剂，日 1 剂。

2019 年 9 月 21 日二诊。

刻诊：大便较前顺畅，日 1 ～ 2 行，但仍难解，时腹胀；平素怕冷，出汗多，汗后不冷，面色晦暗，脸部油腻，四肢肌肉及腰部酸痛，性欲减退，双手掌潮湿，胃纳一般，睡眠欠佳。舌淡红，苔白腻，脉细滑。守初诊方去栀子、淡豆豉、莱菔子，加淡附片 10g^{（先煎）}，干姜 10g，红参片 10g，含附子理中汤之意，以温补脾阳。共 10 剂，日 1 剂。

2019 年 11 月 2 日三诊。

刻诊：大便质软不成形、黏腻，日 1 行；易疲倦乏力，尤其房事后，自觉双目疲累，视物不清，口干不欲饮，口中麻，怕冷易汗出，纳眠尚可，小便色黄。舌红，苔白厚腻，脉细滑。先予半夏厚朴汤理气开郁，尽服后再服香砂六君子汤益气健脾固本，处方如下：

处方一：法半夏 15g，姜厚朴 30g，紫苏梗 15g，茯苓 20g，红参片 5g，炙甘草 6g，生姜 20g。共 7 剂，日 1 剂。

处方二：木香 3g^{（后下）}，砂仁 5g^{（后下）}，陈皮 5g，法半夏 10g，熟党参 15g，白术 10g，茯苓 20g，生甘草 6g，鸡内金 15g。共 7 剂，日 1 剂。

后记：电话随访至 2021 年 4 月，患者大便基本可以每日一行，质地较软，未再出现长期不大便、腹胀现象。

思辨解惑

【学生乙】患者便秘，再结合其腹胀及舌苔白厚腻症状，可否改投攻下的承气汤类方？

【教授】若见便秘则以承气汤下之，这是犯了"头痛医头，脚痛医脚"的毛病，对疾病只有局限的认识，未能整体动态地认识疾病，此万万不可。患者非单纯燥热内结所致的便秘，不适合投以承气汤。承气汤类方以苦寒峻下的大黄为君药，乃是针对阳明燥热盛所致的腹满、腹痛、便秘的实证。患者阳明食滞、太阴脾虚同见，虽见喜冷饮、目干涩等热证，但只是久郁化热，并非阳明燥热，若误投承气汤类，必伤胃气而变证百出。

脾胃为气机升降枢纽，清阳、浊阴有序升降是腑气通顺的前提，故恢复脾胃的升降是整个疗程的核心目标。此患者首诊时食积郁热明显，虽有太阴之证，但用药不宜过于温热，可选用药性平和的补中益气汤以健脾升清，半夏厚朴汤理气通腑，二方合用同调气机升降；保和丸、栀子豉汤及重用莱菔子，取其增强消食、清热、通腑的功效。服药后患者热象已去，故二诊在原方的基础上加附子理中汤温补脾阳，进一步改善脾气虚弱的状况。临床上因太阴脾虚而便秘的患者不在少数，针对这类型的患者需谨记"以补为通"的原则，补益脾胃，恢复脾胃升清泌浊的功能为首要目标，欲降浊阴通腑，需先升清阳。

而通调腑气的选方我也曾考虑过使用厚朴生姜甘草半夏人参汤行气降浊，《伤寒论》中"发汗后，腹胀满者，厚朴生姜甘草半夏人参汤主之"，汗后脾虚腹胀满，为虚实夹杂，用药一味地行气难免有耗气动气之忧，若单纯补气，反而会气滞腹满，所以应该攻补兼施。这其实与患者病机是相符的，但为什么改用半夏厚朴汤呢？两方的共同之处是均有半夏、厚朴、生姜行气降逆，治疗气滞痞满。不同的是，厚朴生姜甘草半夏人参汤针对腹胀满，方中厚朴、生姜用到半斤，半夏半升，因为治下焦如权，非重不沉，故用大剂量直达下焦，通下消满，配合人参、甘草攻补兼施。而半夏厚朴汤的厚朴药量只用到三两，小剂量取其治上焦如羽的效果，药力上行以消上焦的痰滞，如治疗"妇人咽中如有炙脔"。本案中患者的痰滞瘀阻经脉，病位在中上焦，症状表现为深呼吸时会感到胸痛，故最后还是选用了既能通腑消气，同时药性行中上焦的半夏厚朴汤。

【学生丙】患者之腹胀便秘，既非典型的阳明胃家实，亦非太阴虚寒之证，从六经辨证的角度我们该如何认识此病例？

【教授】在《伤寒论》中，提起消化系统的症状，我们首先会想起阳明病和太阴病，在病机上一为燥热，一为寒湿。太阴寒湿内盛，刻诊腹满时痛、下利，本例患者症状乍看与太阴病提纲不太相符，若仔细深究后，会发现本病例患者的病机与太阴病完全相符。

此患者虽有便秘，但大便质地并不干硬，反而是稀烂的，首先可以排除单纯的阳明燥热。实际上太阴虚寒亦可出现便秘之症，若原有脾虚寒的体质，是难以完全转至阳明化热化燥的，故不可轻易攻下治疗。李东垣认为"阳气不足"乃脾胃病之根本，脾阳虚弱，浊阴失降，运化失常，寒湿内盛，阻滞气机，气郁不畅，糟粕内停，日久化燥则致便秘。《伤寒论》第191条"阳明病，若中寒者，不能食，小便不利，手足濈然汗出，此欲作固瘕，必大便初鞕后溏。所以然者，以胃中冷，水谷不别故也"，也记载了阳气不足可致大便不通。阳明中寒者与太阴虚寒异名实同，本质都是阳气不足，治法皆以温阳为主；其中"初头硬，后必溏"以及"脉微涩"都是太阴虚寒的反映。

综上所述，本例患者病机乃是太阴脾阳不足，不能升清降浊，气化停滞，郁久化实化热，转为阳明，既可见太阴虚寒之象，又见阳明实热积滞之证。在一诊中以阳明实热气郁为重，太阴脾虚为次；待后期热清郁除，则逐渐显露太阴虚之本质。故用药通腑时不能过于温热，也不适寒凉攻下。此期必须以疏通三焦之气郁为主，郁疏则热易清，滞易去。在处方中选用药性偏温的半夏厚朴汤与补中益气汤为主方，前期配合保和丸、栀子豉汤消食清热，待积热去腑气通时，再以附子理中汤、香砂六君子温脾益气。

【学生丁】便秘病因众多，如何结合《伤寒论》的内容来理解？

【教授】便秘的病因病机并不复杂，临床上大多因为饮食不节导致大肠传导失司。但临床上便秘较少单独出现，便秘除了是一种疾病外，同时也是其他胃肠疾病的症状，例如肠易激综合征表现为腹痛、排便异常，腹泻和便秘交替出现。故临床上遇见便秘，需要结合其他兼症进行综合分析。病性上可分为寒、热、虚、实，针对病情施以泄热、温通、扶正、理气之法。并结合《伤寒论》为进一步遣方用药提供思路。清代名医柯琴认为六经统百病，临床上种种病变皆可以六经辨之，便秘也不例外。

如阳明实热之便秘，遣方施药以三承气汤方为主，若"痞、满、燥、实"四症兼有，用峻下剂大承气汤；"痞、满、实"而燥热不明显的，用轻下剂小承气汤；以及有燥热、便实和痞满较轻的，用缓下剂调胃承气汤。除了三承气汤，仲景还创制了养阴润下的麻子仁丸，在小承气汤的基础上加上麻子仁、芍药及杏仁，用于因胃热影响脾布津功能而产生大便干结症状的"脾约证"。再有如阳明病蓄血而不大便之抵当汤，

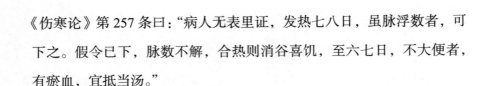

《伤寒论》第 257 条曰："病人无表里证，发热七八日，虽脉浮数者，可下之。假令已下，脉数不解，合热则消谷喜饥，至六七日，不大便者，有瘀血，宜抵当汤。"

少阳三焦气机不畅、水液不布，也可见大便不通。《伤寒论》第230 条："阳明病，胁下鞕满，不大便而呕，舌上白胎者，可与小柴胡汤。上焦得通，津液得下，胃气因和，身濈然汗出而解。"条文中邪结胸胁，上焦气机不通，水之上源停滞，胃气不得滋润而通降失调。方用小柴胡汤和解枢机、宣通内外，津液自然输布，邪借汗孔、肠道而走。小柴胡汤方证进一步发展，病邪进一步入里，有化热成实的热结之象，但病变部位仍未离少阳，临床表现以胸胁苦满，心下满痛，呕吐，便秘，苔黄，脉弦数有力为主者，则可施以大柴胡汤。四逆散在《伤寒论》中明文治疗"泄利下重"，并未提及治疗便秘，但"便秘"和"泄利下重"同为胃肠之病，病机同为升降失调，气机不畅，传导失司，故亦可用于治疗便秘。

再如《伤寒论》第 56 条原文："伤寒，不大便六七日，头痛有热者，与承气汤。其小便清者，知不在里，仍在表也，当须发汗。"指出当表气不通时，亦可致里气不通而见便秘。另外太阳病篇结胸之证中，对于热实结胸又重发其汗的津伤胃燥之便秘，大陷胸汤可泄热与逐水并施以通其大便。《伤寒论》第 279 条："本太阳病，医反下之，因尔腹满时痛者，属太阴也，桂枝加芍药汤主之；大实痛者，桂枝加大黄汤主之。"太阴脾伤，气滞络瘀，郁滞较重亦可导致便秘之证，可予桂枝加大黄汤。

人体是一个复杂的的系统，临诊遇到便秘时，除了辨局部的寒热虚实外，也要注意机体的内部联系，时刻掌握整体的变化，处方用药方能得心应手。

【学生戊】请您归纳一下本案例六经辨证思路。

【教授】本案例中年男性患者，病程长达 10 年。久病多虚，也常因虚转实。结合患者首次发病与过食伤脾有关，治在太阴、阳明，治法为消导运脾，推陈致新，升清降浊。

（叶子诚）

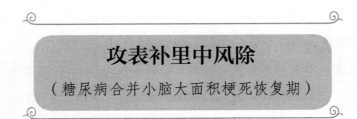

攻表补里中风除
（糖尿病合并小脑大面积梗死恢复期）

诊断现场

患者黄某，男，66岁，因"头晕，伴行走不稳1月余"于2019年7月31日初诊。

患者于2019年6月7日因"头晕伴恶心呕吐、行走不稳3天"至外院就诊，住院期间行颅脑MR提示：双侧小脑半球（右侧为著），小脑蚓部大面积脑梗死，第四脑室受压变窄，幕上脑室稍扩张，桥脑右侧份，双侧额叶皮层下，双侧基底节区、丘脑、左侧放射冠区、双侧半卵圆中心多发腔隙性脑梗死及缺血灶，皮层下动脉硬化性脑病；左侧颈内动脉寰椎水平、膝段、床突上段不规则轻中度狭窄；右侧椎动脉起始段重度狭窄，左侧椎动脉未见显影，考虑闭塞可能。住院期间予行全脑血管造影术，予对症脱水、控制血压、抗血小板聚集、利尿、改善循环、营养神经治疗后头晕症状好转，但仍行走不稳，无法呈直线行走。患者本人及家属坚持出院。出院时诊断为：①双侧小脑大面积梗死（双侧半球，右侧为著，小脑蚓部）；②左侧颈内动脉中度狭窄；③左侧椎动脉闭塞；④右侧椎动脉起始段重度狭窄；⑤左侧颈内动脉中度狭窄；⑥2型糖尿病（住院期间确诊）；⑦高胆固醇血症。出院后维持以下药物治疗：阿托伐他汀钙片每晚20mg；氢氯吡格雷片每天75mg；苯磺酸氨氯地平片每天2.5mg；普通胰岛素早中晚餐前各8U皮下注射。

患者曾在两家医院 ICU 住院治疗，医生建议行支架置入，患者及家属放弃。出院后时有头晕，步态不稳，无法呈一直线，无法久行，乏力明显。欲寻求中药治疗，拒绝针灸治疗，只服用中药。

刻诊：患者坐轮椅来诊，头晕，步态不稳，不能久行，每次连续性行走 1000 步亦感困难，不能呈一直线行走，下肢肌肉僵硬，疲倦乏力，睡觉时有流涎，口干口苦，平素饮水多，喜温饮；无意识障碍、双侧肢体偏瘫麻木、口角歪斜、饮水呛咳，无天旋地转感，无视物模糊，无头痛，无胸闷心慌，无恶心呕吐；胃纳尚可，睡眠差，夜尿 6 ～ 7 次，色淡黄，泡沫尿，大便质软成形，日 1 行。舌淡胖，苔白腻，脉沉涩。

辅助检查：2019 年 7 月 29 日外院住院期间查，糖化血红蛋白（HbA1c）：10.1%↑。糖耐量试验（OGTT）（0、60、120 分钟）：12.14、20.78、26.71mmol/L↑。胰岛素释放试验（INS）（0、60、120 分钟）：7.83、10.52、9.73μIU/mL。C 肽释放试验（0、60、120 分钟）：3.02、3.11、4.19ng/mL。

疑难亮点

（1）大面积脑梗后遗症治疗周期长、难度大。

（2）中药治疗行走不稳、头晕疗效明显。

（3）桂枝加葛根汤新用治心脑血管病。

辨证论治

【学生甲】此患者小脑大面积梗死，虽积极对症治疗，但仍遗留明显的行走不稳、头晕等症状，同时合并糖尿病，病情复杂又紧急，该如何着手处理？

【教授】消渴病与中风，二者可单独为病，但又关系密切。古代典籍中也有关于消渴病与中风的关系论述，如在《证治要诀·消瘅》中就有明确记载糖尿病日久可发生中风："三消久之，精血既亏，或目无所见，或手足偏废，如风疾。"广义的消渴病合中风病泛指消渴病合并的各种脑部病变，与西医学糖尿病性脑血管病变基本一致。西医学数据表明，糖尿病是脑卒中的独立危险因素，可使脑卒中的风险增加 1 倍以上，而大约 20% 的糖尿病患者最终死于脑卒中。

此患者前期未进行体检，未发现糖尿病病史，但从其胰岛功能检查结果可见，胰岛功能损害严重，说明其糖尿病并非急性发生，而是存在较长病程，对于中风的发病有一定的影响。因此在治疗中风的同时，需注重血糖控制，减少发病诱因，维护内环境稳定。

中风病因病机总属肝肾阴虚为本，风、火、痰、气、瘀为之标。根据患者年龄及发病特点，考虑肝肾阴虚为本。阴血不足则虚阳上亢，虚风内动，血不循经，迫血妄行，引发中风病；而阴虚燥热，灼液成痰，痰阻经络，蒙蔽心窍，也可引起中风。消渴病日久，阴损气耗，阳气虚则运血无力，阴血虚则血行滞涩，瘀血内阻，脑脉瘀阻，或痰瘀阻络，脑脉不通，也可发为中风病。

患者目前既表现为下肢肌肉僵硬，又有全身疲乏无力、不能久行之症，表明既有邪气客络之实证，又有阴虚津亏血少、不能濡养关节筋脉之虚证。患者现处于中风恢复期，虚实夹杂，既有阴阳气血虚弱，又有痰浊凝滞、血络瘀阻，病情复杂，治疗宜祛邪扶正兼顾。脾主四肢，主肌肉，肢体运动自如赖于气血濡养，脾胃为气血生化之源，治疗中需要顾护中焦脾胃的斡旋功能。故拟桂枝加葛根汤祛风、舒经通络；补阳还五汤、黄芪桂枝五物汤补气活血通络；加法半夏、茯苓、石菖蒲、郁金、枳壳等化痰理气；患者睡觉时流涎，乃脾寒之象，需温脾胃阳气以蒸化津液，处方如下。

葛根 60g，桂枝 10g，赤芍 20g，大枣 10g，炙甘草 10g，生姜 10g，黄芪 45g，桃仁 15g，当归尾 10g，川芎 15g，地龙 10g，法半夏 10g，干姜 10g，茯苓 20g，牛膝 10g，石菖蒲 15g，枳壳 15g，郁金 15g。共 30 剂，日 1 剂。

胰岛素调整方案：门冬胰岛素 30 注射液，早 16U，晚 12U，皮下注射控制血糖。

2019 年 8 月 28 日二诊。

近期血糖控制情况：空腹血糖波动在 7.2 ～ 7.5mmol/L，餐后 2 小时血糖波动在 12 ～ 12.4mmol/L。

刻诊：自觉上半身轻松很多，双足底麻木，久行则双小腿沉重乏力，行走不能呈一直线，胸前区稍闷，需停下休息；仍有乏力感，睡时流涎，无明显口干口苦，饮多，喜温饮，稍怕冷，汗多；胃纳佳，时嗳气，睡眠一般；大便质软成形，日 1 行，小便色淡黄，夜尿 5 ～ 6 次，泡沫尿。舌红，苔白厚腻，脉沉涩略弦。

予桂枝加葛根汤、补阳还五汤、黄芪桂枝五物汤、半夏厚朴汤加减：葛根 60g，桂枝 10g，赤芍 20g，大枣 10g，炙甘草 10g，生姜 10g，黄芪 45g，桃仁 15g，当归尾 10g，川芎 15g，牛膝 10g，枳壳 15g，茯苓 20g，石菖蒲 15g，郁金 15g，法半夏 10g，姜厚朴 30g，紫苏梗 15g。共 21 剂，日 1 剂。

2019 年 9 月 19 日三诊。

近期血糖：空腹 7.4 ～ 8.9mmol/L；餐后 2 小时血糖 12 ～ 16mmol/L。

平素血压控制在 120/90mmHg。

刻诊：久行易觉双小腿僵硬难行，行走仍会有摇晃感，患者每日自行计算自己能行走的步数，现较前每次行走时间稍延长，步数能达到2000步左右；胸闷、乏力较前好转，易汗出，近期无睡觉流涎，怕冷，双下肢尤甚，双足底麻木；纳眠尚可，大便质软成形，小便色淡黄，泡沫尿，夜尿 5～6 次，影响睡眠。舌红苔白，脉沉缓。

予桂枝加葛根汤、补阳还五汤、黄芪桂枝五物汤加减：葛根 60g，桂枝 10g，大枣 10g，炙甘草 10g，生姜 10g，桂枝 10g，茯苓 20g，黄芪 45g，桃仁 15g，赤芍 20g，当归尾 10g，川芎 15g，牛膝 10g，石菖蒲 15g，郁金 15g，补骨脂 30g，淫羊藿 30g，黄连 10g。共 21 剂，日1 剂。

2019 年 10 月 17 日四诊。

近期血糖：空腹 7～8.3mmol/L，餐后 2 小时 10～14mmol/L。

刻诊：足尖麻木，行走后小腿胀，僵硬感明显好转，每次连续性行走时间较前增加；时有乏力感，但较前明显好转，怕冷感觉较前稍减轻，但仍明显，汗出多，动则更甚；面部长痤疮，色淡红；胃纳可，睡眠差，每晚夜尿 6～7 次，色黄，泡沫尿。舌质淡，苔白腻，脉沉有力。身高 1.67m，体重 74.9kg，体重指数 26.9kg/m²，腰围 97cm，臀围110cm。血压：94/61mmHg，心率：80 次 / 分。守三诊方去黄连，加酒萸肉 30g，肉桂 6g，红参片 10g。共 21 剂，日 1 剂。

2019 年 11 月 13 日五诊。

辅助检查：2019 年 11 月 4 日我院复查：HbA1c 8.8%↑。OGTT（0、30、60、120、180 分钟）7.84、12.82、16.88、21.60、17.43mmol/L↑。INS（0、

30、60、120、180 分钟）4.44、10.39、22.22、28.12、27.52μIU/mL。尿微量白蛋白：886.1mg/L↑。平素自测空腹血糖，波动在 7 ～ 8mmol/L 左右。

刻诊：走路时的摇晃感较前稍好转，自觉步行较前有力，双脚能较平稳落地，行走时间可达到 40 分钟，久行后稍觉双下肢沉重乏力，但僵紧感基本消失；总体症状较前明显改善，仍怕冷，汗出，偶有胸中紧闷感；胃纳可，睡眠因夜尿频繁而较差，泡沫尿。舌暗苔白，脉沉弱。

予金匮肾气丸、补中益气汤加减：熟地黄 20g，酒萸肉 30g，山药 30g，牡丹皮 15g，泽泻 15g，茯苓 15g，淡附片 10g（先煎），肉桂 6g，黄芪 45g，西洋参 10g，赤芍 20g，三七 5g，玉米须 30g，大黄 10g，金樱子 30g，乌药 10g，广升麻 10g。共 21 剂，日 1 剂。

2019 年 12 月 26 日六诊。

血糖：近期自测空腹血糖，波动在 8mmol/L 左右。

刻诊：已能每日在公园里行走 2 小时，行走较前明显有力，走路基本能呈一直线，外人看来与正常人走路无明显差别；手足麻木亦较前缓解，平素精神状态可，稍怕冷，汗出一般；纳可，眠欠佳，夜尿 5 ～ 6 次 / 晚，色淡黄，少许泡沫，量少，但稍有尿意即欲上厕所，不能憋尿，大便日行 1 次，质软成形。舌淡暗，苔白稍腻。守五诊方不变。

后记： 至今仍在电话随访，患者规律进行身体锻炼，基本步行平稳，血糖控制可。

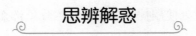

思辨解惑

【学生乙】患者疾病全过程大都以桂枝加葛根汤、补阳还五汤、黄

攻表补里中风除（糖尿病合并小脑大面积梗死恢复期）

芪五物汤为主方，至五诊、六诊则主方发生变化，如何辨识病机变化？

【教授】如前所述，患者现处于中风恢复期，虚实夹杂，治疗宜标本兼顾。此患者病机主要是肝肾虚、痰浊凝滞、瘀血内阻。从患者每次就诊的主诉分析，此病机贯穿始终，故温阳补气、活血化痰贯穿治疗全程。

初诊用药思路前面已经提及。二诊患者在此基础上出现胸闷、嗳气等症，乃痰浊凝滞、上逆胸胃，可加半夏厚朴汤行气、降逆化痰。患者一直怕冷明显，在三诊中表现更甚，根据疾病特点以阳虚为本，故三、四诊都加用淫羊藿、补骨脂、红参、山茱萸、肉桂等补肾温阳之品，恢复阳气，补肾壮骨。四诊患者诉面部痤疮明显，可认为是阳气来复，邪气外达之象。

五诊患者诉双下肢僵硬感基本消失，邪客经络之象渐解，此时应以固本为主。患者年长，元气渐衰，加之消渴病日久，阴损气耗，阴阳两虚，故五诊、六诊中予金匮肾气丸，阴阳双补以固本。患者小便频数、失禁，故加金樱子、乌药以温肾固摄，同时以补中益气汤加减提升中气，寓含"病在下者治其上"之意。

【学生丙】在治疗心脑血管疾病中，经常看到您善用桂枝加葛根汤，而此方在《伤寒论》中主用于太阳表证，这里用在心脑血管疾病的治疗中是何意？

【教授】桂枝加葛根汤在《伤寒论》中如此论述："太阳病，项背强几几，反汗出恶风者，桂枝加葛根汤主之。"乃治疗太阳中风兼经腧不利的代表方。仲景原意用其调和营卫，和气血，通血脉，舒筋挛，升津液，荣血络。而此处使用桂枝加葛根汤治疗脑部血管疾病，实是《伤寒论》理法方药的拓展运用，是由仲景原意到新用的转化过程。

此次治疗未沿用传统的活血化瘀、破血之药，是考虑若活血过极，可能散血耗血，故坚守补气扶正，舒筋通络。脑中风发病急，病情变化快，与风邪善行而数变特性相符合。用桂枝加葛根汤，其一，解肌祛风、升津舒筋；其二，用桂枝汤补益脾胃，使气血生化有源；其三，加葛根可疏通经络，提升阳气。正如《本草正义》中说："葛根，气味皆薄，最能升发脾胃清阳之气。"上部络不通者，可用此升提药物直达病所，清气升则脑部清灵，其实此乃蕴含了补中益气汤升提之意。现代药理研究表明，桂枝加葛根汤能显著扩张脑血管，增加脑血流，降低脑血管阻力，这与临床上桂枝加葛根汤主治"太阳中风，项背强几几"相符。且其在增加脑血流的同时并不增加耗氧量，加重心脏负担，这对患有脑血管病的患者十分有利。除了脑部血管疾病，对于有相同病机的血管性疾病均可辨证运用。

患者因合并有糖尿病，控制血糖是治疗要素之一，在现代药理研究及临床中，葛根具有明确的降糖、降压、降脂作用，与此患者病机、病症十分契合。

【学生丁】大面积脑梗患者，部分可遗留长期的头晕和行走不稳症状，此患者疗效十分明显，您认为哪些方面值得分享？

【教授】一般而言，脑中风患者恢复相对困难，且花费时间也较长。此患者因大面积小脑梗死，出现了行走不稳，不能久行，头晕等症状。脑为元神之府，精髓和神明汇集之处，赖五脏六腑调节濡养。治疗中桂枝加葛根汤疏通经络，调营卫，和气血；黄芪桂枝五物汤和补阳还五汤补气活血，瘀血去则新血生，可使病灶慢慢吸收恢复。脑为髓海，精生髓，肾藏精，"在下为肾，在上为脑，虚则皆虚"。"精不足者，补之以味，皆上行至脑，以为生化之源"，故补肾填精益髓为治疗脑病的重要方法。后期予金匮肾气丸阴阳双补，可使髓海充足，神明自通，五脏六腑可自行运转。

疗效的获得，也与患者乐观心态及积极康复锻炼密不可分。很多患者对中风后遗症康复缺乏信心，由于发病前后生活状态改变和落差，很多患者心情抑郁，任由疾病继续发展，如此则治疗效果肯定会受到影响。

【学生戊】请您归纳一下本案例六经辨证思路。

【教授】本案例老年男性患者，有大面积脑梗后遗症，2 型糖尿病。最后是放弃植入支架，改用中医治疗。经半年疗程，肢体功能恢复如此之快，实属难得！活血化瘀法治疗此病证是常规思路。本案经方切入点是运用桂枝加葛根汤，营卫同调，重用葛根升清通络，伸筋舒经；同时合用补阳还五汤、黄芪桂枝五物汤加温阳药，温阳、通阳、升阳，以改善脑供血；后用金匮肾气丸、补中益气汤，补益脾肾，温养髓海。既取仲景原文原意，也具经方拓展之新。

（刘婉文）

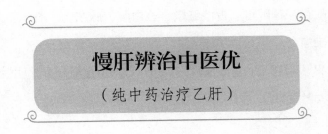

慢肝辨治中医优

（纯中药治疗乙肝）

诊断现场

患者庾某，男，50 岁，因"反复腹胀、厌食油腻半年"于 2019 年 6 月 1 日初诊。

患者于 2018 年 12 月体检首次发现"小三阳""肝硬化"，自诉进行过短暂抗病毒治疗，具体不详。2019 年 4 月 18 日在我院复查肝功，谷丙转氨酶（ALT）：104μmol/L↑，谷草转氨酶（AST）：82.4μmol/L↑，AST/ALT：0.79，γ–谷氨酰转移酶（γ–GGT）：104.4U/L↑。乙肝病毒脱氧核糖核酸（HBV–DNA）< 1.0×10²IU/mL（正常）。2019 年 5 月 24 日行肝脏超声影像和瞬时弹性成像检测示：肝脏硬度①（kPa）：中位数 15.3，相对偏差②13%（提示重度肝纤维化）；脂肪衰减：中位数 225，相对偏差 13%。上腹部磁共振胰胆管成像（MRCP）动态增强扫描示：①肝脏信号改变，考虑早期肝硬化或纤维化。②胆囊壁稍增厚，待排胆囊炎。

刻诊：偶有腹胀，厌油腻，欲呕，口干口苦，口臭，腰酸；近日颜

---

① 肝脏硬度：肝脏硬度值是肝硬化的诊断指标，正常值一般在 2.5 ～ 7kpa 左右；如果肝脏硬度值在 13kpa 以上，代表患者出现肝硬化。

② 相对偏差：这里指肝脏硬度相对偏差，是指肝脏硬度偏离了正常范围，预示可能存在某种疾病。如果高于 7kpa，提示可能是早期的肝硬化。但这只是检测的一个指标，同时还要结合 CT 的检查、彩超和肝功能等相关的检查来综合评定。

面麻木如蚁行，睡眠可。舌淡红嫩，苔白腻，脉弦弱。查体：左胁下压痛，无反跳痛。

既往史：2018年12月发现右肾结石（4mm×5mm）；甲状腺右叶结节（3mm×2mm）。

疑难亮点

（1）正确应对突发"正邪交争"，病毒反弹不用怕。

（2）长期大量使用中药保肝不伤肝。

（3）中药辅助抗病毒。

辨证论治

【学生甲】西医学认为，肝硬化是较为严重的肝脏损伤，不可逆转也不可治愈，病毒性肝炎、肝硬化一般采用抗病毒和对症治疗，但效果欠佳，请问中医治疗的切入点是什么？

【教授】患者因慢性乙肝导致肝硬化，症状以厌油腻、口苦、胁肋不适为主要表现，《伤寒论》第96条原文有："伤寒五六日，中风，往来寒热，胸胁苦满，嘿嘿不欲饮食，心烦喜呕……小柴胡汤主之。"与患者主证相符，且患者病程较长，与湿热黏滞不去有关，可首选小柴胡汤疏肝利胆，清热利湿；其次考虑与五脏相关，"见肝之病，知肝传脾"，故应重视调理脾胃，养阴柔肝，选择四逆散疏肝理脾，加强疗效。处方如下：

柴胡15g，黄芩15g，法半夏10g，熟党参30g，大枣10g，炙甘草10g，麸炒枳壳10g，赤芍30g，丹参15g，茯苓20g，白术10g，泽兰

15g，郁金15g，鸡内金15g，鳖甲30g，橘络10g。共15剂，日1剂。

2019年6月19日二诊。

辅助检查：复查肝功十三项：ALT 83.5μmol/L↑，AST 62.1μmol/L↑，γ–GGT 106.3U/L↑，腺苷脱氨酶测定（ADA）19.1U/L↑

刻诊：颜面麻木感消失，肝区胀满无痛，口干口苦缓解，心慌乏力，偶有头晕、视物模糊；纳可，入睡难，大便每日1～2次，质烂，小便色黄。舌质暗红，苔黄厚腻，脉弦滑。守原方去橘络，改茯苓为土茯苓50g，加生地黄20g，干姜10g。共15剂，日1剂。

2019年7月11日三诊。

辅助检查：肝功：ALT 88.7μmol/L↑，AST 65.9μmol/L↑，γ–GGT 108.7U/L↑。肝脏超声影像和瞬时弹性成像[①]：肝脏硬度：中位数10，脂肪衰减[②]：中位数191。

刻诊：易出汗，口干口苦，右侧胁部胀满感，偶有心慌，双膝及双踝酸软；纳可，难入睡，小便黄，大便黏腻不爽。舌暗红，苔薄白稍水滑，脉弦滑。守二诊方去干姜，加粉萆薢20g。共15剂，日1剂。

2019年8月8日四诊。

辅助检查：今日复查肝功：ALT 45μmol/L，AST 38μmol/L，AST/ALT 0.84，γ–GGT 74U/L↑，ADA 17.5U/L，碱性磷酸酶（ALP）94U/L，

---

① 瞬时弹性成像：可用于肝纤维化的非创伤性诊断，监测肝脏疾病的发展，评价抗纤维化疗法的效果。

② 脂肪衰减：指人体肝脏脂肪的衰竭指数，正常值一般在210～235之间。如果人体内脂肪肝衰竭指数大于235，则意味着有脂肪肝的出现。

总胆红素 17.6μmol/L，直接胆红素 2.8μmol/L，间接胆红素 14.8μmol/L↑。

刻诊：胁肋胀满、口干口苦消失，喜冷饮，汗多，双膝至足底麻木，足底有针刺感，右足较重；胃纳可，睡眠改善，二便调。舌红，苔薄白，脉弦滑。

予柴胡四逆散加减：柴胡 15g，黄芩 15g，法半夏 10g，熟党参 30g，大枣 10g，炙甘草 10g，麸炒枳壳 10g，赤芍 30g，丹参 15g，土茯苓 50g，郁金 15g，鸡内金 15g，鳖甲 30g，生地黄 20g，鸡血藤 30g，粉萆薢 20g，牛膝 10g。共 15 剂，日 1 剂。共 25 剂，日 1 剂。

2019 年 9 月 5 日五诊。

辅助检查：HBV-DNA 6.99×10³IU/L↑。肝功：ALT 35.9μmol/L（正常），AST 40.2μmol/L↑，提示乙肝小三阳。肝脏硬度中位数：14.6kPa，分期为 F3-F4，脂肪衰减度：217。肝胆脾胰彩超提示：胆囊壁隆起性病变，考虑胆囊息肉。

刻诊：面部麻木有反复，口干口苦复现，右侧胁肋处胀闷不适，喜饮冷水，容易汗出，略感畏寒，皮肤瘙痒，视物模糊，性情急躁，双膝疲软无力，足底有麻木针刺感；胃纳可，饮食后易腹胀、嗳气，大便软黏。舌淡红，苔稍黄腻，脉弦滑。

予柴胡桂枝干姜汤加减：柴胡 10g，黄芩 10g，桂枝 10g，干姜 10g，天花粉 15g，牡蛎 30g，炙甘草 6g，鸡内金 30g，赤芍 20g，丹参 15g，鳖甲 20g，姜厚朴 30g，紫苏梗 15g，土茯苓 30g，醋延胡索 20g，川楝子 10g，金钱草 30g，地肤子 15g。共 30 剂，日 1 剂。

2019 年 10 月 9 日六诊。

辅助检查：复查肝功：AST 40.5μmol/L↑，γ-GGT 60.7U/L。肝脏硬

度中位数：11.1kPa，分期为 F2 ～ F3，脂肪衰减度 239。

刻诊：面部发麻，口干口苦轻，晨起欲呕，喜冷饮，右胁部胀满及腹胀减轻，足底麻木有针刺感，双膝疲软好转，稍畏寒；大便每日 1 ～ 2 次，质软。舌红，苔白腻，脉弦滑无力。守五诊方去醋延胡索、川楝子、金钱草、地肤子，加五味子 15g，半枝莲 30g，郁金 15g。共 15 剂，日 1 剂。

2019 年 11 月 2 日七诊。

辅助检查：患者于 2019 年 11 月 1 日复查肝功：ALT 72.1μmol/L↑，AST 69μmol/L↑，AST/ALT 0.96，γ-GGT 77.4U/L↑，AFP 6.29U/L。HBV-DNA 1.88×10^{5}IU/mL↑。肝超声弹性成像：肝脏硬度中位数：12.9kPa，脂肪衰减度：208，相对偏差：8%。

患者自 2019 年 6 月 1 日到工作室就诊以来，一直使用纯中医治疗方案，治疗半年余，肝功指标基本恢复正常，乙肝病毒数量逐渐下降。此次因复查发现肝功指标反弹而再次就诊。

刻诊：足底针刺感及面部麻木改善，口干口苦及晨起欲呕改善；两胁稍有胀满感，稍畏寒，口干口苦较轻；大便稍软。舌红苔腻，脉弦滑有力。

予柴胡四逆散加减：柴胡 15g，黄芩 15g，法半夏 10g，熟党参 30g，大枣 10g，炙甘草 10g，生姜 10g，赤芍 30g，枳壳 10g，夏枯草 15g，白花蛇舌草 15g，半枝莲 30g，垂盆草 30g，田基黄 15g，泽兰 15g，防风 15g，丹参 15g，五味子 15g。共 20 剂，日 1 剂。

2019 年 11 月 21 日八诊。

辅助检查：2019 年 11 月 19 日查肝功：ALT 189.9μmol/L↑，AST

112.9μmol/L↑，γ–GGT 204.8U/L↑。HBV–DNA 1.16×10²IU/mL↑（乙肝病毒滴度较第七诊明显下降）。

刻诊：右侧胁肋胀满感消失，饮食后稍有腹胀，口干喜冷饮，口苦轻微，仅轻微足底及脸颊麻木；大便一日二三次，质软黏腻。舌红，苔黄腻，脉弦滑。守七诊方加鳖甲20g。共7剂，日1剂。

2019年12月19日九诊。

辅助检查：2019年12月3日复查肝功：ALT 104μmol/L↑，AST 85.8μmol/L↑，γ–GGT 184.6U/L↑。2019年12月19日查 HBV–DNA 1×10²IU/mL。肝功：ALT 46μmol/L（正常），AST 59μmol/L↑，γ–GGT 109.3U/L↑。肝超声弹性成像：肝脏硬度中位数：14.2kPa，相对偏差7%；脂肪衰减度：230，相对偏差：2%。

刻诊：无胁肋胀满，稍感口干口苦，喜冷饮，晨起欲呕，双膝及脚踝无力；大便1～2次/天，质软。舌边红，苔白腻，脉细弦滑。守八诊方加土茯苓50g。共17剂，日1剂。

后记：经过2020年疫情的数月停药，患者各项指标仍维持在可控范围内。在治疗期间患者严密观察自身情况，在病情反复时非常焦虑，但仍对李教授充满信任，没有放弃继续治疗，对此我们非常欣慰。基于双方信任，积极配合调整，病情终于向愈。嘱患者定期检测肝功及乙肝病毒量，定期随访。

思辨解惑

【学生乙】经前4次治疗，患者诸症改善，肝功指标大部分恢复，4次治疗中，主方几乎不改用药，只对剂量及个别药物稍做加减调整，请问您的主方思路是什么？

【教授】患者 4 次就诊的主要症状基本相同，数月的就诊时间内诸多症状也基本得到改善，仅少许症状反复或仅舌象不同。如患者初诊与二诊时舌象有较大区别，不排除是初诊时疾病已经发生了一段时间。而患者前期服药不明，有可能影响舌象或造成假象，此时应该继续抓住主症主病，不要拘于几个细节，随意打乱治疗思路，影响大局判断。

患者以肝硬化为主病，有肝区胀闷、口干口苦、厌油腻等典型表现，故使用小柴胡汤，重在疏利肝胆，通畅三焦。《伤寒论》中解读小柴胡汤的作用为调达上下，通达表里，给邪出路，邪去正安。同时考虑病程日久，病情缠绵，舌苔厚腻，为湿热内蕴，守方治疗也有祛邪务尽之意，避免"炉烟虽熄，恐灰中有火"。处方佐以固护脾胃的药物，兼顾患者湿热渐退、脾胃不足的复杂情况。现代都市生活工作节奏加快，压力加大，肝郁的人群越来越多，肝病患者治疗中加入疏肝之品，调畅情志后往往有意想不到的效果。

【学生丙】患者经治疗病渐向愈，第五诊却突然出现症状的反复，原因是什么？

【教授】患者四诊就诊时间为 2019 年 8 月 8 日，此时诉胁肋胀满、口干口苦消失，症状明显好转，因此继续治从少阳，予柴胡四逆散加减。为何守从前治疗思路，在五诊时并没有收到患者进一步好转的消息，而是诉症状复现呢？这其中有一个不可忽略的自然原因，那就是 2019 年 8 月 8 日正值立秋。节气前后自然环境处于阴阳相互转化的一个过程，气候变化相对较大，可导致身体发生短暂的失衡状态。若身体衰弱，抵抗力下降，再遇到暑热或寒冷交接之际，则对病人是严峻的考验。人的心态、自然气候、生活环境改变都可能造成病情波动，因此后面出现反复是正常的。从整个病程来看，患者精神及身体状态已经趋于好转，各项指标都在平稳缓慢恢复，不需过度紧张。

五诊患者乙肝主病未变，有口干口苦、喜饮冷水的少阳胆火之象，又有脾胃虚弱之食后腹胀、嗳气症状，因此遵循胆脾同调，予柴胡桂枝干姜汤加减；足底有麻木针刺感，所以重用了延胡索、丹参、赤芍、鳖甲活血化瘀；予鸡内金健脾，厚朴、紫苏梗行气。

【学生丁】第六诊时患者无论症状还是指标都有较大好转，七诊时却出现转氨酶、乙肝病毒 DNA 指标全面反弹，在治疗中该如何应对这种情况？

【教授】多年的临床观察发现，肝功指标，特别是转氨酶指标突然反弹，多表明疾病处在正邪剧烈交争关键时期，提示病情从慢性迁延转变为活动阶段，是"阴证转阳"的表现。即病邪由里出表，病势向愈，这是清除病毒的好时机，但也需要医患双方的理解和配合。

西医学认为，转氨酶达到一定数值，使用干扰素才能有明显的抗病毒效果，肝功指标特别是转氨酶出现反弹，是免疫反应的结果。一般乙肝病毒长期不能清除，与免疫力低下或免疫抑制有关，故肝功指标在可控范围内反弹是也是一种可喜的变化。这也体现了风木之脏易动风的特点，如热极生风，肝阳化风及血虚生风等，《黄帝内经》"诸风掉眩，皆属于肝"就强调了这一点。此时需抓住机会"乘风破浪"，因势利导，一举祛邪外出，促使乙肝病毒转阴。同时需兼顾患者本体机能，及时调整扶正与祛邪药物比例。

慢性乙肝阶段前期，湿热未清，正气已伤，由气到血，虚实夹杂，寒热交织，治疗可先扶正，佐清热利湿解毒、调畅气机，使身体形成可攻之势。随后看准时机，用柴胡剂一举攻邪。后期治疗重点软坚散结，减轻病情，阻止肝硬化，用鳖甲煎丸加味，兼清热利湿解毒。乙肝病毒的中医性质是湿热毒邪，清热利湿解毒贯穿治疗全程。用药上，湿重可加茯苓、泽泻、绵茵陈；热重者用虎杖、垂盆草、白花蛇舌草，需灵活变通。同时嘱患者保证充足睡眠，生活有节，调畅情志，不妄作劳也十分重要。

【学生戊】请您归纳一下本案例六经辨证思路。

【教授】本案例中年男性患者，在工作室门诊就诊半年，共九诊，一直坚守纯中医治疗方案，这也体现了中医疗效和经方魅力。尤其中医抗病毒、改善肝硬化疗效显著。治疗重点为少阳、厥阴，涉及湿热瘀毒，关乎阴血和阳气，如柴胡四逆散、柴胡桂枝干姜汤，其方中用到生地黄、干姜之类，体用同治，治法与病情、病程共进退，然远期疗效还需继续观察。

（袁颢瑜）

李赛美 六经辨证医案 2

附：患者半年检验指标对比汇总表

诊次 项目	一	二	三	四	五	六	七	八	九	九
ALT（μmol/L）	104.0	83.5	88.7	45.0	35.9	40.5	72.1	189.9	104.0	46.0
AST（μmol/L）	82.4	62.1	65.9	38.0	40.2		69.0	112.9	85.8	59.0
AST/ALT	0.8	0.7	0.7	0.8	1.1		1.0	0.6	0.8	1.3
γ-GGT（U/L）	104.4	106.3	108.7	74.0		60.7	77.4	204.8	184.6	109.3
HBV-DNA（IU/mL）	$<1\times10^2$				6.99×10^3		1.88×10^5	1.16×10^2	$<1\times10^2$	$<1\times10^2$
肝脏硬度（kPa）	15.3		10.0		14.6	11.1	12.9			14.2
相对偏差	13.0%									7.0%
脂肪衰减度	225.0		191.0		217.0	239.0	208.0			230.0
相对偏差	13.0%						8.0%			2.0%

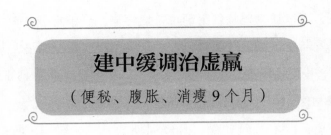

建中缓调治虚羸
（便秘、腹胀、消瘦9个月）

诊断现场

患者王某，女，14岁，因"反复便秘、腹胀，伴体重下降9个月"于2020年8月6日初诊。

患者于2019年11月无明显诱因开始出现便秘，腹胀，逐渐伴发消瘦，近9个月体重下降达10kg，伴脱发，纳差。患者多次于外院就诊，完善相关病因检查，电子胃镜检查提示：慢性非萎缩性胃炎。余检查未见明显异常，考虑诊断为"胃肠功能紊乱"，患者家属拒绝服用西药。服用中药（具体不详）时大便可解，不服药则无大便；平素无明显便意，无饥饿感，纳差，伴明显脱发，脸部痤疮，近两月伴发反复双下肢浮肿。

刻诊：患者消瘦明显，面色萎黄、黧黑，精神状态差，少气懒言，皮肤弹性差；无便意，腹胀明显，服中药时可解出少许大便，干结如羊屎状，时有腹痛，拒按，平素稍食寒饮冷物即易腹泻；面部有少许暗红色痤疮，无皮肤瘙痒，背部大片褐色水斑①；胃纳差，无饥饿感，口淡，一天中白天以喝汤水为主，仅在夜间10点后吃一顿零食为辅，吃

---

① 水斑：皮内、膜外出现类似色素沉着的黑斑，其斑可呈片状，乃因水气病所致，多见于颧、鼻柱、额、唇周、下颌等部位，是水气为患显现于外的临床表现。

饭易呕吐，不欲饮，胃脘剑突部位按之疼痛，热敷觉舒，嗳气；头发干枯，脱发断发，双下肢浮肿，按之凹陷，四肢怕冷明显，平素易感冒；眠可，小便色淡黄。舌淡红，水滑苔，脉细弦。身高153cm，体重23.5kg，BMI：10.03kg/m²↓（正常范围18.5～23.9kg/m²）。

月经史：11岁月经初潮，月经周期25～30天，经期5～7天，末次月经（LMP）：2020年6月2日。近半年月经不规则，月经色淡红，量极少，无明显血块，无痛经。已有两个月月经未至。

疑难亮点

（1）患儿消瘦明显，BMI：10.03kg/m²。

（2）虚实夹杂，难进难排。

（3）桂枝汤类方加减化裁并用，攻补兼施。

（4）桂枝汤补益脾胃之功。

辨证论治

【学生甲】此患儿初发症状以较常见的腹胀、便秘为主，经治疗病情也无明显好转，逐渐发展成严重营养不良，引起多种全身症状，我们该从什么角度入手治疗呢？

【教授】患儿西医学检查未发现明确病因，暂排除器质性病变，考虑为胃肠功能紊乱。患儿除了纳差、腹胀、便秘等胃肠道症状外，还伴发明显的营养不良症状。根据中国少年体重参照标准及营养不良分度标准，该患儿体重低于正常标准体重的40%，可达到Ⅲ度营养不良的诊断。根据症状，中医学可归为"虚羸、厌食、腹胀、便秘"等范畴。

初诊分析：患儿以便秘、腹胀为首发症状，继而伴发纳差、消瘦、脱发等。其大便虽干结如羊屎，但并非阳明里实燥结，实乃太阴脾土失运所致。脾主运化，为气血生化之源，若脾胃功能正常运行，则脏腑气血充盈；若脾胃虚弱，运化功能失常，气血生化乏源，气虚则大肠传导无力，血虚则大肠失润，两者均可致糟粕内停，导致便秘发生。

再分析其他症状如下：脾胃为气机升降之枢纽，脾胃虚弱，影响全身气机之升降出入；加之患儿病程长，为此焦虑不安，肝气不疏，气机郁滞，可见腑气不通之腹胀、厌食症状。脾胃功能虚弱，肝木乘土，无力腐熟消化水谷，故见纳差、不耐过寒过热等刺激性食物；肝气横逆犯胃，故见嗳气。脾胃为气血生化之源，脾主四肢肌肉、主大腹，脾胃虚弱，水谷精微不得输布四肢百骸以濡养肌肤、血肉，故见面色萎黄、消瘦；发为血之余，故可伴见头发干枯如稻草、脱发。脾气虚弱，气之推动、温煦功能失常，故见少气懒言、精神状态差。脾气虚弱，阳气无以布散，脾阳久虚，不能充养肾阳，终致脾肾两虚之证，从而出现形寒肢冷的虚寒征象；亦可见面色黧黑、背部褐色水斑、水肿、舌苔水滑等水气泛溢之证，此乃之土不掩水及阳气不能蒸腾气化水饮所致。脾胃运化津液失常，无以上承于口，故见口渴；但又因体内有水饮之邪停留，故渴而不欲饮。脾虚、寒湿内生，加之气滞不行，久可成瘀，可引起寒、湿、瘀郁结体内，可引起太阴脾实之腹部疼痛拒按、便秘症状。中焦虚寒，肝脾不和，可见剑突、胃脘下疼痛、喜温。

综上所述，此时患儿形与气皆不足，同时也有因虚致实化热之象。本病目前病位以太阴、少阴为主，兼有少阳之证。其病机以中焦虚寒、阳气不布、气血不足，夹有寒湿、气郁、瘀血为主。治疗上不得峻猛攻下，又不得纯补，要以通为补，且以缓治之。拟黄芪建中汤、桂枝加大黄汤、桂枝加附子汤、理中汤、当归补血汤、四磨饮子加减，以温中补虚、调和气血、通腑行气为主，后期可兼加四逆散疏肝解郁为辅，处方如下：

桂枝 10g，白芍 20g，炙甘草 10g，大枣 10g，黄芪 30g，大黄 10g，太子参 15g，茯苓 20g，白术 10g，炮姜 10g，当归 10g，淫羊藿 30g，淡附片 10g^{（先煎）}，乌药 10g，槟榔 10g，麸炒枳壳 10g，木香 6g。共 6 剂，日 1 剂。自备麦芽糖 3 勺，与中药混合，每剂分两次温服。

同时建议至消化专科就诊。

2020 年 8 月 20 日二诊。

刻诊：背部水斑明显消退，怕冷减轻，精神状态较前好转，服用中药后仍无大便，诉自行加用火麻仁后可排少量大便，腹胀稍好转，胃纳仍差，体重无明显变化。近两日鼻塞流涕，怕风怕冷，昨日有恶心欲呕感，眠可，小便色淡黄。舌体偏瘦薄，舌边尖红，苔薄白，脉细弦长无力。守初诊方基础上，去乌药、槟榔、木香，加火麻仁 15g，柴胡 10g，六神曲 15g，自备麦芽糖 3 勺。共 6 剂，日 1 剂。

2020 年 9 月 4 日三诊。

刻诊：近两周体重增加 2kg，现 25.5kg，身高 153cm；腹胀、便秘好转，大便不成形，日 1～2 次，但量不多，排便后腹胀减轻；怕冷减轻，剑突下压痛感，脱发无明显改善；纳差，口淡，喜食酸甜咸等味重之物，眠可；小便量少，色淡黄。舌淡红，苔薄白，脉弦细长。守二诊方基础上，大黄减量至 5g，淡附片 5g^{（先煎）}，自备麦芽糖 3 勺。共 7 剂，日 1 剂。

2020 年 9 月 24 日四诊。

刻诊：近 20 天体重继续增加 1kg，目前 26.5kg，体力较前增加，现可慢跑；胃纳一般，白天无食欲，睡前有饥饿感，食量大，胃脘仍有压痛感，眠可；大便质软成形，1～2 日一行。舌淡红，苔薄白，脉细弦。

予小建中汤、当归补血汤、理中汤、桂枝加大黄汤加减：桂枝 10g，白芍 20g，炙甘草 6g，大枣 10g，大黄 5g，当归 10g，黄芪 30g，太子参 15g，白术 10g，茯苓 15g，干姜 10g，淫羊藿 30g，麸炒枳壳 10g，火麻仁 30g，六神曲 15g，麦芽 15g，鹿角霜 10g，自备麦芽糖 3 勺。共 7 剂，日 1 剂。

2020 年 10 月 15 日五诊。

刻诊：近半月体重继续增加 3kg，现 29.5kg，大便质软，每日 1 行，服药后自觉饱胀不欲食，仅夜间吃 1 顿，目前可慢跑、做体操等活动，脱发较前减少，腹胀明显好转。舌淡红，苔白，脉细弦。月经未至。

予六君子汤加减：砂仁 6g（后下），陈皮 6g，党参片 15g，炒白术 10g，茯苓 15g，炙甘草 6g，法半夏 6g，山药 15g，炒白扁豆 10g，黄芪 15g，六神曲 10g，焦山楂 10g。共 7 剂，日 1 剂。

2020 年 11 月 26 日六诊。

刻诊：患者自首次服药至今增重 8.8kg，目前 32.3kg；现精神、体力、脱发较前明显改善，可慢跑 3 公里，自觉学习、记忆力等也明显好转，学习成绩有所提高，胃纳明显好转，眠可；无明显腹胀，大便时软成形，时稍干，小便色淡黄。舌淡红，水滑苔，脉细弦。

予黄芪建中汤、八珍汤、当归补血汤、四逆散加减：桂枝 10g，白芍 20g，大枣 10g，炙甘草 10g，黄芪 30g，大黄 5g，太子参 15g，茯苓 15g，白术 10g，熟地黄 10g，当归 10g，柴胡 10g，枳壳 10g，炮姜 10g，淡附片 5g^{（先煎）}，淫羊藿 30g，肉苁蓉 10g，火麻仁 15g，自备麦芽糖 3 勺。共 7 剂，日 1 剂。

2021 年 4 月 1 日七诊。

刻诊：患者现可见头发浓密，精神状态佳，全身尤其脸部可见肉感，目前 34kg；可慢跑 3km，学习成绩明显上升，2 月份考试中班级排名第 1，年级排进前 20 名；仍易疲倦，怕冷基本消失，口水偏多，胃纳仍未恢复至生病前，晚上 10 点后仍会想吃一顿饭，睡眠可；大便通畅，日 1 次，有时不成形。舌淡红水滑，苔薄白，脉弦滑。已于 2021 年 1 月恢复月经来潮，末次月经：2020 年 3 月 2 日至 5 日，月经量较少，色稍淡，少许血块，无痛经。

予四君子汤、桂枝汤、肾四味加减：党参片 30g，白术 10g，茯苓 15g，炙甘草 10g，桂枝 10g，白芍 10g，砂仁 6g^{（后下）}，淡附片 6g^{（先煎）}，炮姜 10g，淫羊藿 15g，枸杞子 15g，盐菟丝子 15g，盐补骨脂 15g，柴胡 10g。共 14 剂，日 1 剂。

后记：2021 年 7 月 2 日随访，患者目前胃纳可，腹胀、便秘消失，现精神、智力、体力、消瘦、脱发、怕冷等明显得到改善，近半年月经基本恢复正常。2020 年 8 月 6 日初诊时身高 153cm，体重 23.5kg；至 2021 年 7 月 2 日随访时测身高 155cm，体重 36kg，差不多一年时间平稳增长 12.5kg；同时患儿整体精气神明显得到改善。

思辨解惑

【学生乙】回顾疾病治疗全过程，无论是黄芪建中汤、桂枝加大黄汤，还是桂枝加附子汤，均是以桂枝汤为基础加减，您可以讲讲这个治疗思路吗？

【教授】患儿目前重度营养不良，消瘦明显，五脏六腑阴阳形气皆有不足，然兴阳则阴竭，补阴则阳脱；唯有调之以甘药，调和阴阳，从脾胃后天着手，后天存、胃气复则生。甘者，需用平淡之品，脾胃不运者，血肉厚味之品皆非所宜。

首先考虑到最适合患儿的便是俗称"古代营养方"的桂枝汤，其在表可调营卫，在里可补气血。在我们的常规思维里，桂枝汤就如柯韵伯所说的"仲景群方之冠，滋阴和阳，调和营卫，解肌发汗之总方"，然为何说其有补益作用呢？曹颖甫认为从《伤寒论》角度言，确实可将桂枝汤定位为一首补益剂，纵然完全无病之人，亦可服此矣。因营卫气血本就来源于中焦，其调和营卫的作用实乃通过调补脾胃来达到。正如章虚谷所说："桂枝汤，此方立法，从脾胃以达营卫，周行一身，融表里，调阴阳，和气血，通经脉。"中焦温运，中气自立，则饮食水谷可化为精气，洒陈于五脏之间，虚劳病可望渐愈。综上所述，患儿治疗的基础方以桂枝汤为主，然其病证又是否单用桂枝汤即可呢？

患儿病久，耗气伤阳，已出现了肾水泛溢之水肿、背部水斑、四肢冰冷及胃痛喜温等虚寒征象，故除了调治脾胃的基础方，尚需加强补益先后天之阳气的作用。此时，对于中焦脾胃之不足，桂枝汤的力度已不能满足患儿需求了，于是采用了温阳健脾益气、缓急止痛力度更甚的黄芪建中汤。由于黄芪建中汤方内有甘酸之品如饴糖、芍药，所以尚有补益脾胃阴气的作用，同时黄芪又可加强补气之功。而对于肾阳亏虚之

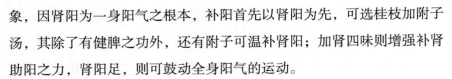

象，因肾阳为一身阳气之根本，补阳首先以肾阳为先，可选桂枝加附子汤，其除了有健脾之功外，还有附子可温补肾阳；加肾四味则增强补肾助阳之力，肾阳足，则可鼓动全身阳气的运动。

患儿也并非单纯的虚证，目前呈现出来的是虚实夹杂之象。患儿之腹胀、便秘、腹痛，究其病机，乃是太阴脾伤、气滞络瘀导致的因虚致实，不通则胀、痛、秘之象，此时切不可施以峻下之法。大黄大剂量可通便，小剂量主要取其味苦之性，其泻下之力弱，兼有健胃之功。故可加少剂量大黄健胃导滞、化瘀通络，蕴含桂枝加大黄汤之意，用其治疗太阴腹胀痛伴有燥化之证。此外，因考虑患儿患病时间长，迁延不愈，势必影响情绪，情志不遂，肝气不舒，中焦气机阻滞，导致气滞不通之象更甚，故又加用了四磨饮子疏肝理气行滞。

患儿治疗的全过程，是以桂枝汤为基础随证加减的演变。从桂枝汤到黄芪建中汤，又到桂枝加大黄汤、桂枝附子汤，这个过程体现了疾病虚实夹杂的复杂病机。从桂枝汤到黄芪建中汤，病机由营卫不和至营卫不守，中气由轻微失和至严重亏损；故在桂枝汤的基础上加大甘温药的建中益气之力，重用饴糖甘温入脾，温中补虚、缓急止痛，加用黄芪益气温中，加强气之温煦、推动作用；并重用芍药兼通脾络。建中以达营卫的治疗思路始终贯穿其中，然二者病症轻重又有所不同，呈现出由轻到重的演变过程。桂枝加附子汤相较于桂枝汤，其阳虚症状更加明显；而加用大黄演变而成的桂枝加大黄汤则是针对太阴病因虚致实，脾伤气滞络瘀导致的虚实夹杂之证。虚证应王道缓图，然此患儿缓中又需顾急，否则滞无以去，正难以扶。

【学生丙】我们治疗脾胃虚弱的患者，很多时候首先想到的是四君子汤、六君子汤类方，可否从一开始就用此治疗呢？

【教授】确实，在《方剂学》《中医内科学》里，四君子汤、六君子汤是治疗脾胃气虚的典型代表方剂，我这次开的治疗方子中也确实蕴含四君子汤之意，然患儿目前真的适合单用此类方剂吗？

张仲景治疗脾虚其实很少用白术，因其性温，且易壅滞气机、致气上逆，会越补越燥热。如治疗"欲作奔豚者"，不用苓桂术甘汤，而用苓桂枣甘汤，腹胀满或便秘者亦常去白术。仲景调理脾胃喜用桂枝汤，桂枝汤加减而成的小建中汤乃《伤寒论》中温补代表方之一，其补以运脾为主，补而不呆滞；且桂枝汤亦可治疗便秘、干呕，此患者不欲食，食则吐，正好病机相符。

四君、六君之类与桂枝汤相比，虽有法半夏、陈皮理气之品，但其实相对呆滞；其中的人参、白术、甘草用之不当都有致中满之弊端，且在补的基础上加入理气之品，对于脾胃不足之人来讲，增加脾胃负担的可能性大于理气，任何补益药发挥作用都要建立在脾胃运化的基础上。桂枝汤补益脾胃的作用不同于其他补益剂，其治疗中焦虚弱之证，合化之中有流动性，补而不呆滞。因其不纯补阴，而是酸甘化阴，不纯补阳，而是辛甘化阳；阴阳并调，不失偏颇，促进阳生阴长，阴阳和合；且生姜、大枣、甘草之平淡之品为肠胃所喜，可复胃气，胃气旺，气血生化才有源，五脏才有生机。

在五诊中，我也开出了六君子汤加减的方剂，是考虑在四诊中加用了滋腻的鹿角霜，患儿气血阴阳在逐渐向好，已不像初期那么虚弱。此时患儿自觉饱胀不欲食、舌苔白，因此五诊中用了健脾理气兼化痰湿之六君子汤加减。待患儿饱胀感好转后，六诊仍然遵循建中、缓调、治虚赢的思路。

此外，女子以血为本，以肝为先天，患儿气血精微皆不足，有停经之阴血不足之象。此时除了顾护阳气外，尚需顾及其阴血。气多甘温，单纯用气药易化热伤阴，助长阴血耗损。温补太阴则阳明不畅，而桂枝汤本就可滋阴和阳，加之黄芪建中汤中倍芍药、加饴糖，更进一步酸甘化阴，促进阴血生长。因此，我认为桂枝汤类方比四君子、六君子汤类方更适合此阶段的患儿。

【学生丁】请您归纳一下本案例六经辨证思路。

【教授】本案例 14 岁少女，身高 153cm，体重 23.5kg，BMI 10.03kg/m²，重度营养不良，且停经半年。病在太阴、阳明，与少阳、少阴、厥阴相关。重在运脾、温中，疏肝，同时佐以补气血。用小建中汤加味，配合四逆散、四逆汤、肾四味，先天、后天同治。经 11 个月共七诊治疗，身高 155cm，体重增加 25 斤。气血有源，精血得滋，故经水至，体重增，精气神充。

（刘婉文，戴毅达）

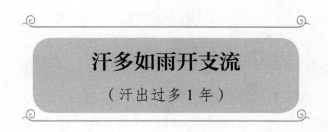

汗多如雨开支流

（汗出过多1年）

诊断现场

患者吴某，男，43岁，因"反复汗出过多1年"于2018年6月21日初诊。

患者1年前开始无明显诱因出现全身汗多现象，动辄汗出如雨淋，饭后或炎热时更甚，有时20分钟便可湿透一件衬衣，夏季日换背心数次，寒冬时每日亦必换；汗出后扪之肤冷、怕风。1年来反复寻求中医治疗，大多以固表止汗为主，效果不显。

刻诊：汗出同上，伴有心慌，近几日喉间有痰，难以咯出，晨起后常觉疲乏，口干欲饮，喜饮温水，饮冷则胃脘不适，平素不耐寒热，胃纳可，但多食易腹胀，眠浅易醒，多梦；小便色黄，尿频量少，夜尿1～2次，尿急，时有尿道涩痛，大便稀烂不成形，感排便不畅，左下腹常有隐痛不适感。舌淡，边有齿痕，苔黄腻，脉弦，右脉偏细。

疑难亮点

（1）发病日久，汗多如雨。

（2）固表止汗效果不佳。

（3）调节津液排泄通道以止汗。

辨证论治

【学生甲】汗证的治疗常规先想到以"塞流"止汗为主，此患者却效果不显，我们该从何角度去治疗呢？

【教授】《素问·评热病论》曰："汗者，精气也。"汗乃水谷精微化生，经腠理外达而成，是津液代谢的产物，有调和营卫、解表散邪、濡润肌肤之功，但不可过泄。若阴阳失调，营卫不和，卫表不固，腠理疏松，则见汗出异常。《素问·经脉别论》亦云："饮入于胃，游溢精气，上输于脾，脾气散精，上归于肺，通调水道，下输膀胱。水精四布，五经并行。"因此每个部位都有汗出的可能。

汗为心之液，患者动辄汗出，易耗伤心阳而出现心慌；过度耗伤精气神则见疲乏；汗出过多，营卫开阖失利，故见汗后怕风怕冷；长期汗出过多，阴阳皆不足，故平素不耐寒热；水液输布失常，胃中津液不能上承导致口渴；肺脾失调则水液停聚而生痰；思虑过度，损伤心脾，血不养心，心神不宁则眠浅易醒、梦多；肾与膀胱共主水道，司决渎，水热互结于下焦，膀胱气化不利，则尿频、尿急、尿痛；邪热郁于下焦，气化不利，气机受阻，故见腹胀不适。舌淡，边有齿痕，苔黄腻，为脾虚湿热之象。总而言之，患者此时主要病机为膀胱气化不利，阴虚水热互结，兼三焦气机不畅，阳气不足之象。

患者汗出已 1 年，此前按常规"塞流"止汗法疗效欠佳，故可先不考虑调和营卫、固表止汗等治法。既然每个部位都有汗出可能，那么我们不强求把汗液止住。转变思路，体内水液分布不均匀或者汗之通道堵塞，都可造成汗出异常，那么我们可以通过调节汗液通道，以此来达到止汗目的。汗之通道有三：一是从表发汗而解；二是从三焦、膀胱利小便而排；三是从大肠而出。

察患者症状可知，目前有尿频、尿急、尿痛之小便不利症状；汗与尿同属于津液范畴，皆来源于膀胱所藏之津，在肾阳与太阳膀胱经气的作用下出于膀胱，外达而为汗，下达而为尿。在汗、尿生成的相关脏器中，汗出于皮毛，肺合皮毛；尿出于膀胱，肾合膀胱，有皮毛与膀胱相应；肺与膀胱相通，相关脏器亦有联系，故可知"汗尿同源"。故可考虑从小便这条通道调节汗液代谢。加之患者大便稀烂不成形，亦可通过利小便以实大便，此谓一举两得。故先予猪苓汤合五苓散以清热养阴利尿，再加四逆散疏通三焦气机，畅通汗液之路，给邪以出路，则病自解。处方如下：

猪苓 10g，泽泻 30g，白术 10g，土茯苓 50g，桂枝 6g，滑石 30g^{（包煎）}，阿胶 5g^{（烊化）}，柴胡 10g，麸炒枳壳 10g，赤芍 20g，炙甘草 6g，乌药 10g。共 7 剂，日 1 剂。

2018 年 7 月 7 日二诊。

刻诊：汗出仍多，但主要以胸腹、背部为主，喉间有痰，难以咯出，吞之不下，口干口苦，喜饮温水；服药则眠可，停药则难入睡，眠浅易醒，多梦；大便不成形，日行 1～2 次，仍有排便不畅感，左下腹隐痛，腹胀缓解，尿频、尿急、尿痛症状明显好转，小便量较多。舌淡，苔薄黄，左脉弦细弱，右脉弦滑。

予五苓散合柴胡加龙骨牡蛎汤加减：猪苓 15g，泽泻 30g，茯苓 20g，滑石 30g^{（包煎）}，柴胡 10g，黄芩片 10g，党参 30g，法半夏 10g，炙甘草 6g，大枣 10g，陈皮 10g，麸炒枳壳 10g，煅龙骨 30g^{（先煎）}，煅牡蛎 30g^{（先煎）}，合欢皮 30g，制远志 10g，胆南星 10g。共 7 剂，日 1 剂。

2018 年 7 月 19 日三诊。

刻诊：汗出明显减少，主要集中在胸部，口干，喜饮温水，久坐后左侧颈项感觉僵硬；纳可，易饥，喜辣味，食后腹部常有不适感，失眠，梦多；小便色黄，量可，无小便不适感，大便稀烂，日行 1 ~ 2 次。舌淡，苔白腻，脉弦滑。

予五苓散、柴胡加龙骨牡蛎汤、桂枝汤加减：猪苓 15g，泽泻 30g，茯苓 20g，滑石 30g^{（包煎）}，柴胡 10g，黄芩片 10g，熟党参 30g，法半夏 10g，炙甘草 6g，大枣 10g，煅龙骨 30g^{（先煎）}，煅牡蛎 30g^{（先煎）}，合欢皮 30g，熟地黄 30g，桂枝 10g，葛根 60g，白芍 10g，生姜 10g。共 7 剂，每日 1 剂，水煎服。

后记：2021 年 5 月电话随访，诉吃完药后，除非运动、天太热等特殊易汗出情况，平素基本未再出现大汗淋漓情况。

思辨解惑

【学生乙】仲景在《伤寒论》中关于汗证的论述有很多，比如有我们平时熟知的治疗营卫不和自汗的桂枝汤。我们在临证中，该怎么选择使用呢？

【教授】《伤寒论》有关汗证的条文有一百余条，对于汗证的病机认识具有完备的体系。如太阳病篇桂枝汤及其类方桂枝加葛根汤、桂枝加附子汤，桂枝汤常用以治疗太阳中风自汗证、发作性汗出证等具有营卫不和病机的汗证。桂枝加葛根汤与桂枝汤类似，不同点在于桂枝加葛根汤证寒邪更甚，兼太阳经脉气血不利，而本虚则不如桂枝汤证明显。桂枝加附子汤则用于治疗阳虚之汗出。还有发汗过多引发一系列症状的五苓散方证，其病机关键在于膀胱气化不利，致水饮内停，主要表现为小便不利、口渴，兼有"饮证"。

阳明病篇之白虎汤证，其特点为汗出，大热，脉洪大，适用于素体阳盛、体质强壮的患者。大承气汤可用于阳明腑实、外迫津液所致的"但发潮热，手足濈濈汗出"，其常兼见便秘，甚至神志异常。而栀子豉汤常用于因邪气陷入胸中，热郁胸膈，上迫津液外出所致的汗出，其特点是见但头汗出者。茵陈蒿汤证之汗出特点则为汗出有黏腻感，伴见身热不扬，口渴，发热，心烦口苦，小便不利，可出现黄疸、便秘的表现。

少阳病篇柴胡类方其汗出亦常以"但头汗出"为主要表现，但伴发症状与栀子豉汤又有不同，但头汗出常是郁热微结于少阳而上炎所致，且常兼见往来寒热、口苦咽干、心烦喜呕、默默不欲饮食的少阳见症。而大柴胡汤证治之汗出常为少阳与阳明合病，既有少阳证的证据，同时又有阳明腑实之腹部硬满、便秘等表现。

三阴中论述汗出者，常在少阴之四逆汤类方，如"大汗，若大下利而厥冷者，四逆汤主之""汗出而厥者，通脉四逆汤主之"。其病机常为表里阳气皆大虚，表现为大汗、四肢厥冷、下利、精神萎靡、脉沉等。通脉四逆汤证在此基础上，还有一个阴阳格拒的表现。

总而言之，汗证临床表现多样复杂，治疗时应"观其脉证，知犯何逆，随证治之"，灵活辨证施治。

【学生丙】在初诊和二诊治疗中，您以通以和为主，三诊病情好转之际加用了桂枝汤，有何用意吗？

【教授】这里主要考虑患者的体质因素，汗出日久，必伤阳气，既然固汗、止汗之塞流法无效，就只能让汗液先从体内布散而去，故选用猪苓汤、五苓散，使水液有出路，则汗无以成；另外，三焦为通调水液之道路，故又以柴胡剂疏通内外，通达上下，使汗液出而有路。当邪有出路，汗液已从三焦、小便而去后，下一步则又需要使汗液归于常道，此时应考虑治其本。

桂枝汤调和营卫、养心安神，乃"损其心者，调其营卫"之正治；营卫者，即人体之阴阳也，宜相合而不宜相离，卫为之固，营为之守，则两者谐和，阴阳协调。若营卫不和，阴阳相悖，卫阳不固营阴则汗出。因此在三诊方中加用桂枝汤调和营卫，使营卫之气归于平衡，卫表固其实也间接加强了止汗的作用；同时桂枝汤辛甘而温，可补其心阳。这是张仲景桂枝汤汗中寓和、和中寓汗的含义。调和正气，解除病邪，则疾病可愈，这是一切治法之所归，也是治疗的最终目的。

【学生丁】此患者汗出部位初诊以全身汗出为主，服药后病情缓解，汗出部位由全身变为局部，您可以给我们讲讲汗出于不同部位，分别代表的是什么吗？

【教授】身体不同部位汗出常揭示着不同的疾病机理。首先最常见的是头汗出，如《伤寒论》第111条误用火劫强行发汗所致的"但头汗出，剂颈而还"。第236条"但头汗出，剂颈而还，余处无汗"乃因湿热交阻、湿将热裹所致。此外还有枢机不利兼水饮内结，阳郁不得外越，上蒸于头所见的头汗出而身无汗。

除了头部汗出，还有手足汗出，如原文第191条，其为阳明中寒证，因胃阳不足，复感寒邪，中焦阳虚，寒从内生所致手足濈然汗出。原文第220条则二阳并病，太阳病已罢，阳明里热已经炽盛，形成燥实内结、大便硬所致的手足汗出。

另外还有半身汗出，如原文第110条误用火法之后，邪热入里结聚于上，迫津外泄，则见腰以上汗出；阳气虚于下，津液不能下达，则见腰以下不得汗。

本案患者原本以全身汗出为主，经治疗后汗出明显减少，从胸、腹、背部有汗转为集中在胸部有汗为主。胸汗是属于邪汗的一种，可视为不正常的汗出。根据胸汗的临床表现可辨别虚实。此患者的舌质淡，苔白腻，脉弦滑，属于脾虚湿热郁滞的表现；脾虚可致湿邪停聚而病湿，湿邪内郁，阳为湿遏，郁甚则少火变为壮火；患者虽有脾虚受损的情况，但仍中气十足，乃属虚实夹杂，而以实证为主。

概而言之，汗出的部位反映了不同的病因病机，还可有寒热虚实的区分，因此需结合汗出的部位，汗出量的多少，汗出时间及主要兼症，经过四诊合参，明确把握病因病机，灵活巧妙运用经方，异病同治，同病异治。

【学生戊】请您归纳一下本案例六经辨证思路。

【教授】汗证临床常见，有关理论探讨，同学梳理得很详实。本案采用利水止汗法，主要从中医生理、病理出发。汗液为津之部分表现，中医认为津液代谢与脾胃、肺、肾、膀胱相关。结合《伤寒论》水火、气血、阴阳均与三焦有关，而三焦主决渎，通调水道；《黄帝内经》有"三焦、膀胱者，腠理、毫毛其应也"。再结合临床患者言小便不利，大便烂，故从利小便入手。先后予猪苓汤、五苓散，合用柴胡加龙骨牡蛎汤、桂枝加龙骨牡蛎汤。固卫表，开支流，双管齐下。经方活用，仍重在辨证。

（何凯蕙）

除躁消麻温阳效

（高血脂 4 年，伴烦躁、头部麻木）

诊断现场

钟某，男，45 岁，因"血脂升高 4 年"于 2020 年 8 月 13 日初诊。

患者 4 年前体检发现血脂升高，每天规律口服瑞舒伐他汀钙片 2.5mg 控制血脂，平素无特殊不适。2020 年 5 月复查血脂：总胆固醇（CHOL）6.17mmol/L↑，低密度脂蛋白（LDL-C）3.92mmol/L↑。近期因时觉左侧枕部麻木、酸痛不适，于 2020 年 7 月 27 日外院头颅及动脉 MRA 提示：①左侧大脑后动脉，主要起源于左侧颈内动脉，经开放的后交通动脉供血不足。②左侧上颌窦黏膜下囊肿。现因血脂异常及头部麻木感而寻求中药治疗。

刻诊：左侧枕部麻木酸痛不适，时有右侧腰痛牵掣至左腰、左脚跟胀痛，小腿夜间怕冷，易抽筋，易疲倦乏力，口干口苦，喜温饮，易胸闷，怕热汗多，皮肤瘙痒；胃纳可，时有胃脘胀满不适，偶有反酸，嗳气；眠浅易醒，醒后难再入睡，多梦；大便稀烂，稍黏，日行 2～4 次；小便色淡黄，夜尿 2 次。舌淡红稍暗，苔薄根厚腻，右脉弦滑，左脉滑细。

既往史：肾囊肿；肾结石；肾结节样增生；前列腺炎；湿疹。

疑难亮点

常道："烦"与火相关，殊不知温阳法也可除"烦"。

辨证论治

【学生甲】请您谈谈此案经方切入要点？

【教授】初次见到患者，患者口干口苦、怕热汗多，但夜尿频、腿怕冷抽筋，很多人会想到厥阴病，感觉其病机为上热下寒，用乌梅丸这类方。但上热下寒不一定是厥阴病，要结合患者病程和整体情况而定。患者上部郁热不通、浊阴不降，下部清阳不升，气机下陷，故口苦，怕热，便溏、疲倦；中焦枢纽不运，气机痞塞不通，故胃脘胀满；在表之经脉不畅，故枕部、腰部、脚跟处麻木酸痛。因此治疗重在交通上下，升清降浊，疏通经脉。

拟小柴胡汤调达少阳枢机，沟通上下内外，畅达气机；加四逆散，方中柴胡疏散升气，枳实破滞降气，芍药收敛失位之气，甘草和其不调之气，最终达到调畅气机的效果。用半夏厚朴汤宽中下气，舒畅中焦气机，进一步解决上部浊阴不降、堵塞不通的问题。麻黄附子细辛汤温阳通阳，寓桂枝加葛根汤之意而升津通络，少阳、太阳、太阴同治。拟小柴胡汤、四逆散、半夏厚朴汤、桂枝加葛根汤、麻黄附子细辛汤加减，处方如下：

柴胡 15g，黄芩片 15g，法半夏 15g，大枣 10g，生姜 10g，炙甘草 10g，赤芍 20g，麸炒枳壳 10g，姜厚朴 30g，紫苏梗 15g，茯苓 20g，葛根 45g，桂枝 10g，麻黄 5g，淡附片 10g^{（先煎）}，细辛 6g，黄芪 45g，红曲 15g，酒萸肉 30g。共 15 剂，日 1 剂。

除躁消麻温阳效（高血脂 4 年，伴烦躁、头部麻木）

2020 年 9 月 12 日二诊。

刻诊：口苦、左脚跟胀痛减轻；现头痛，枕部胀痛，无头晕，眼睛干涩，口干口苦，心慌胸闷，背痛；胃纳可，梦多，眠浅易醒；大便次数多，不成形，小便色黄，泡沫多，夜尿一次。舌红，苔薄黄，脉右弦滑，左弦细。

予葛根汤、麻黄附子细辛汤、四逆散、桂枝加龙骨牡蛎汤加减：桂枝 15g，大枣 10g，炙甘草 10g，葛根 45g，蜜麻黄 10g，淡附片 10g^{（先煎）}，细辛 6g，柴胡 10g，麸炒枳壳 10g，赤芍 30g，煅龙骨 30g^{（先煎）}，煅牡蛎 30g^{（先煎）}，制远志 10g，益智仁 10g，黄芩片 10g，茯苓 20g，红曲 10g。共 14 剂，日 1 剂。

2020 年 9 月 24 日三诊。

刻诊：头痛，仍有后枕部胀痛，后背疼，疲乏，眼睛分泌物多，干涩疼痛感好转，口干口苦，胸闷心慌；纳可，眠浅易醒，梦多；腹痛缓解，大便稀烂但黏腻不爽，日行 4～5 次一日，小便调。舌红，苔薄黄，脉右弦滑，左弦细。

予葛根黄芩黄连汤、香连丸、柴胡桂枝汤、四逆散加减：葛根 45g，黄芩片 10g，黄连片 5g，炙甘草 10g，木香 6g^{（后下）}，柴胡 15g，法半夏 10g，党参片 30g，桂枝 10g，赤芍 20g，大枣 10g，麸炒枳壳 15g，茯苓 20g，泽泻 30g，制远志 15g，红曲 10g。共 10 剂，日 1 剂。

2020 年 10 月 10 日四诊。

刻诊：仍有头部两侧及前额发紧闷痛，双眼晨起分泌物较前减少，但仍较多，久拭不净，如物障目，胸闷，心悸，纳佳，膝部胀痛，左小腿晨起抽筋；纳佳，易饥饿，但餐后易腹胀，眠差易醒，闭目则醒；大便质稀，初硬后溏，但黏腻，日行 3 次，夜尿 10 余次。舌质红，苔薄白，脉左滑右沉。

予当归芍药散、桂枝加葛根汤、桂枝加附子汤、黄芪桂枝五物汤加减：当归 15g，赤芍 15g，川芎 15g，茯苓 30g，白术 15g，泽泻 30g，葛根 45g，黄芪 45g，桂枝 10g，大枣 15g，炙甘草 6g，淫羊藿 30g，淡附片 10g ^{（先煎）}，补骨脂 15g，干益母草 30g，牛膝 10g。共 10 剂，日 1 剂。

2020 年 11 月 14 日五诊。

刻诊：仍头胀痛，醒后眼中有异常分泌物，眼干，口干口苦，喜温饮，近期口腔溃疡反复发作，胸闷，自觉心脏有跳动感，少气，怕热，烦躁，运动时汗多，皮肤瘙痒，手指湿疹，左小腿抽痛，有骨刺，左膝酸胀，有压痛；胃胀，饭后明显消化不佳，但易饥饿，嗳气，眠改善；大便质软成形，小便饮多则尿多，时有尿道刺痛。舌淡红，苔白腻，部分花剥，脉弦，右关、左尺明显。守前方去白术加生龙骨、生牡蛎各 15g，黄芪 45g。共 15 剂，日 1 剂。

2020 年 12 月 26 日六诊。

刻诊：心慌，烦躁易怒，焦虑不安，自觉情绪控制欠佳，白天易疲乏，手指、大腿处有湿疹，皮肤瘙痒；纳一般，胃中有烧灼感，食后腹胀明显，半夜时发腹痛，易醒；大便一日两次，黏厕。舌淡，苔白腻，有齿痕，舌下络脉稍瘀，脉弦滑稍缓。

予柴胡桂枝汤、半夏泻心汤、四逆散加味：柴胡 15g，黄芩片 10g，法半夏 10g，西洋参 10g，炙甘草 10g，桂枝 10g，赤芍 20g，大枣 10g，黄连片 6g，干姜 10g，麸炒枳壳 10g，合欢皮 15g，郁金 15g，鸡内金

15g，地肤子 30g，茯苓 30g，丹参 15g。共 15 剂，日 1 剂。

2020 年 1 月 16 日七诊。

辅助检查：2020 年 12 月 26 日外院心电图提示：①窦性心律。②偶发房性期前收缩。③部分时间 ST 段下移≥ 1mm。

刻诊：现已无头颈部胀痛感，时无诱因出现胸口疼痛，伴后背深部不适，仍有明显心慌，烦躁不安，急躁易怒，口干口苦，眼屎多而硬，不易清洁，大腿上部外侧皮肤湿疹，平素双下肢怕冷，3 天前感冒；纳眠可，但时觉腹胀；大便日行 3 ～ 4 次，时干时稀，量多，食后即有便意。舌淡红，舌体瘦长，苔白腻，脉弦数，脉率不齐，时见促脉。

予乌梅丸合桂枝加葛根汤加减：乌梅 15g，细辛 3g，桂枝 20g，黄连片 5g，黄柏 10g，当归 15g，花椒 5g，干姜 10g，淡附片 10g^{（先煎）}，党参片 30g，山药 30g，淫羊藿 30g，补骨脂 15g，葛根 45g，赤芍 15g，大枣 10g，炙甘草 10g。共 15 剂，日 1 剂。

2021 年 2 月 6 日八诊。

刻诊：胸闷胸痛明显改善，自述脾气变好，心慌稍缓解，右侧小腿髋部瘙痒；纳可，食后仍腹胀明显，眠可；大便偏稀，日 3 ～ 4 次。舌体瘦长，色红，苔白腻，中央有凹陷，脉沉弦。

予乌梅丸加减：乌梅 15g，细辛 3g，桂枝 10g，黄连片 6g，关黄柏 10g，当归 10g，淡附片 10g^{（先煎）}，花椒 5g，干姜 10g，红参片 10g，白术 10g，山药 30g，淫羊藿 30g，砂仁 6g^{（后下）}。共 15 剂，日 1 剂。

后记：服上方后，患者自诉脾气明显好转，烦躁易怒感消失，情绪控制佳。2021 年 7 月再次回访，患者诉烦躁、焦虑、胸闷等症状未再发作。因自感健康状况好转，外加工作等原因未复查血脂。

思辨解惑

【学生乙】随着人们生活水平提高，高血脂在人群中越来越常见。在降血脂这方面，中医临床思路如何？

【教授】就控制单一指标言，作用靶点清晰的西药一般优于中药，但中医的优势不在控制指标，而在改善患者整体状态。目前西药降血脂，主要体现在干预脂质合成、代谢和清除，如常用的他汀类，多烯脂肪酸、树脂类，这些药物着眼于造成高血脂的各个病理过程，做到精确打击。尽管起效较快，但副作用较大，容易产生耐药性。中药降脂虽不能如此精确打靶，但胜在对机体功能的整体调理。对中医来说，降血脂只是调整自然过程的一种结果，不是目的。其核心还是辨证论治。

患者当下处于不平衡状态，我们按照中医理法方药一整套程序对其进行干预调整。当然中医辨证论治，不等于完全置西医理化指标于不顾。邓铁涛国医大师提出"五诊十纲"方法，除"望闻问切"，还多一个"查"，查的就是西医学各种理化指标。古人受限于科技手段，做不到微观层面的生命探讨，所以向着宏观层面去发展，仰观天文，俯察地理，从自然界或社会这些大的方面来感悟、整理、归纳，历经长久的实践，才构建成中医理论体系。

现代中医人除了传承前人观察、思考的方法，还得创新，与现代科学接轨，多维度、更深入全面地发掘中医。采用传统中医诊疗体系与现代理化指标监测相结合的方法，既取中医之长，宏观把控患者的整体状态，又纳西医之优，通过各种检测手段及时掌握患者的病情变化，规避潜在风险。

【学生丙】患者表现的焦虑、烦躁等情志障碍合并内分泌失调，与女性的绝经前后诸症、更年期综合征颇有相似之处，近年来也有大量临床表现指出男性更年期综合征的存在，请问您如何看待这个问题？

【教授】与女性类似，当男性步入四五十岁，主观上自我感到身体机能下降，及现实与期望的落差所带来的失落感，客观上体现在睾酮水平下降，会使男性患者出现消极倦怠、悲伤沮丧、情绪低落等表现。治疗此阶段患者，临床除针对具体病症外，以人为本，关注患者心理状态，进行沟通和疏导十分重要。在用药方面，我常从少阳和厥阴入手，如柴胡类方运用较多，一方面有利于调节患者情志；另一方面，少阳处于半表半里，枢机要道，用柴胡剂有利于打通内外连接处，给病邪以出路。这类疾病本质是机体衰老的表现，治疗后期当以补为主，以通为辅，切忌见热就清，见实就泻。本案患者尽管有诸多阳亢表现，但透过现象看本质，患者阳亢形成乃与阳气不通、邪无出路有关。故初期以疏导、通利为主要手段，待气机恢复运转，再缓缓用补。祛邪不损正，补而不滞。

目前国内男性更年期综合征研究尚显不足，更紧迫的问题是，男性更年期综合征概念在群众中普及率不高，对自我疾病认识的缺乏亦会导致男性患者承受更大的心理压力，不利于疾病的发现与及时诊治。因此需加强此方面宣传力度，从而更加积极地应对。

【学生丁】患者烦躁易怒、脾气差，您喜用柴胡剂，若疗效欠佳常改用乌梅丸，请您分析一下。

【教授】六经病皆有烦躁。临床不仅考虑烦躁症状，更重要的是找到产生症状背后的原因，以人为本，治病治心。以六经辨证为本，有是证，用是方是药。如太阳病"不汗出而烦躁"之大青龙汤证，"其人如狂"之桃核承气汤类方证；少阳病"默默不欲饮食，心烦喜呕"之小柴胡汤证；阳明病"病人不大便五六日，绕脐痛，烦躁，发作有时者"之大承气汤证。少阴危重证"吐利，烦躁，四逆者"，"下之后，复发汗，昼日烦躁不得眠"之干姜附子汤证；厥阴病篇提到"蛔上入其膈，故烦，须臾复止，得食而呕"的乌梅丸证。

近年来越来越多的临床及文献研究指出烦躁与少阴，厥阴证密切相关，多见于里寒外热、虚实夹杂证。厥阴病为疾病转折点，正邪交争之中导致烦躁的情况并不罕见。《医宗金鉴》中特别提到"少阴有吐利，厥阴亦有吐利；少阴有厥逆，厥阴亦有厥逆；少阴有烦躁，厥阴亦有烦躁。此合病而证同者也"。说明阳虚所致的烦躁并不罕见，关键在正确把握六经定位，理清烦躁的来龙去脉，切忌见烦治烦。

此患者之烦躁考虑其阳气初复，但气机不畅，肝主疏泄功能不足，兼湿邪阻滞，郁而化热所致。在患者烦躁出现的前几诊，我先用当归芍药散利水活血调肝，同时取桂枝加龙骨牡蛎汤、桂枝加葛根汤之意，使患者定神定志，助浮阳下潜，血脉通顺，气机调达。第六诊之后，患者二便正常，水湿之邪渐消，治疗重在疏肝，用小柴胡汤打底，佐用桂枝汤温通经脉。

第七诊，和解少阳兼顾肝体、肝用。一般观点，肝阳只有过亢，没有不足一说。国医大师李士懋老先生曾提出乌梅丸治厥阴病之肝阳不足的观点，留下用乌梅丸治疗抑郁症、慢性肝炎、心慌心悸的病案。结合此患者情况，一是病程较长，与仲景六经病中之厥阴病有相符之处；二是患者肝郁，与小柴胡汤、四逆散和当归芍药汤效果欠佳；三是从舌象观察，考虑患者阳气不足。《伤寒论》第 338 条中提到乌梅丸主久利，故考虑患者之烦非肝郁本身，而与肝阳不足，气机失其调达之功有关，为因虚而致郁。故改用乌梅丸，温阳助肝，佐用清热，寒温并用；考虑患者近期感冒伴下利，故合用桂枝加葛根汤解表止利。药后患者反应特别好，烦躁、脾气差也得到明显改善。

具有启发性的是，近期药理研究发现，黄连、黄芩、酸枣仁这类含有小檗碱、斯皮诺素、黄芩素、黄芩苷、酸枣仁皂苷的酸收寒凉类药物具有较显著抗焦虑作用。而温阳补气之人参、肉桂和生姜提取物中也发现了类似作用。恰巧乌梅丸中既有酸收为主的乌梅，也有寒温并用的桂枝、黄连以及补益的人参，从侧面也印证了治烦躁不仅可用清热安神解郁，若与厥阴、少阴结合，寒温并用、通补兼施的也是值得分享的除躁治法。

【学生戊】请您归纳一下本案例六经辨证思路。

【教授】中年男性，焦虑患者，症状多端且顽固，主要表现在肝胆脾胃，合病、并病多见，历经半年终获疗效。结合六经辨证，涉及太阳、少阳、阳明，太阴、少阴、终及厥阴。寒热错杂，虚实相兼，表里同病。其重点仍以少阳、厥阴为主。乌梅丸是大方，酸苦辛甘俱全，养肝体而强肝用，疏泄条达畅情志，是治疗抑郁症、懈怠症的周全方！"凡十一脏者，皆取决于胆"，肝胆相照，肝旺胆和，其理一也！

（隋画橙）

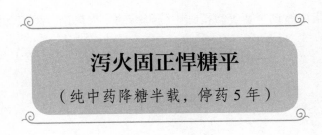

泻火固正悍糖平

（纯中药降糖半载，停药 5 年）

诊断现场

患者岑某，男，38 岁，因"反复多饮、多尿，伴体重下降 3 个月"于 2015 年 11 月 18 日初诊。

患者近 3 个月来多饮、多尿，伴体重下降 10kg，2015 年 11 月以来在我院门诊就诊，查空腹血糖（FPG）升高（具体不详），建议先予以控制饮食、改变生活方式治疗，未服用药物。2015 年 11 月 16 日门诊查 FPG：13.5mmol/L↑，患者为求进一步治疗来就诊。

刻诊：口干，多饮，小便次数增多，色偏黄，平素怕冷又怕热，运动后汗多，体重下降严重，现控制饮食，胃纳一般，眠可，大便日一次，质软，余无不适。舌红暗，尖边红，苔薄白，脉弦。体重 70kg，身高 1.72m，BMI：23.7kg/m^2。

疑难亮点

（1）血糖高、胰岛功能较差，纯中药降糖有挑战。

（2）纯中药降糖疗效显著，治疗约半年后完全停药。

（3）停药随访近 5 年，糖化血红蛋白维持在 6%～7%，疗效持久。

（4）临床诊疗资料较完整，定期化验，用事实说话，有理有据。

（5）集中体现李赛美教授纯中药降糖的"火热论"思想和泻火固正治法。

辨证论治

【学生甲】本案患者如何辨证论治？可否采用纯中药治疗？

【教授】患者多饮、多尿伴体重下降3个月，FPG：13.5mmol/L ＞ 7.0 mmol/L，符合西医糖尿病诊断标准，属于中医"脾瘅""消渴"范畴。患者初诊即寒热虚实并见。口干多饮，小便频数、色黄，怕热，体重下降，舌红，FPG 高达 13.5mmol/L，是为阳明热盛，伤津耗气，焦筋烁肉所致；怕冷，舌暗，苔薄白，为太阴、少阴虚寒之象。治以泻火固正，方用葛根黄芩黄连汤、干姜黄芩黄连人参汤、四君子汤、附子理中汤合增液汤加减。其中葛根黄芩黄连汤、中成药降糖三黄片、黄连素片泻阳明之火；附子理中汤、四君子汤健脾温肾，补气生津，培养先、后天，固太阴、少阴之正；干姜黄芩黄连人参汤清热温中，增液汤滋阴清热，标本兼顾。一诊将多个经方熔于一炉，寒者热之，热者寒之，寒温并用，扶正祛邪，共奏泻火固正之功，具体药物如下：

葛根 30g，黄芩 15g，黄连 20g，炙甘草 10g，干姜 5g，熟党参 30g，苍术 30g，茯苓 20g，淡附片 5g，生地黄 20g，麦冬 30g，玄参 15g，天花粉 15g，玉米须 30g，淫羊藿 15g，砂仁 6g。共 7 剂，日 1 剂。

另予院内制剂降糖三黄片，每天 3 次，每次 8 片，饭后服；黄连素片，每天 3 次，每次 4 片，饭后服。

至于是否采用纯中药治疗，需要完善糖化血红蛋白（HbA1c）、糖耐量试验（OGTT）、胰岛素释放试验（INS）等检查，待检查结果回报后决定治疗方案。

患者 2015 年 11 月 19 日线上反馈当日检查结果：HbA1c 12.1%↑。糖耐量试验（OGTT）（0、30、60、120、180 分钟）15.72、17.30、21.59、25.29、24.98mmol/L↑，胰岛素释放试验（INS）（0、30、60、120、180分钟）14.47、21.37、21.89、30.93、31.84μIU/mL。尿酸 311μmol/mL，尿素氮（BUN）4.13mmol/L，肌酐（Cr）66μmol/mL。诊断为 2 型糖尿病（T2DM），嘱开始服用上述药物，启动纯中药降糖治疗。

2015 年 11 月 25 日二诊。

刻诊：症状基本同前，怕冷怕热，上半身汗多，口干，纳眠可，小便黄，夜尿 1 次，大便 1～2 次，质偏干。舌红，苔白厚，脉弦细。

予葛根黄芩黄连汤、干姜黄芩黄连人参汤、四君子汤、附子理中汤合桂枝加附子汤加减：葛根 45g，黄芩 15g，黄连 30g，炙甘草 6g，干姜10g，熟党参 30g，苍术 30g，茯苓 30g，生地黄 20g，淡附片 10g^(先煎)，天花粉 15g，玉米须 30g，淫羊藿 30g，砂仁 6g，虎杖 30g，赤芍 20g。共 15 剂，日 1 剂。继续服用原方案中成药。

2015 年 12 月 11 日三诊。

辅助检查：2015 年 12 月 11 日我院微量血糖（空腹）：9.6mmol/L↑。

刻诊：腰部有疲劳感，口干缓解，饮水较前减少，纳眠可，二便调，大便偏干。舌红，苔黄腻干，脉弦滑偏细。守二诊方，黄芩增至20g，黄连 40g，生地黄 30g，共 15 剂，日 1 剂。继续服用原方案中成药。

2015 年 12 月 23 日四诊。

辅助检查：2015 年 12 月 23 日我院微量血糖（空腹）：8.4mmol/L↑。

刻诊：腰部有酸痛感，左侧尤甚，口干缓解，小便可，大便日 1 次，质可，胃纳一般，眠可。舌红，苔黄厚干，脉弦细。守三诊方，黄芩减量至 15g，黄连 20g，去生地黄，加补骨脂 15g，枸杞子 15g。共 15 剂，日 1 剂。中成药守原方案。

2016 年 1 月 19 日五诊。

辅助检查：2016 年 1 月 8 日我院查 HbA1c 9.2%↑。OGTT（0、30、60、120、180 分钟）7.29↑、9.78、15.08↑、14.05↑、8.57mmol/L，INS（0、30、60、120、180 分钟）11.09、18.77、32.13、61.46、60.32↑μIU/mL。

刻诊：服药后腰痛缓解，有拘紧感，纳眠可，二便调。舌红，苔白厚腻，脉弦，左脉偏沉。守四诊方，虎杖改为熟大黄 10g。共 13 剂，日 1 剂。中成药守原方案。

2016 年 2 月 20 日六诊。

辅助检查：2016 年 2 月 20 日我院微量血糖（空腹）：6.4mmol/L。尿常规：隐血（＋）。

刻诊：已无腰痛，近日喷嚏频繁，既往过敏性鼻炎史，余无明显不适，纳眠可，大便干，小便黄。舌暗红，边红，苔白厚淡黄，脉滑，左偏弱。守五诊方，黄连减量至 10g，葛根减量至 30g，去熟大黄，加仙鹤草 30g。共 10 剂，日 1 剂。

2016 年 3 月 17 日七诊。

辅助检查：2016 年 3 月 15 日本院查：HbA1c 6.5%。OGTT（0、30、

60、120、180 分钟）7.14、7.46、10.55、9.61、6.65mmol/L。INS（空腹）10.9μIU/mL。

刻诊：无明显不适，纳眠可，二便调，小便有泡沫。舌暗红，苔白厚，脉细滑。体重 76kg，BMI：25.7kg/m²。守六诊方，去淡附片，加鹿衔草 15g。共 10 剂，日 1 剂。中成药守原方案。

2016 年 4 月 13 日八诊。

辅助检查:2016 年 4 月 12 日我院查，HbA1c 6.1%。OGTT（0、30、60、120、180 分 钟 ）5.79、7.02、9.03、7.29、5.52mmol/L。INS（0、30、60、120、180 分钟）6.20、20.48、42.34、67.29、31.43μIU/mL。尿常规：隐血（＋），红细胞 10 个 /μL，红细胞数（高倍视野）1.8HPF。

刻诊：腰部疲倦，胃纳可，睡眠可，小便正常，大便质稍干，余无明显不适。舌暗红，苔白厚，脉细滑。守七诊方不变，共 10 剂，每日 1 剂。暂停口服中成药。

2016 年 5 月 14 日九诊。

辅助检查：今日测微量血糖（空腹）：6.9mmol/L。尿常规：隐血（－），红细胞数：1 个 /μL，白细胞数：10 个 /μL，红细胞数：0.18/ 高倍视野（HPF）。

刻诊：腰酸痛，胃纳一般，眠可，小便可，大便偏干。舌暗红，苔白腻，脉弦细。

予桂枝加葛根汤、肾四味、四逆散加减：桂枝 10g，赤芍 20g，大枣 10g，炙甘草 10g，葛根 45g，补骨脂 15g，菟丝子 15g，淫羊藿 15g，枸杞子 15g，杜仲 15g，柴胡 10g，枳实 15g，车前草 15g，金钱草 30g，火麻仁 30g，虎杖 20g。共 10 剂，日 1 剂。

2016 年 6 月 16 日十诊。

辅助检查:2016 年 6 月 15 日本院查,HbA1c 6.2%。OGTT（0、30、60、120、180 分钟）6.83、9.03、10.59、8.80、7.15mmol/L,INS（0、30、60、120、180 分钟）9.81、38.42、41.25、60.92、38.94μIU/mL。

刻诊：无明显不适,纳寐可,二便无特殊。舌淡红,苔薄白,脉弦滑。暂停中药,定期复查。

后记：患者停药后,嘱继续坚持糖尿病饮食、生活方式干预及定期复查。

2017 年 1 月 11 日。

HbA1c：6.2%。

OGTT（0、30、60、120、180 分钟）:6.75、8.73、10.72、6.76、5.48、10.83mmol/L。

INS（0、30、60、120、180 分钟）：24.46、48.38、51.91、29.96、3.99μIU/mL。

体检八项：ALT：13U/L,AST：12U/L,BUN：4.89μmol/L,Cr：72mmol/L。

2017 年 5 月 10 日。

HbA1c：6.4%。

OGTT（0、30、60、120、180 分钟）:5.73、7.61、11.15↑、11.28↑、7.7mmol/L。

INS（0、30、60、120、180 分钟）：10.71、20.67、42.31、84.21、66.98μIU/mL。

体检八项：AST：16U/L,ALT：10U/L,BUN：5.64μmol/L,Cr：78mmol/L。

2021 年 3 月 4 日。

已停药近 5 年，2021 年 3 月 4 日本院复查。

HbA1c：6.7%↑。

OGTT（0、30、60、120、180 分钟）：8.03↑、13.55↑、16.71↑、11.39↑、6.22mmol/L。

INS（0、30、60、120、180 分钟）：12.99、34.05、75.32、94.4、24.76μIU/mL。

体检八项：ALT：18U/L，AST：17U/L，BUN：4.48μmol/L，Cr：80mmol/L。

刻诊：口干口苦，饮水量一般，有吸烟史，纳眠可，小便色黄，有泡沫，大便日行 1 次，成形。舌边尖红，苔黄薄腻，脉弦细。体重 79.5kg。

处理：恢复纯中药降糖治疗。予小柴胡汤合葛根黄芩黄连汤加减：柴胡 15g，黄芩 15g，法半夏 10g，大枣 10g，炙甘草 10g，葛根 45g，黄连 10g，玉米须 30g，乌梅 10g，赤芍 20g，黄芪 45g，玄参 30g，菝葜 30g，淫羊藿 30g，生姜 10g。共 15 剂，日 1 剂。

予降糖三黄片，每天 3 次，每次 8 片，饭后服；黄连素片，每天 3 次，每次 4 片，饭后服；温胆片，每天 3 次，每次 4 片，饭后服。

截至 2021 年 3 月 4 日患者已停药近 5 年，治疗和随访期间 HbA1c、胰岛素抵抗指数（HOMA2-IR）、胰岛 β 细胞功能指数（HOMA2-β）、OGTT 血糖曲线下面积（AUC$_{OGTT}$）、胰岛素释放试验曲线下面积（AUC$_{INS}$）、FPG、OGTT2 小时血糖（2hPG）等指标变化情况详见下图（图 1）：

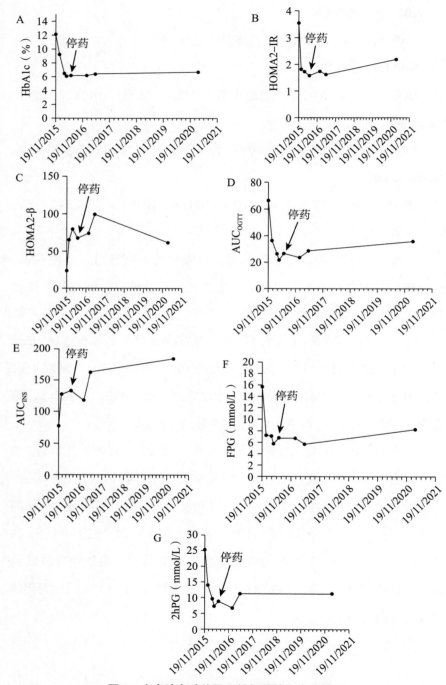

图1　患者胰岛功能及血糖相关检查变化情况

思辨解惑

【学生乙】本案患者纯中药降糖治疗半年，停药随访近 5 年，您能否概述整个降糖治疗过程的辨治思路？

【教授】本案患者属于新诊断 T_2DM（之前未服用任何降糖药物），经尝试改变生活方式治疗后效果不佳，遂来我处开始纯中药降糖治疗。在整个治疗过程中未服用任何降糖西药，仅以中药汤剂配合中成药降糖三黄片、黄连素片治疗。5 个月后 HbA1c 由治疗前的 12.1% 下降到 6.1%，治疗约半年后完全停药，至 2021 年 3 月 4 日最近 1 次复诊已停药近 5 年，HbA1c 维持在 6% ～ 7%，疗效显著。

患者初诊即寒热虚实并见，既有阳明热盛，伤津耗气，焦筋烁肉，又兼有太阴、少阴虚寒之象。故治宜寒者热之、热者寒之，寒温并用，扶正祛邪，采用泻火固正法，方以葛根黄芩黄连汤、降糖三黄片、黄连素泻阳明之火；附子理中汤、四君子汤健脾温肾，补气生津，培养先、后天，固太阴、少阴之正；干姜黄芩黄连人参汤清热温中，增液汤滋阴清热，标本兼顾。二诊症状基本同前，且血糖仍较高，则重用黄连降糖，二诊黄连增加到 30g，三诊重用至 40g，目的在于强化泻火降糖，这是关键。四诊时，口干、多饮、多尿症状基本缓解，血糖下降，旧疾腰部酸痛显现，伴脉弦细，故将黄连用量减至 20g，同时加肾四味温阳固肾，培元固本，后腰部不适逐渐缓解。

随着血糖控制，六诊起黄连减量至 10g，同时增加健脾益肾药物，扶正固本。七诊（共治疗 4 个月）复查 HbA1c，已降至 6.5%，无明显不适，体重较初诊增加 6kg。八诊（共治疗 5 个月）HbA1c 降至 6.1%，达到正常水平，暂停中成药治疗。十诊（共治疗约半年）复查 HbA1c 为 6.2%，达到正常水平；FPG、2hPG（餐后 2 小时血糖）均恢复至正常标准，胰岛功能也恢复良好，暂停药物治疗，嘱继续坚持糖尿病饮食、生活方式干预及定期复查。停药近 5 年，HbA1c 维持在 6% ～ 7%。

治疗期间患者伴发腰痛、感冒、鼻炎、尿路感染等诸疾，增加血糖控制的难度，需要妥善处理新病和痼疾的关系，并根据"观其脉证，知犯何逆，随证治之"的原则，以人为本，各个击破。

【学生丙】临床上您基于"火热论"来诊治糖尿病，请问其核心内容有哪些？

【教授】"火热论"的核心内容包括 T2DM 发病与遗传有关，但发病与否更在于后天；病位重在肝、脾、肾三脏；病机：血糖性甘温，以平为期，以求"少火生气"，若聚多则生热，热甚则毒生，即所谓"糖高不离火"。T2DM 为全身缺糖、局部高糖，全身表现为不足或虚损，而局部则呈现火毒亢奋状态。其发病过程可分为脾肾亏损、阳郁不达、热毒积聚三阶段，三者既可顺传，也可逆传，临床多呈现寒热错杂，虚实相兼，表里同病，甚至阴阳逆乱。治疗上提出"降糖不远寒、扶正重脾肾、气血贵流通"的思路，复方合法，依证采用"清火、开郁、温补、通脉、化浊"模块组合。简而言之，即：发病重后天，病位肝脾肾；病机火热贯，虚实整体观；病程三阶段，错杂顺逆传；治疗原则三，降糖不远寒；清开补通化，合法模块变。

【学生丁】您基于"火热论"的纯中药降糖的大部分方剂源自《伤寒杂病论》，请问您的"火热论"思想与《伤寒杂病论》有何渊源？

【教授】我们曾在参考原文及教材的基础上，从理、法、方、药、煎服调护等方面探讨了《伤寒杂病论》火热思想，发现《伤寒杂病论》对火热的理、法、方、药、煎服调护等方面已有较全面的认识和论述，其病因不越外因、内因、不内外因；病机不离实火、阴火、夹杂火、虚火、浮火，并对火热的演变规律及脏腑热已有较清晰的认识；治疗秉承

"观其脉证，知犯何逆，随证治之"的思想，热者寒之，内服外用，不犯禁忌，以求保胃气、存津液；我对《伤寒杂病论》火热相关方药进一步分析发现，火热方药的性味功效主以苦寒泻火祛邪，重视甘温补通扶正，归经遍及六经，脏腑强调肺、脾、胃肠、肝胆、肾，药物间关联密切，用药精当，配伍严谨，简便廉验；煎服调护强调因证制宜，以效为度，顾护正气，中病即止。《伤寒杂病论》蕴含了热者寒之、寒者热之、寒温并用、祛邪扶正的火热思想，最终达到火热去、正气固、病证愈的目的。

我们辨治 T2DM 以火热立论，从整体、全程角度认为糖尿病及并发症与六经辨证体系具有良好的相关性与适用性，提出了"糖高不离火，降糖不远寒、扶正重脾肾、气血贵流通"的思路，复方合法，依证采用"清火、开郁、温补、通脉、化浊"的模块组合。我们结合糖尿病临床虚实夹杂火、寒热错杂火、阴火分布广泛的特点，凝练出核心高频治法——泻火固正法，代表治疗方案为由干姜黄芩黄连人参汤、葛根黄芩黄连汤、理中丸、四君子汤、交泰丸等加减组成的"汉唐平®"（已注册中药复方商标），联合中成药降糖三黄片、黄连素、温胆片或金匮肾气丸等，在临床治疗 T2DM 过程中取得了良好的疗效。

我们曾基于古今医案云平台挖掘《伤寒杂病论》方药"火热"思想，发现在频次排名前十的中药中，有 9 个出现在泻火固正法核心方汉唐平®中，且构成汉唐平®的核心药均包含于这 10 个药中。泻火固正法的大部方药以苦寒药为主，具有清热作用，或兼燥湿、泻下、开郁、化浊、通脉之功，配以甘温或甘凉，功在滋补佐助或佐制，与《伤寒杂病论》火热相关方药的性味、功效极其相似。《伤寒杂病论》火热相关方药归经主要在太阴、阳明、少阳，"降糖不远寒"多从阳明、少阳泻火，"扶正重脾肾"多从太阴少阴固正，二者也可耦合。至于《伤寒论》和《金匮要略》中治疗火热的常见药对、药队，我采用火热论治疗T2DM 的处方中也俯拾皆是。因此，我们基于"火热论"的纯中药降糖充分体现了《伤寒杂病论》"寒者热之，热者寒之，寒温并用，扶正祛邪"的火热治疗思想。

【学生戊】基于"火热论"诊治糖尿病，请问您如何用"火热论"理解"胰岛素抵抗 – 胰岛 β 细胞缺陷 – 高血糖 –2 型糖尿病"这一关键病理生理过程并指导治疗？

【教授】我们基于"火热论"思想，针对"胰岛素抵抗 – 胰岛 β 细胞缺陷 – 高血糖 –T2DM"这一关键病理生理过程进行了探讨，提出火热由高血糖积聚产生，可独燃，可抱团，整体状态常由实渐虚，由三阳入三阴；以脾、肾、肝脆弱，浊瘀蒙蔽为特征的胰岛素抵抗是火热孕育的条件；而火热的发生发展，则取决于重在三阴的 β 细胞的阴阳变化；T2DM 的宏、微观证候相关、综合判断有利于火热的分类诊断；以该病理生理过程中的元素为靶点，根据标本邪正，整体辨治，有助于实现火热的精准治疗。具体内容详见本人论文《基于"火热论"探讨"胰岛素抵抗 – 胰岛 β 细胞缺陷 – 高血糖 –2 型糖尿病"网》及附图（图 2）。

【学生己】对于西医有着成熟诊疗方案的一个疾病，您为何要坚持采用纯中药降糖？

【教授】首先是患者需求。西医诊疗方案并非十全十美。西医治疗糖尿病，常常需要终生服药，不少患者抗拒长期服药，尤其是在广东，很多铁杆中医粉，还有一部分患者难以耐受某些西药不良反应，也坚决要求采用纯中药降糖治疗。作为一名医生，自然要急病人之所急，想患者之所想。因此，患者的需求是我坚持纯中药降糖的动力源泉。正是由于患者的需求和信任，我开始了纯中药降糖的探索，在临床实践中发现纯中药不仅能降糖，还能让不少患者最终停药。

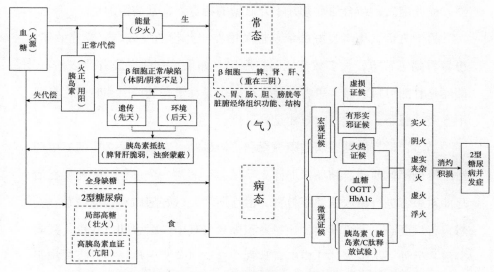

图 2 "胰岛素抵抗-胰岛 β 细胞缺陷-高血糖-2 型糖尿病"网

至此，良好的疗效让我坚定文化自信，中医自信。事实上，中医能不能独立或者为主导解决问题，有没有疗效，直接关系到中医的话语权。不仅是糖尿病，其他科室的专家也应该思考能否用纯中药解决问题，能否拿出相关的证据。只有这样，才能不愧古训先贤，才能不负患者信任。否则，只会坐吃山空，不进则退，日渐式微，最后自我淘汰。兹事体大，小则涉及尊严，大则关系生死。我们作为中医从业者，要坚定中医自信，尤其是在良好疗效面前，岂有不坚持之理？

【学生庚】您的方剂中苦味药多且量大，虽说"良药苦口"，但很多人难以坚持，尤其是像糖尿病这样需要长期服药的慢性病。请问您如何提高患者的依从性？

【教授】由于血糖升高多与火热有关，因此，方剂中常用苦寒药，且火热越重，苦味药越多且量大。但同时也会根据方剂配伍原则，适当配伍甘温之品，佐制苦寒药败胃伤正，并且加用甜叶菊，改善口感。甜叶菊是儿科常用药，儿童服药畏苦喜甜，故儿科医生常加甜叶菊改善口感。受此启发，结合甜叶菊并不升血糖的特点，常常酌情加用。

另一方面，患者良好的依从性关键在于药物的疗效。只要疗效佳，患者看到了希望，大多数都能坚持服用，如果治疗前后没有什么差异，即便是甘甜可口之品，患者也会觉得医生是在浪费其钱财和时间，自然不会坚持服用。因此，疗效才是硬道理。

当然，适当的糖尿病健康教育和言语鼓励、安慰也是必要的。中药治疗可能不像西药、胰岛素那样立竿见影，需要一个过程，因此要在治疗前对患者进行糖尿病健康教育，治疗期间要做好随访和言语鼓励、安慰，苦口婆心，不厌其烦，让患者积极参与其中，医患同仇敌忾，共同御敌。另外，不少火热旺盛患者常常会自觉口苦，火热越盛，口苦越明显，因此对于服药时口中之苦到底是自身之苦还是药物之苦基本难以分辨，患者也就糊里糊涂一饮而尽了。

【学生辛】有研究表明，黄连增加到 5g 后，其主要成分黄连素的血药浓度即不再升高，请问您起步黄连即用 10g，三诊甚至增至 40g，是否有相关依据？

【教授】全小林院士主持的中药量效关系"973"项目研究表明，葛根黄芩黄连汤中小剂量黄连用 9g，疗效与安慰剂相当。但当剂量达到 27g 时，即可表现出明显的降糖作用，提示存在一定的量效关系。所以在临床上，治疗糖化血红蛋白 10% 以上的患者，黄连常用到 30g。至于糖化血红蛋白更高的患者，黄连甚至可用到 120g。只是要求两天一调方，随时调整用法用量。大剂量黄连配合干姜，还可以防止苦寒伤胃。另外，虽然黄连中主要成分黄连素的血药浓度受限，但黄连素可以不入血，直接调节肠道菌群，发挥降糖作用。有学者针对 498 例新诊断 T2DM 患者的随机、双盲、多中心、安慰剂对照试验显示，黄连素治疗 12 周，可以将 HbA1c 平均降低 0.99%，并且可以有效调节肠道菌群生物作用。

【学生壬】请再归纳一下本案例六经辨证思路。

【教授】此患者出过镜,《悬壶岭南》纪录片有他参与拍摄,重点介绍了他的案例。初诊时血糖特别高,HbA1c:12.1%。患者坚持每2～3个月复查糖耐量、胰岛素释放试验等糖尿病指标。经纯中医治疗半年后,疗效显著,已停药5年多,有十足的说服力。特别感谢患者的坚持与信任,才让我们有第一手资料与大家分享。从六经辨证分析,糖尿病血糖特高期,往往病在三阳,可见太阳之风、少阳之郁、阳明之火相互夹杂。当血糖指标逐渐下降时,患者临床多呈现出寒热错杂,表里同病;而当血糖降至正常稍高或者正常水平时,则以三阴证为主,虚象明显,如太阴、少阳阳气不足,或少阴、厥阴阴血亏损。故早期用泻法,中期多补泻,后期宜用补法,固正而收全功。

（曹泽标）

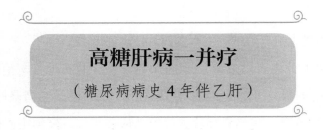

高糖肝病一并疗

（糖尿病病史4年伴乙肝）

诊断现场

患者孙某，男，38岁，因"目黄、身黄、小便黄10天"于2020年5月7日初诊。

患者于2020年4月27日体检时发现肝功能异常，至外院就诊，查乙肝两对半定量：乙肝病毒表面抗原定量（HBs-Ag）701.57 IU/ml↑↑（+），乙肝病毒表面抗体定量（HBs-Ab）0.12 mIU/ml（-），乙肝病毒e抗原（HBe-Ag）199.16 PEI U/ml↑（+），乙肝病毒e抗体（HBe-Ab）0.01 PEI U/ml（-），乙肝病毒核心抗体（HBc-Ab）3.15 IU/ml↑（+）。肝功：丙氨酸氨基转移酶（ALT）555U/L↑，天门冬氨酸氨基转移酶（AST）168U/L，γ—谷氨酰转移酶（γ-GGT）324U/L↑，总胆红素（TBIL）26.4μmmol/L↑。乙肝病毒DNA定量（HBV-DNA）：4.050×10^{7}IU/mL↑。诊断为慢性乙型肝炎 重度，西医予保肝降酶等对症处理，进行1周的抗病毒治疗后暂停。转至我院门诊就诊。

刻诊：面色发黄，双目微黄，小便色黄，疲倦乏力，无厌食油腻，无恶心呕吐，无两胁胀痛；全身肌肉酸痛，心慌，食欲差，眠可；泡沫尿，大便质软成形。舌稍红，苔薄白，脉弦细滑。查体：无肝掌、蜘蛛痣，无脾大。

既往史：2型糖尿病病史4年，在门诊以纯中药控制血糖为主，近

146

期未监测。

疑难亮点

（1）糖尿病合并慢性重度乙型肝炎，用药禁忌多，病情重。

（2）中药治疗乙肝、胰岛素降糖并行。

（3）乙肝彻底治愈。

辨证论治

【学生甲】本例患者目前处于慢性乙型病毒性肝炎的重度期，中医应该怎么准确把握病机、发挥治疗作用呢？

【教授】中医学体系下，并没有"肝炎"的名称，因其发病特点和临床表现与中医病名中的"胁痛""疫毒"等相仿，故将其列入此范畴；中医多认为是湿热疫毒之邪内侵所致，在人体正气不足、无法抵御外邪时发病，其也常因外感、情志、饮食、劳倦诱发。

脾虚湿阻，影响中焦脾胃气机升降，郁而化热，湿热向上熏蒸及下注膀胱，可见面色发黄，双目微黄，小便色黄；脾虚无以运化，加之湿困脾胃，影响脾气伸展，故可见食欲差；湿困经络，经输不利，筋脉失养，可见疲乏无力、肌肉酸痛。总而言之，此患者病因为"虚、湿、热"。结合患者临床症状，可选用小柴胡汤为基础方；朱丹溪言："万病不离乎郁，诸郁皆属于肝。"故加用四逆散疏厥阴肝气，使气机畅通。肝病患者的治疗除了注重湿热之因、宣畅气机、补益脾胃以外，还需要关注瘀血病机，要善用活血以退黄之法，故我常加丹参、郁金等活血化瘀。此外，因患者转氨酶明显升高，还可以加五味子、垂盆草等护肝降酶。

具体处方如下：

柴胡 20g，黄芩片 15g，法半夏 10g，党参片 30g，生姜 10g，大枣 10g，炙甘草 6g，麸炒枳壳 10g，赤芍 30g，白花蛇舌草 30g，夏枯草 15g，半枝莲 30g，丹参 15g，垂盆草 30g，五味子 15g，葛根 45g，郁金 15g，鸡内金 15g。共 10 剂，日 1 剂。

嘱停用抗病毒西药，暂停口服降糖中药，改门冬胰岛素 30 注射液，早 12U，晚 8U，皮下注射控制血糖。

2020 年 5 月 21 日二诊。

刻诊：精神转佳，面色发黄、双目微黄、疲倦乏力等症状明显改善；怕冷，胃纳佳，多梦，二便调。舌暗，苔薄白稍腻，脉细弦。守初诊方去郁金、鸡内金，加田基黄 15g，干姜 5g。共 10 剂，日 1 剂。

2020 年 6 月 3 日三诊。

辅助检查：5 月 21 日查乙肝两对半定性结果同前。乙肝两对半定量与前相仿。肝功：ALT 107.8U/L↑，AST 27.6U/L，γ-GGT 214.9U/L↑。5 月 29 日复查肝功：ALT 46U/L↑，AST 25U/L，γ-GGT 138U/L↑，TBIL 19.1μmmol/L↑，白蛋白（ALB）：33.8g/L↓。

刻诊：患者现怕冷、多梦症状减轻，体重减 1kg，纳可，小便色淡黄，大便调，舌稍暗，苔薄白腻，脉细弦。守初诊方不变。共 15 剂，日 1 剂。

2020 年 6 月 24 日四诊。

辅助检查：6 月 20 日查糖化血红蛋白（HbA1c）6.2%。FBG：

9.02mmol/L↑。乙肝两对半定量：同前相仿。HBV-DNA 定量 < 100IU/mL。肝功能：ALT 19U/L，AST 16U/L，γ-GGT 56U/L。肝胆脾胰彩超：胆囊息肉（7mm×4mm），脾大（厚 51mm，长 121mm）。6 月 23 日查乙肝病毒核心 IgM 抗体（HBcAb-IgM）:（+）。

刻诊：视物模糊，膝关节酸胀，稍畏寒，汗多，纳眠可；大便日 1～2 行，质偏稀，小便可。舌胖大，色红，苔黄腻，脉弦滑。守三诊方基础上加醋鳖甲 30g^{（先煎）}，牡蛎 30g^{（先煎）}，浙贝母 15g。共 15 剂，日 1 剂。

西药治疗：门冬胰岛素 30 注射液：早餐前 11U，晚餐前 7U，皮下注射，控制血糖。

2020 年 8 月 19 日五诊。

血糖：监测 FBG 7～8mmol/L，餐后 13～14mmol/L。

刻诊：无明显视物模糊，膝关节不适缓解，略感心烦急躁，偶腹胀，纳佳，眠可，梦多；大便日 1～2 行，偏稀，黏厕。舌暗，胖大有齿痕，苔黄白厚腻，脉细弦。

予葛根黄芩黄连汤、当归四逆汤合四逆散加减：葛根 45g，黄芩片 10g，黄连片 10g，炙甘草 10g，柴胡 10g，赤芍 10g，麸炒枳壳 10g，桂枝 10g，大枣 10g，细辛 6g^{（先煎）}，当归 10g，鸡血藤 30g，郁金 15g，鸡内金 15g，合欢皮 15g，制远志 10g。共 10 剂，日 1 剂。

现患者转氨酶下降，血糖虽稍高，但控制相对平稳，有下降趋势，嘱患者今日始暂停胰岛素，可改纯中药治疗观察。

2020 年 9 月 19 日六诊。

辅助检查：9 月 15 日我院查：HBV-DNA 定量 < 100IU/mL。

HBcAb-IgM（-）。

乙肝两对半定量：同前相仿。肝功：ALT 20U/L。HbA1c 6.7%↑。糖耐量试验（OGTT）（0、30、60、120、180分钟）：9.49、13.98、19.0、21.43、14.5mmol/L（↑）。胰岛素释放（INS）（0、30、60、120、180分钟）：9.33、22.25、22.02、32.68、27.23μIU/mL。体检八项：LDL 6.98mmol/L↑、Glu 9.62mmol/L↑。

刻诊：患者自诉停门冬胰岛素30注射液改中药治疗后血糖较前升高，FBG约9mmol/L，餐后约16mmol/L。但昨天下午出现冷汗、心慌、头晕等低血糖反应。现无明显不适，大便日二行，质稀。舌红，齿痕，苔白厚腻。

予葛根黄芩黄连汤、柴胡桂枝干姜汤、四逆散加减：柴胡15g，黄芩片15g，桂枝10g，干姜10g，天花粉15g，牡蛎30g^{（先煎）}，炙甘草10g，赤芍20g，麸炒枳壳10g，郁金15g，鸡内金15g，醋莪术10g，浙贝母30g，玉米须30g，葛根30g，黄连片5g。共15剂，日1剂。

仍守暂停胰岛素、纯中药控制血糖的治疗方案；肝病方面继续中药护肝治疗。

后记：患者于2020年12月3日至我院查：HBV-DNA定量＜100IU/mL。HBcAb-IgM弱阳性（+）。乙肝两对半定量：同前相仿。肝功：ALT 19U/L，AST 19U/L，γ-GGT 17U/L。体检八项：GLU 9.10mmol/L↑，HDL-C 0.98mmol/L↓。HbA1c 6.3%。OGTT（0、30、60、120、180分钟）9.02、15.24、18.41、17.43、11.80mmol/L↑。INS（0、30、60、120、180分钟）：9.94、16.06、39.28、37.71、20.79μIU/mL。C肽释放试验（0、30、60、120、180分钟）：1.65、2.56、4.62、5.61、4.16μU/mL。与2020年9月糖尿病相关检查结果相比，糖化血红蛋白和血糖均有下降，胰岛素分泌高峰时间较前提前，由餐后2小时转为餐后1小时，第3小时胰岛素分泌

量稍有下降。继续门诊予纯中药降糖治疗。

2022年1月8日外院查乙肝两对半结果反馈：HBs-Ag 0.395 COI（−），HBs-Ab 13.5 IU/L↑（＋），HBe-Ag 0.113 COI（−），HBe-Ab 0.049 COI↓（−），HBc-Ab 0.007 COI↓（−）。表面抗原消失，表面抗体产生。乙型病毒性肝炎被完全治愈。

思辨解惑

【学生乙】本例患者糖尿病合并慢性重度乙型病毒性肝炎，应如何在治疗肝病的同时兼顾其血糖问题？

【教授】患者糖尿病病史4年，但在肝功能异常的情况下，首重护肝，血糖问题放在第二位，可暂改为胰岛素控糖。肝脏是人体药物代谢的重要器官，现肝脏处于受损期，若口服其他药物可能会进一步加重损伤程度，故在肝功能异常的情况下首选胰岛素治疗。中医治疗以辨证为主，或益气养阴，或活血化痰，但疏肝当贯穿治疗全程；同时注意护肝，减少口服降糖药对肝脏的损害，适时换用胰岛素降糖。

乙型病毒性肝炎有转氨酶异常，若合并其他疾病，如合并糖尿病一样，其治则也是遵守此道。如乙型病毒性肝炎合并甲亢，此时应停用可能伤肝的甲亢药物。甲亢药物引起肝损害在临床上并不少见，患者本身合并有病毒性肝炎的也不少；此时中医治疗重在调肝养阴、清热解毒，常用白虎加人参汤合柴胡、芍药或酸枣仁汤之类。若合并脂肪性肝炎，其转氨酶一般有轻度升高，或伴轻度黄疸，或有血脂异常；此类患者多脾虚湿盛，检查多发现胰岛素抵抗，主要表现为形体肥胖，疲倦懒动，身重头晕，胃胀便溏，舌淡，体胖大，边有齿痕，苔厚腻，脉沉细滑；治疗应以疏肝健脾，化痰调脂为主，佐用降脂之红曲、决明子、泽泻、山楂等；若有夹郁热者，常用柴芍六君子汤或温胆汤合四逆散；此外，辅以适度运动，控制饮食，减轻体重，对改善胰岛素抵抗也至关重要。

【学生丙】此患者表面抗原消失，表面抗体产生，乙肝病毒DNA定量由$4.05×10^7$IU/mL到最后转阴，疗效显著，对于此类病毒性肝炎的治疗，您有什么"秘诀"吗？

【教授】中医讲究整体观念，辨证论治，在注重患者当前阶段病机的前提下，结合慢性乙型病毒性肝炎发病部位多在少阳、厥阴的特点，再具体论治。每位患者病机皆不一样，然而慢性乙型病毒性肝炎病机也有一定的共同点。根据多年传染病科临床工作经验，其辨证主要从少阳论治，实证常见肝郁气滞、肝胃不和、肝胆湿热；虚证常见肝肾阴虚、脾肾阳虚；虚实夹杂证多见肝郁脾虚、胆热脾寒。病毒性肝炎，强调外邪致病。此类患者的抗病毒治疗，应注意扶正祛邪并存。如疏利肝胆，兼以顾护脾胃，可选用小柴胡汤合四逆散，调畅气机，疏解外邪，方中党参、大枣、炙甘草可扶正。小柴胡汤在临床及现代药理研究中，显示有明确的抗病毒、护肝的作用。另外，需遵循"治黄必治血，血活黄自退"的原则，可重用活血化瘀之品。最后，转氨酶异常患者还应忌用滋补，因转氨酶升高临床上常见于湿热内蕴者，若早用滋补，势必助邪恋湿，致病情迁延。需铭记叶天士"恐炉烟虽熄，灰中有火"之训，祛邪务尽。

对于乙肝病毒携带者，由于常无证可辨，故成为当今肝病治疗的难点。但根据疾病的迁延性、隐蔽性，及迁延日久易致肝硬化、癌变的特点，考虑其多与正气不足、正虚邪恋、邪伏肝络有关。西医学认为细胞免疫低下，免疫耐受是其重要环节。可采用温肾解毒法或和解枢机法，以此激活机体的免疫反应，正胜邪却，有利于抑制病毒。用方如二至丸、二仙丹加味，或小柴胡汤加味。

对于慢性乙型病毒性肝炎携带者，出现病毒 DNA 定量及转氨酶升高并不一定就是坏事。当"慢乙肝"处于病毒携带者的情况下，机体一般处于平静状态，正邪处于和平相处的状态，虽不至于加重病情，但也无法使疾病向好转状态发展。比如当乙肝病毒 DNA 阳性，处于复制阶段，其转氨酶反倒正常者，常为慢性迁延期，机体处于免疫耐受状态，病情多缠绵难愈。相反，当出现病毒 DNA 定量及转氨酶升高，有时候反而给机体提供了一个奋起反击的机会。此时正是邪正交争剧烈的时候，往往是清除病毒的好时机。应抓住时机，乘胜追击，调整机体，使"阴证转阳""虚证转实"，使正胜邪却，疾病向愈。这也是中医治疗慢性乙肝病毒携带者的思路所在。

对于急性病毒性肝炎患者，则必祛邪务尽，应重用清热利湿解毒，佐用活血。肝炎病毒属湿热毒邪，根据本人多年临床经验发现，疾病初起，邪实而正不衰，急性期表现为胆红素、转氨酶明显升高，且球蛋白显著升高；患者虽疲倦，但舌红、苔黄腻，乃湿热困阻，脾气不醒，非气虚也！故以祛邪为首务，邪去则正安。且邪在气分为主，尚未潜伏，及时祛邪则疗效佳，疗程短。治疗常重用清热利湿解毒之品。由于肝为血脏，体阴而用阳，气郁必有血瘀，佐用活血之品常能提高疗效，缩短疗程。

若为重症肝炎，此型来势急，病情重。多由湿热化火，深入营血，发黄动血动风，走窜脑络所致。病多在血分，应早用凉肝化瘀之法，予安宫牛黄丸醒脑开窍、清热凉血解毒以截断病势。

【学生丁】在临床上，常见您以小柴胡汤为基础治疗病毒性肝炎或者其他类型的肝病，可以讲讲其用意吗？

【教授】《黄帝内经》言"正气存内，邪不可干"。乙肝发病机理与免疫功能紊乱密切相关，调节免疫是治疗乙肝的重要手段。小柴胡汤是治疗少阳半表半里证的代表方，内可扶正，外可御邪，还可阻止病邪内传太阴，即《金匮要略》中提出的"上工治未病，见肝治病，知肝传脾，当先实脾，四季脾王不受邪，即勿补之"。

小柴胡汤用于治疗慢性乙型病毒性肝炎有理有据，疗效确切。现代研究发现，小柴胡汤治疗病毒性肝炎，其原因大致有三：一是小柴胡汤本身可护肝；二是可提高机体免疫力以扶正；三是可抑制病毒复制。如有学者发现小柴胡汤灌胃干预后的动物，肝损害、肝纤维化都得到了改善。而另有学者则发现小柴胡汤全方不同剂量对病毒 DNA 的复制均有一定的抑制作用，其作用虽弱于西药阿昔洛韦，但作用却更持久，且其在停药后无反弹。其内扶正气、外御邪气的组方原则与现代免疫调节机理相仿。慢性乙型肝炎的病情发展与机体免疫功能的异常也紧密相关，免疫因子能够帮助机体杀死乙肝病毒，帮助修复肝纤维化。有学者研究发现，小柴胡汤能使身体某些淋巴细胞表面抗表达升高或下降，且肝纤维化指标均有下降。依据大量临床及实验研究证据，结合中医辨证，病证结合，充分显示使用小柴胡汤治疗乙型病毒性肝炎的有效性和科学性。

【学生戊】请您归纳一下本案例六经辨证思路。

【教授】本患者特殊之处在于糖尿病 4 年合并乙肝 10 天，西药干预一周。

因患者十分信任我，其糖尿病一直用纯中医治疗。得知患乙肝后立即来找我。基于我多年肝病临床经验，首先帮他停用抗病毒西药，充分发挥中医辨治肝病的优势。考虑合并肝功能损害，临时改用胰岛素降糖。肝功能恢复正常后停用胰岛素，继续纯中医降糖。目前血糖控制良好！患者经一年零八个月治疗，乙肝病毒表面抗原消失，表面抗体产生，乙型病毒性肝炎被彻底治愈！

由于患者是合病状态，且用胰岛素降糖，临床并未呈现出典型的病毒性肝炎中医证型。四个月共六诊过程，先后选用柴胡剂，如小柴胡汤合四逆散，柴胡桂枝干姜汤，当归四逆汤类。即出现以少阳病为中心，兼及阳明湿热，或太阴虚寒，或厥阴血虚种种方证合病形式，与病毒性肝炎中医强调湿热郁毒、祛邪务尽理念有所不同。本案例实质是中西医整合治疗的一种范式。胰岛素降糖，对于有肝功能损害的患者是必选的。当肝病治愈后，又回归到中医治疗方式，最后两全其美。一切从患者利益出发，以患者为中心，以最小的成本、最少的副作用和痛苦，获得最大的疗效，是医患共同努力的目标！也是本案例带来的启示。

（王善庆）

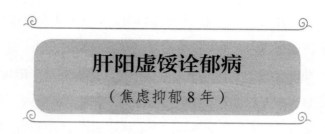

肝阳虚馁诠郁病

（焦虑抑郁 8 年）

诊断现场

　　患者潘某，男，24 岁，因"反复焦虑、恐惧 8 年"于 2020 年 7 月 9 日初诊。

　　患者自述曾于 2012 年受外界惊吓后经常出现多虑、心烦、焦虑不安，伴有明显的恐惧感，无法独处，日夜需要父母陪伴，严重影响日常生活，导致无法读书、工作；发作性脐下气上冲心，每日至少 1 次，每次至少持续 10 分钟。2016 年 9 月 25 日至 2017 年 1 月 26 日在广州白云心理医院住院，考虑诊断为：①高胰岛素血症性低血糖。②低血糖所致精神障碍（继发性躁狂、抑郁发作）。③低血糖所致轻度认知障碍。给予抗精神病类药物治疗，效果欠佳，甚至自觉服药后身体较前变差，遂自行停服。后曾在外院中医药断续治疗，部分症状时有好转，但反复无常，无法痊愈，拖延至今。近 8 年来一直由父母陪伴左右，几乎未出过家门。

　　李教授曾治以柴胡桂枝汤、四逆散、半夏泻心汤、五苓散、桃核承气汤、白虎加人参汤等，经 4 个月诊治后脐下气上冲心已痊愈，但焦虑、恐惧感等未完全解除，2020 年 11 月 28 日就诊时拟作更深入辨证。

　　刻诊：焦虑、惊恐，夜间发作明显；自述脑袋不清醒、有昏沉感，心烦，多虑，心慌心悸；平素无法独处，注意力难以集中，经常对自己的疾病过分关注；怕风怕冷明显，平素易感冒，吹风后鼻塞，流清涕；全身冰冷，手脚及脐周明显，热敷能缓解，但热敷易汗出，汗出则又出现难以描述的不适感；小腹积聚感较前缓解；胃纳差，进食后半小时即想吐，本周呕吐2～3次，呕吐以未消化食物为主，辗转难眠，眠浅易醒；大便次数4～5行，每次量少，夹不消化食物，质黏腻，自诉因长时间饮食寒凉冰冷食物，导致平素饮食不慎即易腹泻、消化不良；小便黄，尿频。舌暗，苔白厚腻，脉沉，左滑。

疑难亮点

（1）精神敏感、焦虑不能排解。

（2）无法独处，无法正常生活。

（3）病程久，多方求治无果，多种中西药物不耐受。

（4）当归四逆加吴茱萸生姜汤原方原量原服法，效如桴鼓。

辨证论治

【学生甲】此患者主观症状多，经过前期4个月的治疗，部分症状已缓解，但焦虑、恐惧感仍非常突出，针对目前这个顽固阶段，应该怎么入手治疗呢？

【教授】郁病多见于神经内科、精神心理科，相当于西医抑郁障碍，包括抑郁症以及癔症、焦虑症、心境障碍等抑郁状态，中医可归属于"郁病"范畴。

患者症状复杂，我们一组一组简单梳理：焦虑、多思、惊恐、无法独处、注意力难以集中、心慌心悸为热扰心神。怕风怕冷、易感冒、吹风后鼻塞、流清涕、觉不清醒、昏沉感、全身冰冷、热敷易汗出、汗出不适、自觉小便温度低为太阳表寒。最特别的是小腹有积聚和胀满感、胃纳差、食后呕吐未消化食物、眠浅易醒、大便次数多且有完谷不化为中焦虚寒，内有水饮积聚。最后，小便黄、大便黏厕又有湿热。结合舌暗苔白厚腻，脉沉，左滑等，考虑病机为寒热错杂。

在上一个阶段治疗中，曾予半夏泻心汤、四逆散、葛根汤、黄连温胆汤等加减化裁，诸症有好转，且脐下气上冲心已除。但患者焦虑、恐惧仍在，仔细辨证发现该患者符合厥阴病乌梅丸证，拟乌梅丸加减。处方如下。

乌梅 15g，细辛 5g，桂枝 15g，黄连 5g，黄柏 10g，当归 15g，红参 10g，干姜 10g，花椒 5g，淡附片 10g^{（先煎）}，山药 30g，淫羊藿 30g，乌药 10g，益智仁 10g，陈皮 5g，砂仁 6g^{（后下）}。共 7 剂，日 1 剂。

2020 年 11 月 23 日二诊、2020 年 12 月 1 日三诊时患者自觉诸症改善，均守前方加减。

2020 年 12 月 12 日四诊。

刻诊：近一周呕吐以痰涎为主，1 日 3～4 次，量多色清，质稀，下腹部自觉寒冷；口干明显，手足冰冷，怕风怕冷，烦躁，精神疲倦；眠差易醒，纳差；大小便难排，大便 2 日 1 次，量少质稀，小便量亦少，有尿不尽感。舌淡苔白，脉沉弦紧。体重 92kg。

予小柴胡汤、桂枝加附子汤、桃核承气汤加减：柴胡 15g，黄芩 15g，法半夏 10g，生姜 10g，红参 5g，西洋参 5g，炙甘草 10g，大枣 10g，桂枝 15g，赤芍 20g，淡附片 10g^{（先煎）}，陈皮 10g，砂仁 6g^{（后下）}，淫羊藿 30g，补骨脂 30g，酒萸肉 30g，虎杖 30g，生地黄 20g，桃仁 10g。共 3 剂，日 1 剂。

2020 年 12 月 19 日五诊。

患者自诉症状改善，余无不适，守前方治疗。

2020 年 12 月 22 日六诊。

刻诊：易受惊，耳鸣，口干，困倦；胃纳一般，嗳气欲呕，眠可，大便次数少，质稀，小便黄。舌暗红，苔白腻，脉沉滑。予小柴胡汤合桂枝加龙骨牡蛎汤、乌梅丸，上午、下午交替服用，处方如下：

处方一：柴胡 15g，黄芩 15g，法半夏 10g，生姜 10g，红参 10g，炙甘草 10g，大枣 10g，桂枝 10g，白芍 10g，煅龙骨 30g^{（先煎）}，煅牡蛎 30g^{（先煎）}，远志 10g，石菖蒲 10g，胆南星 10g，仙鹤草 30g，淫羊藿 30g。共 3 剂，日 1 剂，上午服用。

处方二：乌梅 15g，花椒 6g，桂枝 10g，细辛 6g，黄连 6g，黄柏 10g，红参 10g，当归 10g，淡附片 10g^{（先煎）}，山药 30g，蜂蜜 2 勺，淫羊藿 3g，砂仁 6g^{（后下）}。共 3 剂，日 1 剂，下午服用。

2020 年 12 月 29 日七诊、2021 年 1 月 9 日八诊，患者自诉病情继续改善，遂嘱守 12 月 22 日处方二。

2021 年 1 月 30 日九诊。

刻诊：患者诉服上方后恶寒，指甲发紫，心生恐惧；自感胸部疲劳，无法挺胸，胸闷，口干；纳差，食后胀，眠浅；诉加茯苓后小便增多，减白芍、郁金后怕冷减，并见水样便，夹不消化食物，小便黄。舌红，苔白稍腻，脉沉滑。

予当归四逆汤、茯苓四逆汤加减：当归 15g，桂枝 10g，赤芍 10g，细辛 3g，炙甘草 6g，鸡血藤 15g，西洋参 10g，淡附片 6g^(先煎)，茯苓 20g，苍术 10g，炮姜 6g，陈皮 6g，砂仁 6g^(后下)。共 7 剂，日 1 剂。

2021 年 2 月 6 日十诊。

刻诊：恶寒缓解，易惊恐，见来往车辆害怕，易疲劳；纳差，眠差，易惊醒；大便可见未消化物，小便黄，尿不尽感。舌红，苔白厚，中有裂纹，嘴唇干裂，脉沉紧稍缓。体重 91.5kg，身高 173cm，体重指数：30.6kg/m²。

予当归四逆汤、茯苓四逆汤、四逆散加减：当归 10g，桂枝 10g，赤芍 15g，细辛 3g，炙甘草 10g，炮姜 10g，西洋参 10g，淡附片 6g^(先煎)，柴胡 10g，枳壳 10g，郁金 15g，鸡内金 15g，合欢皮 15g，远志 10g，胆南星 10g。共 2 剂，日 1 剂。

2021 年 2 月 16 日十一诊。

刻诊：健忘，恶寒恶风，口干，腹寒，胃纳一般，眠差，大便 4～5 次/日，质溏，时水样，遇寒排便不出，小便黄。舌淡暗，苔薄白干，脉沉细弱。

予当归四逆加吴茱萸生姜汤加减：当归 15g，赤芍 15g，细辛 15g，通草 10g，桂枝 15g，炙甘草 10g，吴茱萸 40g，生姜 40g，党参 15g。共 6 剂，水酒各半煎服。

2021 年 2 月 27 日十二诊、2021 年 3 月 13 日十三诊辨证以白虎加人参汤加减为主。

2021 年 3 月 20 日十四诊。

刻诊：惊恐、手抖，偶见气上冲头，头胀痛，口干，晨起口臭明显，咽中有黄痰，晨起胸闷明显，怕冷怕风，四肢厥冷，自觉脐周冷，需进食较多高热量食物后方可缓解；胃纳较前好转，难以入睡，小便色黄，大便稀烂，4～5 次 / 日。舌淡暗，苔白根黄腻，根部花剥，舌体瘦有齿痕，脉沉弱。

予当归四逆加吴茱萸生姜汤加减：当归 15g，桂枝 15g，赤芍 15g，细辛 15g，通草 10g，炙甘草 10g，大枣 20g，制吴茱萸 40g，生姜 40g，共 6 剂。煎服法：第 1 次，按处方原量；第 2 次，2 剂合为 1 剂；第 3 次，3 剂合为 1 剂。水、酒各半共煎，煎煮成 3 碗水。1 次 1 碗服用，1 天 3 次。若有不适，及时反馈。

2021 年 3 月 22 日患者反馈：服用当归四逆加吴茱萸生姜汤原方原量 1 剂效果最好！自觉身体较前明显舒畅，寒冷和恐惧感减轻且泻下大量水样便，如腹中有冰块，遇热冰消化水，直趋下行，身体十分轻松。遂遵医嘱继续服用 1 剂，方药同上。

后记：患者诉服用上方后，怕冷感明显减轻，自觉有力气了，恐惧、胸闷等症状缓解。从初诊至今，患者逐渐主动外出跟朋友聊天，内向沉默不语的性格跟初诊相比明显好转。精气神较前明显好转，看起来已经是一个神清气爽、活力满满的小伙子，与初期就诊状态简直判若两人。后续治疗重点在改善胰岛素抵抗，我们期待后续佳效。

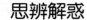

思辨解惑

【学生乙】这个患者病情如此特别，主观症状多而复杂，您可以给我们讲讲他的故事吗？

【教授】患者初中时因目睹老师车祸现场，受到惊吓，自此经常出现恐惧感。后来虽然考上了重点高中，但是一个月后因为恐惧，不能出门，不能独处，就休学在家，至今已8年多了。8年来，父母必须要有一方在家陪伴，几乎未出过家门，也未与外人交流。一旦觉得不舒服就要搬家，已搬家数次。经常因为烦躁而摔东西，还会不能自控地买东西，买了又不用。曾经到精神科就诊，服用过相关药物，因自觉症状更加严重而停服。多年就诊无果，父母均觉得有一种走投无路的感觉，其父亲遂自学中医，对《伤寒论》很熟悉，经常自行研究各种治疗方案。凭良心讲，这种家长可以说是做到极致了，这么长时间，从未放弃对儿子的希望，当然也已经是焦虑到极致。

在治疗过程中，患者及家属也比较有自己的想法，他们会给一些看法或者意见。比如说患者是不能用芍药的，服用后会自觉胸闷、恐惧感加重。患者病程长，不能用芍药、生地黄等，有些疗效很难保证。我们有时候也会听从患者的一些建议。但有两次，不刻意告知患者，使用了这些"禁忌"药物，其实又是没有问题的。这是个很特殊的案例，治疗很艰难。

患者初诊就自诉一直感觉到身体里像是有冰块一样寒冷、外热里寒的感觉，手脚腹部都是冰冷的，所以我就想到张仲景《伤寒论》原文第176条讲的"伤寒，脉浮滑，此表有热，里有寒，白虎汤主之"。临床上我们很多时候看到的是寒包火，外寒内热的现象，然而他的描述却是表热里寒。事实真是如此吗？他自我感觉内寒，然从舌脉看，尤其是舌质特别红，苔黄厚腻且干，所以初始我觉得其表里俱热，临床上我也用到清热泻下的药物。然而，患者反馈他根本不能用泻法，患者是如此描述的：一泻恐惧感就来了，一补他就舒服。

所以，碰壁后又需转变思路。虽然他一直自诉怕冷明显，但是我看到的确实是火比较多。如此极端的矛盾情况下，考虑为厥阴病寒热错杂之象，于是使用了乌梅丸。这次疗效是出来了，患者多方面症状缓解，又时有加重，于是兜兜转转在太阳、少阳与厥阴之间来回调整治疗，确实有不错的疗效。

患者诸症皆逐渐有好转，然而其寒冷之感却一直未见明显缓解，夹带恐惧感，且脉象都是很难触及的，因长期不见阳光，患者皮肤也特别白。于是我想到《伤寒论》第 351 条"手足厥寒，脉细欲绝者，当归四逆汤主之"，及第 352 条"若其人内有久寒者，宜当归四逆加吴茱萸生姜汤"。于是我又转变了思路，以当归四逆汤及当归四逆加吴茱萸生姜汤以祛其沉寒。刚开始使用的是常规剂量，寒冷症状确实有缓解，然而总感觉缺少点什么。于是考虑是否药物剂量不够？决定试试使用仲景原方原量。其实那么大的剂量刚开始是不敢用的，家属也很纠结，于是跟家长反复沟通，煎煮方法也写得很详实，建议及时反馈，保持紧密联系。

患者吃到最后一剂，表现首先是腹泻，以水泻为主，随之感觉心下冰块逐渐融化，有冰雪消融的舒畅感，特别舒服，怕冷、恐惧感也随之消失。此时阳气出来了，活力也有了。吴茱萸这个药平时开到 6 ～ 10克，患者就觉得很辣、很燥、很苦，此次吴茱萸用到了 120 克，细辛45 克，也是一次新的尝试。后来患者要求再开，但是我认为症状已经缓解，则不必再服用，否则就过头了。作为医者，我们有底线，治疗既要有主见，更要保安全。仲景时代的经方用量自有存在之理，同时也增加了我们的自信。这个病例算是尝试到原方、原量、原服法的甜头，紧扣他的病机就可以尝试。

经过一段时间的治疗，患者及父母均觉得这次就诊是8年来最舒服、疗效最满意的一次。其父亲对我们是信心满满，觉得他们找对了医生。在门诊中他也发表了一些意见，觉得我们的治疗思路肯定是对的。他认为无论疾病如何变化，一切都在六经辨证掌控之中。在《伤寒论》书中转来转去，都可以找到思路，所以都有效。他儿子的病要么是在太阳，要么是在少阳，要么是在厥阴，来来回回地变，患者无论服用哪个方，身体上都会给出反应，只是可能有时候有些是改善，有些是加重罢了。患者之前胃口好，吃甜食多，所以肥胖，有高胰岛素血症，我们也嘱咐患者要多运动减肥。现在体重下降了，低血糖反应减少了。以前头发是油腻稀少的，现在头发都变多了，非常柔顺清爽，阳气慢慢起来，人也觉得暖和了。

从初诊至今，患者逐渐主动外出跟朋友聊天，愿意跟人交流了，情绪稳定，比较理智，自我状态良好，也比较有自信了。精气神较前明显好转，看着就让人觉得是一个神清气爽、活力满满的小伙子。

【学生丙】前三诊予乌梅丸治疗后有了明显改善，您可以讲讲乌梅丸在此处的治疗意义吗？

【教授】前面我们讲到，根据患者的临床表现、特征、既往病史及舌脉等，考虑为寒热错杂之乌梅丸证。初治在三阳，从患者前三诊的治疗效果可以看出，切中病机，故疗效让人欣喜。第一阶段气上冲心已愈，但仍有明显焦虑恐惧，我们谨守六经辨证，考虑病在三阴之厥阴。

何谓厥阴病？在《伤寒论》其争论至今仍未见有定论，有"千古疑案"之说。若想解决此疑案，就要给厥阴病确立衡量的标准。厥阴病处于六经病证发展过程中的末期，厥阴包括手厥阴心包、足厥阴肝，那么厥阴病的确立就要反映心包、肝二者之脏腑、经络、气血及所属阴阳气化等方面的生理病理特征，只要是符合其特征，就可诊断为厥阴病。患者之焦虑惊恐、怕冷、手足冷、腹部皮肤冷、昏沉感、小腹仍有胀、胃纳差、吐、眠浅、易醒等均不离肝主疏泄、主藏血和心包代心君用事等生理病理特征。

李士懋国医大师对厥阴病的实质的解读：肝阳虚馁，肝用不及，失其升发、疏泄、调达之性，因而产生广泛的病证，易形成寒热错杂证。乌梅丸集数方之功于一身，具多种功效，共襄扶阳调寒热，使阴阳臻于和平，故应用广泛。李老曰："若囿于驱蛔、下利，乃小视其用耳。"可见乌梅丸证是治疗肝阳虚馁、寒热错杂复杂病证之有效方。

【学生丁】四诊中法半夏、淡附片合用；六诊中两个处方上午、下午分开服用，请分享一下您的运用心得。

【教授】《神农本草经》记载，半夏"主伤寒，寒热，心下坚，下气，喉咽肿痛，头眩胸张，咳逆肠鸣，止汗"；附子"主风寒咳逆邪气，温中，金创，破癥坚积聚，血瘕，寒温，踒躄拘挛，脚痛，不能行步"。虽出现过"乌头反半夏"之说，但并没有说附子反半夏，甚至在论述《本草纲目》附子条的附方中引载："生附子、半夏各两钱，姜十片，水两盏，煎七分，空心温服。"用于治疗胃冷有痰，脾弱呕吐。首先，我们要明确一点，附子并不等同于乌头，二者药性与毒性皆有一定区别，附子是乌头块根上所附生的子根，乌头是乌头的主根（母根），分为川乌和草乌，乌头祛风通痹之力较附子为胜，但补火祛寒之力不及附子，故古有"附子逐寒，乌头祛风"之说。

其次，虽然古代文献如张子和《儒门事亲》云："半蒌贝蔹及攻乌。"但临床实际运用也屡见不鲜，最经典代表，首推医圣张仲景的《伤寒杂病论》。在《金匮要略》中，寒饮逆满证用附子粳米汤。附子补阳益火，祛寒止痛，半夏燥湿化浊，降逆和胃，二者相伍，既温中散寒，又化浊燥湿、降逆和胃，治疗元阳不足，寒邪内阻，阴寒湿浊上犯之证，相得益彰。还有甘遂半夏汤之于痰饮、干姜人参半夏汤用治妊娠呕吐等；又如《备急千金要方》中治疗五饮的"大五饮丸"，《太平惠民和剂局方》中治疗脾肾久虚，荣卫不足，形体羸瘦，短气嗜卧，咳嗽喘促，吐呕痰沫的"十四味建中汤"，都用到附子、半夏相配。可见只要辨证准确，谨守病机，把握好用量，不必被"相反""相恶"束缚思路。"相恶、相反同用者，霸道也，有经有权，在用者识悟尔"，诚然！

至于六诊中小柴胡汤合桂枝加龙骨牡蛎汤，与乌梅丸分上午、下午交替服用，道理很简单。当临床症状较复杂时，运用一个方难以兼顾，如果组合在一起方又过大，药性复杂难以控制，可根据患者症状的发展趋势，结合人体自身与自然界阳气的升降变化规律，设置两方，按照一定的规律服用，以更好地发挥疗效。晨起阳气初升，予小柴胡汤协助升发少阳之气；桂枝加龙骨牡蛎汤主走太阳之气，同时沉潜、收敛阳气，以免阳气外散，以备夜间阴冷时之需。下午逐渐出现阳衰阴盛，此乃阴阳之气相顺接之时，予乌梅丸正当时，如是则天时地利人和，阴阳平衡。

【学生戊】请您再归纳一下本案例六经辨证思路。

【教授】同学咨询与梳理得都不错！正如患者父亲总结到的：一切均在六经辨证掌控之中。即无论症状和病机如何变化，均可用六经方证辨治。情志病突出，但有因果，既有主观症状，又有客观依据，且互为因果。一是配合话疗，多与患者沟通，让其了解我们治疗思路和方案；二是患者有高胰岛素血症，常因低血糖而致负面情绪发作。高胰岛素血症是糖尿病前期病症，我们积累了较丰富的临床治疗经验，也是遵循六经辨证思路处方用药。本案例尤其突出了厥阴病之当归四逆加吴茱萸生姜汤，原方原量原煎服法，取效十分显著；还有乌梅丸新用，诠释了郁证治疗和中医病机等，让人赞叹叫绝！疗效是硬道理！经典经方魅力无穷！

（孔祥安）

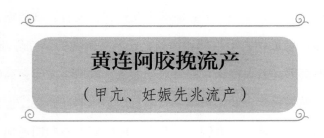

黄连阿胶挽流产

（甲亢、妊娠先兆流产）

诊断现场

徐某，女，34岁，因"阴道不规则流血2个月"于2021年3月11日初诊。

患者2014年发现甲状腺功能亢进症（甲亢），一直规律就诊于本院门诊，口服丙硫氧嘧啶片控制病情，2020年12月复查甲功等指标正常后逐渐停药。几年来，患者在甲亢病情稳定时，曾积极备孕，但一直未孕。患者曾行妊娠相关检查，其间发现有多囊卵巢综合征、高胰岛素血症病史，月经不规律，余相关检查均无异常；其丈夫相关检查仅提示精子畸形率较高。患者曾3次在外院行试管婴儿，两次未成功受孕，另外一次是在2020年5月发现怀孕，但在7月份出现胎停。在受孕方面患者放弃试管婴儿，于2020年8月再次于李教授门诊复诊，要求中药调理，欲待自然受孕，患者于同年12月自然受孕成功。

患者在妊娠第6周至今，反复出现4次阴道流血，每次出血均量大势急，色鲜红，可在10分钟左右湿透一片日用卫生巾，但鲜血亦能在1小时左右自止，后持续几天的少量阴道褐色分泌物。曾多次在外院住院行相关检查，未查出具体出血原因，考虑诊断：①先兆流产。②不良孕产史。③妊娠合并子宫肌瘤。④附带妊娠状态：孕2产0，宫内妊娠12周单活胎，治疗上主要以对症止血为主。

刻诊：患者今晨出现孕期第4次阴道出血，现仍有少量褐色分泌物，腰部酸痛，牵引至右小腿麻木，口苦口干，心慌，气促，怕热，汗出较少；胃纳可，腿麻致睡眠差，多梦易醒，醒后难入睡；夜尿2～3次，小便色黄，大便日行1～2次，质软成形。舌尖红，苔薄白，脉细滑。

疑难亮点

（1）甲亢、多囊卵巢综合征、高胰岛素血症。
（2）不孕，试管婴儿失败2次，胎停流产1次。
（3）特殊妊娠期用药禁忌：有故无殒，亦无殒。
（4）先兆流产出血量大。

辨证论治

【学生甲】此患者反复多次先兆流产，且出血量大势急，检查未能发现其病因，我们该如何处理这种特殊时期的出血呢？

【教授】患者多囊卵巢综合征合并甲亢，其怀孕及流产风险相对普通人明显升高，求子之路任重而道远。患者经过中药调理后自然受孕，但又在妊娠早期出现阴道出血，其妊娠风险大，病情较危险，需时刻关注病情进展。

"先兆流产"属中医"胎动不安"范畴，患者本有长期甲亢病史，高代谢的疾病特征导致素体多有阳盛或肝郁化热现象；复加孕后血聚养胎，阴虚阳盛，以致血热下扰冲任，迫血妄行，损伤胎元，引起胎动不安，故见胎漏下血。患者曾多次人工授精及流产，中医认为此易耗气伤精，损伤肝肾；此外，胎动不安下血反之亦可加重阴血不足。气血不足以濡养胞宫及腰府，致使冲任不固，不能摄血养胎，亦可见下血、胎动不安。正如《妇人大全良方》中所言："气血虚损，不能养胎，所以数坠也。""夫妊娠漏胎者……气血失度，使胎不安，故令下血也。"

患者此时病机当属虚实夹杂，以少阴心肾不交，水火不济，兼夹有气血不足为主证。腰酸腿麻多为肝肾不足见症；精血下聚，少阴之液无以上济以镇心火，则出现心慌、失眠、口干、怕热、舌尖红等心肾不交症状；脉细亦提示精血不足。治宜滋肾阴，降虚火，交心肾，安胎，拟黄连阿胶汤加减为主方。

黄连片 6g，黄芩片 10g，白芍 10g，阿胶 10g^{（烊化）}，桑寄生 15g，续断片 15g 炙甘草 6g，陈皮 6g，砂仁 6g^{（后下）}。煎煮法：阿胶先单独烊化，后将其纳入煮好的药汁中；鸡子黄 2 枚，待药汁小冷后，纳鸡子黄于药汁内，搅匀温服。共 3 剂，日 1 剂，每次 1 枚鸡子黄。

2021 年 4 月 15 日二诊。

刻诊：服药后至今未再出现阴道出血，怕热，时觉心里烦躁，腰骶部酸痛感，伴双下肢时有麻木感，口干欲饮，疲倦，嗜睡，胃纳一般，食后易饱胀；大便质软成形，日行 1～2 次，小便色淡黄，夜尿 2～3次。舌质暗红，苔白腻、水滑，脉细滑。予酸枣仁汤、李氏安胎经验方加减，处方如下：

酸枣仁 30g，川芎 10g，知母 10g，茯神 30g，布渣叶 10g，黄芩 10g，白术 10g，续断 15g，桑寄生 15g，砂仁 6g^{（后下）}。共 3 剂，日 1 剂。

后记： 患者于 2021 年 7 月 28 日报喜，于上午顺产一名健康女婴，重 4.6 斤，母子平安，产妇精神状态佳。

思辨解惑

【学生乙】黄连阿胶汤中含苦寒及活血祛瘀之妊娠禁忌药，您使用后反而使先兆流产出血药到病除，孕妇用药本就诸多禁忌，我们临证使用时该如何把握其度呢？

【教授】对于妊娠禁忌用药，历代医家争议颇多，有认为应绝对禁用的，如《万氏妇人科》中云："孕妇有疾，必择其专门平日无失者用之。若未试之，医有毒之药，不可轻用，以贻后悔。"但很多医家在临证实践中，并不拘束于禁忌之法，他们多遵循《黄帝内经》提出的"有故无殒，亦无殒"的原则，认为大多数妊娠禁忌药并非绝对禁用，而是慎用。所谓的慎用，其关键在于辨证得当、方证病机相应。药有个性之特长，方有合群之妙用，而不是紧盯某方某药是否损胎。

孕妇本就阴阳气血不平衡，生病了更需要药物调整，若辨证准确，药用得当，病药适称，虽"毒"虽"忌"，亦可使病去胎安。正如周学霆所说："凡有是证，当用是药。俗医以参、芪、芩、术等为安胎圣药，以大黄、芒硝为犯胎之禁药，而不知胎热水涸，参、芪、芩、术等又为犯胎之禁药，大黄、芒硝又为安胎之圣药。"妊娠禁忌药用于妊娠期须与他药适当配伍，以降低不良反应，减少对母体及胎儿的损害。但孕妇用药亦不可过用大剂、重剂，恐怕伤害正气，一般病衰大半即可停药。

因黄连阿胶汤中有苦寒之黄连，活血祛瘀之芍药，还有滋腻碍胃之阿胶，故很多医者不敢用于妊娠者。然而方中之黄芩、黄连虽为苦寒之品，但其使用符合患者血热之病机，可直泻心火，俾"胎得凉则安"。阿胶其性善滋阴，又善潜伏，能直入肾中以生肾水，芩、连配阿胶，补而不热，凉而不寒，交通心肾之水火。白芍其苦也善降，其酸也善收，能收降浮越之阳，使之下归其宅，内平相火。鸡子黄乃血肉有情之品，能直入肾中以益肾水，峻补真阴，肾水充足，自能胜热以上镇妄动之心火。续断、桑寄生合阿胶，寓寿胎丸之意，可补肝肾，固冲任，使胎气强壮而自固。砂仁亦可安胎，配陈皮、炙甘草可理气、益脾胃，以生气血濡润胎儿。另炙甘草有调和诸药，减轻苦寒之药性的作用。

有是证，用是药，去其所病，便是安胎之法。我认为医者当遵循两头看原则：往前看，追求卓越疗效；往后看，要防风险，要有底线思维。在特殊情况，要谨防堕胎风险，但战略上要重视、需得做到胆大心细。

【学生丙】在《伤寒论》中黄连阿胶汤主治"心中烦，不得卧"，并未提及出血症状，此处用于治疗妊娠胎动不安、下血，该怎么理解这种辨治机理呢？

【教授】《伤寒论》第 303 条原文："少阴病，得之二三日以上，心中烦，不得卧，黄连阿胶汤主之。"仲景在原文中主要用于治疗阴虚火旺，以心肾不交之心烦、失眠症状为主。当心火偏亢，热入血脉，血行加速，热迫血行，可导致出血；肾阴不足时，阴不制阳，阳气相对偏亢，阴虚火旺，易灼伤血络，亦可导致出血。心肾之间，生理上阴阳、水火相互制约，相互为用，以维持机体阴阳协调平衡。因此维持心肾之间的水火阴阳平衡，也是治疗血证的方法之一。

黄连阿胶汤治疗出血之证，是有诸多考证的。首先，就单味药物作用而言，方中诸药几乎都有明确的止血功效。阿胶乃是一味重要的补血止血之品，《本草纲目》云其可"疗吐血、衄血、血淋、尿血，肠风，下痢"。《神农本草经》中则曰："女子下血，安胎。"黄芩本亦可止血、安胎，《名医别录》载黄芩治疗"女子血闭，淋露下血"。柯琴在《伤寒附翼》中如此论述黄连阿胶汤："此少阴病之泻心汤也。"这里的泻心汤指的是《金匮要略》中的三黄泻心汤，可治吐血衄血，方中主药就有黄连、黄芩。白芍我们熟知，其有活血祛瘀之用，然其还有收涩止血之功。《本经逢原》记述其"入止血药醋炒……白芍药酸寒，敛津液而护营血，收阴气而泻邪热"。《医学衷中参西录》云"与竹茹同用，则善止吐衄"。其二，血证用阿胶、黄芩，符合仲景用药的习惯，如芎归胶艾汤、温经汤中均有阿胶。黄芩、阿胶是仲景治疗血证的主要药对，如黄土汤。此外，在历代医家著作中也有关于使用黄连阿胶汤治疗血证的经验论述。如《张氏医通》谓黄连阿胶汤"治热伤阴血便红"，又有"下血如崩，脉较平时反觉小弱而数，此热伤手太阴血分也，与黄连阿胶汤二剂"。

除了胎动不安下血，在临床上，我还常用其治疗糖尿病视网膜病变之眼底出血，仲景亦是没有治疗此种疾病的记载。在临床中使用黄连阿胶汤治疗糖尿病眼底出血，主要是依据心主神明、心主血脉的理论。仲景所论之心烦、不得眠，实乃心主神明的表现之一；而热性、阴虚阳亢性质的出血病变可归结为心主血脉失职。故除了眼底出血，其他部位如果符合阴虚血热所致的出血证，都可以考虑这种治疗方法，这体现了仲景异病同治的治疗原则。

【学生丁】鸡子黄入药临床使用较少，您可以给我们讲讲这个药的应用要点吗？

【教授】鸡子黄即鸡蛋黄，其味甘，性平，具有滋阴润燥、养血息风的作用。《药性论》中记载，鸡子黄"煎服，主痢，除烦热。炼之，主呕逆"。《本草纲目》记载，鸡子黄可"补阴血，解热毒，治下痢"。《伤寒用药研究》认为"鸡子，体温润，而白以纾散为之用，黄以疏通为之用，纾散（苦酒汤，纾散咽喉也），疏通（黄连阿胶汤，疏通虚实间也）"。

《伤寒论》中含有"鸡子"的方剂仅黄连阿胶汤和苦酒汤两个方

子，而《金匮要略》中的百合鸡子黄汤、排脓散中亦有论述。观此四首方剂，有方中用"鸡子黄"，有方中去"鸡子黄"单用"鸡子白"，有生用，有熟用，有蛋汤之用，甚是多变。黄连阿胶汤中所用之鸡子黄为半生半熟，似蛋花汤；而排脓散中鸡子黄则生用；百合鸡子黄汤将鸡子黄煎至似蛋羹之膏状，应当是全熟而用；苦酒汤则是以醋制半夏，置于蛋壳内，其煎煮法中蛋清是否同煎，各家则略有争议。

临床上多用鸡子黄与以增强滋阴润燥、降火归原之功效。如柯琴在《伤寒附翼》中提到："鸡子黄禀南方之火色，入通于心，可以补离宫之火，用生者搅和，取其流动之义也；黑驴皮禀北方之水色，且咸先入肾，可以补坎宫之精，内合于心而性急趋下，则阿井有水精凝聚之要也，与之相溶而成胶；用以配鸡子之黄，合芩、连、芍药，是降火引元之剂矣。"《伤寒指掌》则有云："此传经热邪扰动少阴之阴，肾水亏，则君火旺，故以芩连泻心，胶黄育阴，且鸡子黄色赤而通心，阿胶色黑而通肾，坎离合治，自然热清而烦解。"

【学生戊】请您归纳一下本案例六经辨证思路。

【教授】此类型案例临床并不少见。甲亢、多囊卵巢综合征、高胰岛素血症、不孕多病融为一体。2次试管失败，1次胎停流产。难怪患者感叹道："我的十年不孕长征路。"当然故事以皆大欢喜告终。中医调孕，中医安胎，主要从三阴入手，尤其运用少阴热证之黄连阿胶汤滋阴降火止血，确有神效！一是从病机考虑，二是经方拓展运用。从用药禁忌言，我当时担当了一定风险，但是与患者良好沟通，加之有经典用药依据。胆大心细，竟一剂血止，十分惊喜。

（刘婉文）

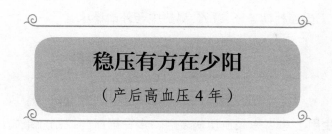

稳压有方在少阳

（产后高血压4年）

诊断现场

患者胡某，女，39岁，因"反复头痛4年"于2020年10月6日初诊。

患者于2016年产后发现血压升高，最高达180/128mmHg。4年来一直规律口服降压药控制，现服用氯沙坦钾氢氯噻嗪每天1次，每次1片；氨氯地平（络活喜）每天1次，每次5mg。但近期患者诉血压控制不稳定，在家自测血压，常波动在140～190/90～130mmHg，为求进一步诊治，遂来本院门诊就诊。

刻诊：阵发性头痛，头部有昏胀感，现无头晕，口干口苦，喜温饮，平素不耐寒热，余无明显不适；纳眠可，二便调。舌淡红，苔白腻稍黄，脉沉弦滑。末次月经（LMP）：2020年9月15日，月经量较少，色暗红，少许血块。测血压：198/133mmHg；心率：85次/分。

疑难亮点

（1）青年育龄期女性患高血压。

（2）规律口服降压西药仍控制不佳。

（3）从少阳论治高血压。

（4）王氏连朴饮、三仁汤合温热中药外治稳压。

辨证论治

【学生甲】患者患高血压病多年，多种降压药控制效果欠佳，面对这样的"高血压困难户"，您的诊治思路是什么？

【教授】患者为青年女性，产后出现高血压，控制不稳定，其既往史及家族史均无特殊，可以归类于原发性高血压。本病与中医消渴病不同，中医学无高血压病病名及其相关阐述，对于高血压病的诊治分别见于眩晕、头痛、心悸等病证中。西医治疗以钙拮抗剂、血管紧张素转换酶抑制剂、血管紧张素Ⅱ受体拮抗剂、利尿剂、β受体阻滞剂等为主。患者目前血压高达198/133mmHg，需谨防高血压危象，血压过高会造成心、脑、肾、视网膜等重要的靶器官的损害，首先建议急诊先行处理后再进行本门诊中药治疗，但患者拒绝。

本案患者考虑为产后气血耗伤，元气受损，百节松动，致机体的阴阳平衡失调，脏腑、经络、气血功能紊乱，形成了以头痛为主要表现的高血压。结合见症与患者身体状况，可从少阳病兼夹血虚水饮论治，方选柴胡桂枝干姜汤合当归芍药散、四物汤、枳实芍药散以达和解少阳，温化水饮，补血活血之功。处方如下：

柴胡15g，黄芩15g，桂枝15g，干姜10g，白芍20g，赤芍20g，天花粉15g，生牡蛎30g^{（先煎）}，炙甘草20g，茯苓50g，泽泻30g，白术10g，当归15g，川芎10g，生地黄30g，怀牛膝15g，枳实15g。共10剂，日1剂。

2020年10月17日二诊。

刻诊：紧张及疲倦时自觉太阳穴处有紧绷感，无颈项强硬，无头晕头痛，纳眠可；大便时干时稀，日行1～2次，小便色淡黄。舌暗，苔白腻，根部黄腻，脉弦细。血压：200/115mmHg，心率：86次/分。月经：LMP：2020年9月24日至9月28日，色深红，量少，有血块，腹部胀满感，无痛经，无腰酸，无乳房胀痛。

予小柴胡汤合黄连温胆汤加减：柴胡15g，黄芩15g，法半夏10g，党参30g，大枣10g，炙甘草15g，生姜10g，黄连10g，竹茹15g，枳壳10g，陈皮10g，土茯苓50g，葛根30g，白芍30g，郁金15g，鸡内金15g，合欢皮15g。共15剂，日1剂。

2020年10月31日三诊。

刻诊：双太阳穴仍有紧张感，但较前改善，平素下肢怕冷明显，无头晕头痛，纳眠可；大便质黏腻，日行1次，小便调，夜尿1次。舌红稍暗，尖边红，苔薄，根稍厚腻，脉沉弦滑。血压：182/109mmHg，心率：79次/分。LMP：2020年10月18日至10月23日，量少，色红，有血块，无痛经，经期疲惫感明显。

予柴胡桂枝干姜汤合当归芍药散加减：柴胡15g，黄芩15g，桂枝15g，干姜10g，天花粉15g，生牡蛎30g^{（先煎）}，炙甘草20g，当归15g，赤芍20g，白芍20g，川芎10g，茯苓50g，泽泻30g，白术15g，枳实10g，牛膝15g。共15剂，日1剂。

2020年11月14日四诊。

刻诊：患者诉现服西药同前，今日自测血压140/108mmHg。双太阳穴紧张感较前明显改善，余无特殊不适，纳眠可；大便稀烂不成

177

形，小便可。舌淡红，苔薄白腻，根部较中部稍腻，脉沉细。血压：163/99mmHg，心率：83 次 / 分。守三诊方去白术、牛膝，加合欢皮15g，郁金 15g，鸡内金 15g。共 15 剂，日 1 剂。

2020 年 12 月 1 日五诊。

刻诊：太阳穴处仍偶有紧绷感，颈肩部时有僵紧感，下肢怕冷改善，纳眠可，二便调。舌淡，苔薄白，脉沉弦。月经：LMP：2020 年11 月 15 日至 11 月 22 日，量较少。血压：152/102mmHg，心率：78 次/ 分。守四诊方加葛根 45g。共 20 剂，日 1 剂。

2020 年 12 月 29 日六诊。

刻诊：太阳穴处紧绷感消失，易疲乏，口干，时有烦躁感，下肢怕冷改善，现主要是足部时觉冰凉，纳眠可，大便黏腻不爽，小便色黄。舌红，苔黄厚腻，脉沉滑。血压：140/100mmHg，心率：78 次 / 分。

予三仁汤合王氏连朴饮加减；杏仁 10g，蔻仁 10g，生薏苡仁 30g，厚朴 30g，法半夏 10g，通草 10g，滑石 20g，栀子 10g，淡豆豉 10g，芦根 15g，西洋参 10g，怀牛膝 15g，车前子 30g，生地黄 20g，麦冬30g。共 15 剂，日 1 剂。

外治法：肉桂 50g，吴茱萸 50g，研粉，蜜调，外敷涌泉穴。

2021 年 2 月 2 日七诊。

刻诊：患者诉口干，偶尔头胀痛，精神状态较前明显好转，近期工作压力大，急躁心烦，时有腰酸，纳眠可；大便质软成形，日行 1 次，小便混浊，无尿频、尿急、尿痛。舌暗，舌下络脉瘀阻，苔腻，脉弦。血压：132/94mmHg，心率 82 次 / 分。月经：LMP：2021 年 1 月 15 日，行经 7 天，色暗，有小血块。

予柴胡桂枝汤合桂枝茯苓丸、栀子豉汤、四逆散加减：柴胡 15g，黄芩 15g，干姜 10g，炙甘草 10g，赤芍 20g，桂枝 15g，桃仁 10g，牡丹皮 15g，茯苓 20g，栀子 10g，淡豆豉 10g，西洋参 10g，怀牛膝 10g，郁金 15g，鸡内金 15g，枳壳 10g。共 21 剂，日 1 剂。

后记：2021 年 5 月 19 日随访，仍然在服用降压药，经中药治疗后，目前血压控制稳定，近期自测血压波动在 128 ～ 134/84 ～ 96mmHg。

思辨解惑

【**学生乙**】纵观患者疾病治疗过程，您大多以柴胡类方剂加减为主，在治疗高血压病时您是遵循治从少阳之法吗？

【**教授**】是，但也不全是。首先，在高血压病的发病中，中医以五脏为中心的理论，将高血压病的病位认定为肝胆，对应少阳。肝主疏泄，胆藏精汁、寄相火，少阳枢机不利时就易于气郁，郁而化火；三焦主持诸气、决渎水道，三焦不畅，水液输布运化失常，则容易痰饮内生。

然而随着社会环境改变，深入研究高血压病的发病后，我们发现中医的脾在高血压病发生、发展中也起着十分重要的作用。脾胃功能受损，气虚无力运血，就会气虚血阻，导致血压升高；脾虚水液不运，痰浊中阻，清阳不升、浊阴不降，也会使血压升高；或有痰湿郁久化热，上蒙清窍，脑络血脉阻塞，亦会致血压升高。

现代研究提出，血脂代谢紊乱、纤维蛋白原、血尿酸升高等是痰浊证的代谢特征。而脾虚失运、肾精亏虚是形成高脂血症的主要内因。痰浊内聚注入血脉，导致脉道失柔，是高血压病演变为心脑血管疾患的重要原因。这与现代研究认为的血压血脂增高，易致冠状动脉粥样硬化、心肌缺血缺氧而致心绞痛非常吻合。所以我认为高血压病的病位，初起在肝，继而影响至脾、肾，最终影响全身，导致心、肺诸脏俱损。对于本案患者，我首先从少阳论治，以柴胡类方为基础；后辅以补脾益肾之品；加之妇女生产，机体在生理病理发生巨大改变，故也要兼顾血虚、水饮的治疗。

详细来看，少阳之病常治以寒温并用，结合本案患者症状，考虑为胆热脾寒。除了少阳胆郁外，还有太阴脾阳不足，口渴喜饮则反映有伤津的表现。《伤寒论》第 147 条"伤寒五六日，已发汗而复下之，胸胁满微结，小便不利，渴而不呕，但头汗出，往来寒热，心烦者，此为未解也，柴胡桂枝干姜汤主之"。其可调节气机，通畅情志，解除心理压力。患者头闷胀痛、苔白腻，考虑有水湿的问题；月经量少，暗红，有瘀块，考虑有瘀血阻滞，湿瘀郁相合，可予当归芍药散调气血，养血活血，健脾祛湿；血运湿除有利于改善高血压、血管紧张的这种状态。芍药甘草汤可解除血管痉挛，利于血管的扩张，也有降压效果，其中赤芍主要用在活血，白芍主要用在解除血管痉挛，二者结合，降压的效果更好。牛膝引气血下行以降压。

值得一提的是，茯苓利尿，但利尿过头就会伤阴，患者的口渴症状就是一个反映；反之，阴伤、水液不足，亦难以利尿。因为阴液不足，单纯利尿则无水可出，所以滋阴应与利尿相结合，《伤寒论》猪苓汤就是明证。湿与阴伤相结合，临床治疗要巧妙，滋阴过头则水湿积聚，阴液不足水湿亦无法排，故药物的配比很难把控。临床言，广东人用滋阴药有难度，用了以后常出现胃胀纳差，大便黏腻或腹泻。开方不要一边倒，要协调起来，各行其道。仲景用猪苓汤，方中有阿胶，因阿胶价贵且滋腻，所以我往往换用生地黄。柴胡桂枝干姜汤的天花粉也有滋阴的作用。中药不是直接降压，而是整体协调降压。患者病机病理与用药相吻合，这是初诊拟方思路。

另外，患者自述太阳穴发紧，观之脉弦细，为少阳证见；舌苔白腻，根部黄腻，为治疗过程中化热，故予小柴胡汤和解少阳，黄连温胆汤清化痰热。临床上，研究发现黄连温胆汤治疗痰浊郁而化热之高血压病、情志病、高脂血症等疗效甚佳。证变治亦变，方证相应，紧扣辨证论治主旨，具体情况具体分析。

【学生丙】您在六诊中既用了清热除湿之王氏连朴饮、三仁汤，又用了温热之吴茱萸、肉桂外敷，其中有何含义吗？

【教授】我们常错误地认为高血压多有"阳、热、亢"的特点，然而其病机真是如此吗？本案的高血压，其病本乃阳气不足，病久必虚，终必及肾。降压其实不是对抗和抑制。血压升高一定有其道理，也是机体调节的一种结果。其原因要么是脑供血不足，机体自行把压力提升以使血液上供；要么身体本虚，机体出现负反馈调节，出现一种看似实证的反应，于是机体拼命地去对抗。此时越是降压，则状态越差；有时用补，血压反而下降了。

所以我常常反过来，以补为攻去治疗高血压病。正如《景岳全书》所言："病有标本者，本为病之源，标为病之变。病本唯一，隐而难明，病变甚多，显而易见。"在临床上要分清高血压的标本之象，除了从少阳论治，也有从阳虚论治。尤其是老年及慢性病患者，因其年龄大或者久病，血管硬化弹性差，脑供血不足，机体就会发出信号把血压升起来维持生命机能，于是就出现了反应性的高血压。当血管弹性好，舒缓、收缩能力强，脑供血充足，血压自然就降了。临床上老年性高血压病多以阳虚为主因，金匮肾气丸、四逆汤、当归四逆汤等也能起到降压作用。

回归此案例，患者口干、有烦躁感、大便黏腻不爽、小便黄、舌红、苔黄厚腻、脉滑均提示湿热存在。而下肢怕冷又是虚寒之见症。王氏连朴饮以调中焦脾胃湿热为主，而三仁汤则是上、中、下焦同调，关乎三焦，关乎湿热。两方合用，共奏宣上、畅中、渗下之功，可清热利湿，宣畅湿浊。肉桂具有补火助阳、引火归原、散寒止痛、温经通脉的作用。吴茱萸具有散寒止痛、温中止呕、助阳止泻之功。二药贴敷涌泉穴可通脉、活血、下气、宁神、助眠，协同起到降压作用。两药归经分别入厥阴、少阴，高血压病的辨治多从此二经入手。如此，湿热去，元阳归，水火既济，血脉通利，则血压自降。

【学生丁】请您归纳一下本案例六经辨证思路。

【教授】高血压病西医降压疗效确切。而此案患者属难治性高血压病，西药起效不佳而求治于中医。同学梳理很到位，有多个亮点：突出柴胡方证，温阳也降压，滋阴利湿是难点，内外合治、伤寒与温病方合用等。突出中医辨体质、病位、病机，综合治疗优势。尤其中医不仅关注指标，更重视患者本体感受。基本要素包括年龄、体质、情绪、生活状态及气候、环境等，诸因素综合考虑，辨证施治、个性化治疗。此案结合中年、肥胖、工作压力大等情况，考虑郁、瘀、痰、湿、虚夹杂。从少阳入手，是基于足少阳胆、手少阳三焦生理病理功能，关乎郁、痰、湿；少阳、太阴合治，杜绝生痰之源；兼及厥阴、少阴，气血同调，温阳固本。总之以少阳为主，三阴同治。气顺郁开，湿化痰消，阳回血利，渐获佳效。

（孔祥安）

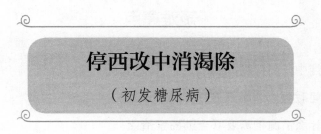

停西改中消渴除

（初发糖尿病）

诊断现场

患者陈某，男，37岁，因"发现血糖升高7天"于2019年12月21日初诊。

患者于2019年12月15日因口干口苦、易饥多食、神疲乏力、视物模糊、头晕，就诊于广州某三甲医院，被诊断为"2型糖尿病"，留院予注射胰岛素治疗。入院检查：空腹血糖（FPG）：10.20mmol/L↑，糖化血红蛋白（HbA1c）：11.7%↑。糖耐量试验（OGTT）（0、30、60、120、180分钟）：12.43、12.46、17.03、25.44、29.37mmol/L↑。胰岛素释放试验（INS）（0、30、60、120、180分钟）：4.25、10.94、14.48、13.73、12.89μIU/mL。C肽释放试验（0、30、60、120、180分钟）：1.30、2.20、2.39、2.74、3.09ng/mL。24h蛋白定量：0.795g/24h↑。甘油三酯（TG）：2.07mg/dL↑，高密度脂蛋白（HDL–C）：0.64mmol/L↓，载脂蛋白：0.89g/L↓，一周后出院。遂来寻求中医治疗。

刻诊：视物模糊，自觉头晕，口干口苦，喜热饮，消谷善饥，身高165cm，体重75kg，体重较前下降5kg，纳寐可，夜尿1次，小便有泡沫，色黄，大便日行1～2次，便质干。舌淡，苔薄黄，边有齿痕，脉沉细滑。

疑难亮点

（1）纯中药治疗糖尿病。

（2）何时可以纯中药治疗。

（3）什么情况下需要联合胰岛素治疗。

（4）何时何条件可"完全停药"。

辨证论治

【学生甲】糖尿病属于中医"消渴"范畴，对此患者您是如何辨证处方？

【教授】消渴病名首见《黄帝内经》，完善于《金匮要略》，其对消渴病病因和机理的认识逐渐完善，尤其是仲景对消渴病论治更加系统全面，把消渴病所涉及的脏腑定位在肺、胃、肾，为后世医家三消辨证奠定了基础。近年来糖尿病发病率日益升高，治疗手段百花齐放，没有统一模式，临证按照"三多一少"的辨证思路，有生搬硬套之嫌。由于不少早期糖尿病患者没有"三多一少"的症状，或者使用降糖药治疗后，"三多一少"的症状已被遮盖，让很多医者束手无策，治疗结果差强人意。

我认为糖尿病是一种多病因的慢性代谢疾病，有六经演绎的变化规律，受体质、饮食习惯、情绪波动、环境等影响。在临证时应师古不泥古，遵循"六经钤百病"的辨证思路，以患者当下的症状为依据，科学运用生化指标，注重中医整体观念，四诊合参。证型随病机变化，诊断随症状变化，处方随治法变化，做到"一人一案一方"，突显中医个性化治疗思路。结合六经体质学说，治病于早期，防病于未病期，并阻断并发症发生。

此患者视物模糊、头晕，口干口苦，为病在少阳经的表现；喜热饮，舌淡，脉沉细滑，当属里虚寒症状。所以辨证为少阳兼里虚寒证，予柴胡桂枝干姜汤加减，处方如下：

柴胡 15g，黄芩片 15g，法半夏 10g，熟党参 30g，桂枝 10g，干姜 10g，天花粉 15g，牡蛎 30g（先煎），玉米须 30g，葛根 45g，赤芍 20g，枸杞子 15g，千里光 15g，密蒙花 10g，大枣 10g，炙甘草 6g。共 10 剂，日 1 剂。

另予门冬胰岛素 30 注射液，早 12U、晚 8U，皮下注射控制血糖。

2020 年 4 月 11 日二诊。

辅助检查：2020 年 4 月 9 日体检报告如下：HbA1c 5.5%。OGTT（0、30、60、120、180 分钟）5.89、11.41、13.57、9.36、4.49mmol/L。C 肽释放试验（0、30、60、120、180 分钟）2.23、7.16、9.33、9.62、4.02ng/mL。血脂：CHOL 4.96mmol/L，TG 1.84mg/dL，HDL–C 0.93mmol/L，低密度脂蛋白胆固醇（LDL–C）3.44mmol/L。

刻诊：因新型冠状肺炎疫情暴发，患者二诊时间延后，在此期间按初诊方案治疗。现诸症改善。舌淡红，苔薄，边有齿痕，脉细滑。

予当归芍药散、葛根黄芩黄连汤、防己黄芪汤加减：当归 15g，赤芍 15g，川芎 15g，茯苓 30g，泽泻 30g，红曲 10g，葛根 30g，黄芩片 10g，黄连片 10g，玉米须 30g，干益母草 15g，防己 20g，防风 10g，黄芪 45g，淫羊藿 30g，苍术 10g。共 15 剂，日 1 剂。

嘱停用胰岛素，改为纯中药治疗。

后记：患者续服二诊中药两个月，视力恢复，无口干口苦，无头晕，饥饿感消失，纳寐可，尿频，大便调。于 2020 年 6 月 6 日复查各项生化指标，基本恢复正常，结果如下：HbA1c 5.4%。OGTT（0、30、60、120、180分钟）：5.59、9.82、12.56、10.32、4.99mmol/L。INS（0、30、60、120、180分钟）：13.48、71.75、71.38、69.96、17.65ng/mL。血脂：TG 2.86mg/dL，HDL-C 0.95mmol/L。

停服所有药物两月后，于2020年8月11日复查，各项指标完全正常，胰岛功能完全逆转正常。HbA1c 5.6%。OGTT（0、30、60、120、180分钟）：5.50、10.5、12.07、7.95、3.73mmol/L。INS（0、30、60、120、180分钟）：23.75、73.81、86.74、77.56、16.29ng/mL。Glu 5.56mmol/L。

思辨解惑

【学生乙】临床上常见您用中药结合胰岛素联合治疗，请问患者在什么情况下需要使用胰岛素？

【教授】关于胰岛素的使用问题，我和大家分享一下临证心得：第一种情况，1型糖尿病必打，2型糖尿病终末期也要打。第二种情况，手术、急症等应激的情况下要使用胰岛素，将血糖快速调控至正常水平。第三种情况，后期出现糖尿病并发症时主张使用胰岛素控制血糖。第四种情况，胰岛功能衰竭，口服降糖药无法控制好血糖，尤其是病程长的患者，完善胰岛素释放试验或C肽释放试验等评估胰岛素功能后，如果胰岛功能很差，主张打胰岛素。第五种情况，胰岛素强化治疗：对于新诊断的糖尿病患者，短期使用胰岛素纠正机体血糖代谢紊乱，减少糖毒性，可以保护胰岛功能，同时防止其他脏器功能受损。

【学生丙】请教临床根据什么指标，考虑停用胰岛素，改纯中药治疗？

【教授】何时可以停用胰岛素，我个人的经验是：1型糖尿病患者不建议停用胰岛素，但是在中药的干预下，可以减少胰岛素的剂量；患者有靶器官损害，不建议停用胰岛素，因为胰岛素的使用可以防止靶器官进一步损害；患者血糖及胰岛功能指标不稳定，控制不理想的，不建议停用胰岛素，可以在中药的干预下，逐渐减量至停用胰岛素。以2型糖尿病患者各项生化指标和症状改善情况进行判断，主要以C肽测定、胰岛功能释放试验等指标为依据，如胰岛素峰值分泌出现在半小时或一小时，峰值胰岛素指标达到空腹胰岛素指标3倍到5倍以上等，同时患者自主症状明显减少或消失，即可停用胰岛素，改纯中药治疗。而且先用胰岛素治疗，后改为纯中药治疗，符合中医急则治其标、缓则治其本或标本同治的原则。

此案患者陈某，因身体不适到医院就诊，被诊断为"2型糖尿病"，留院注射胰岛素治疗，一周后来门诊求治。根据患者各项检查指标和四诊资料，予中药结合胰岛素治疗方案，是基于患者虽为新诊断"2型糖尿病"，但其胰岛功能受损严重，留医院7天时间已用胰岛素治疗，故出院后暂保留原方案。出院后，经中药结合胰岛素治疗，糖化血红蛋白、胰岛功能释放试验等指标显著改善，故及时停用胰岛素，改为纯中药治疗。2型糖尿病患者临床停药后，停药不停检查，定期动态监测血糖各项指标，如各项生理指标正常，可逐渐延长受检查的时间。

大家临证要灵活运用，用"胰"不疑，谈"胰"色变大可不必，正确使用胰岛素，可以减轻患者胰脏负担，修复受损胰岛功能，纠正机体血糖代谢紊乱，减少对机体的伤害，助患者稳定病情，防治并发症，复旧如初。

【学生丁】对于2型糖尿病，何时可完全停药？

【教授】关于2型糖尿病完全停药问题，一是看指标，用事实说话。视糖耐量检查、胰岛素释放试验、糖化血红蛋白结果而定。若患者胰岛素分泌恢复，且峰值在一小时左右，胰岛素抵抗也得到缓解，而此时血糖水平控制尚可。比如 2020 年的 2 型糖尿病指南中，其血糖控制目标如下：空腹血糖 4.4～7.0mmol/L，餐后 2 小时血糖＜10.0mmol/L，糖化血红蛋白＜7%。这是一个常规的标准，但并不是一个硬性规定，我们也可以根据患者的年龄、合并症等，对其进行调整，血糖波动在其左右均可。

另一种情况可以停药，即对于年长及体质较差、并发症多的老年患者，尤其肾功能受损严重、进食量少者，虽血糖稍偏高，也可停用或少用降糖西药，运用中药调理患者体质机能状态，留人治病，以人为本。

但是无论何时停药，我们均需要进行后续的随访及完善检查，进行动态的观察。若是出现血糖波动大，或者又升高，则需要进一步辨证治疗，调整方案。并不是说一旦停药，就是终身停药，需要动态检测观察。

【学生戊】中医在治疗糖尿病中发挥什么样的作用？

【教授】中医重视整体观念和辨证论治，并指导整个诊疗过程，在不同阶段中医发挥的作用侧重不同。首先西药结合中药治疗糖尿病时，中药的运用不是以降糖为主要目的，而是以扶助正气，提高患者脏腑机能，增强免疫力，防止并发症的发生，改善患者生活质量为主要考量。其次运用纯中药治疗 2 型糖尿病时，中医既要兼顾降糖，修复受损的胰岛功能，同时缓解患者的自主症状和调理机体阴阳平衡。

在治疗糖尿病的过程中，我个人的观点是遵循能中不西，先中后西，中西结合的动态诊疗方案，从"减"原则，少用药，最后停药，发挥中医整体观念，积极防范并发症的发生，阻止或减少心、肝、肾及血管病变，提倡人性化管理，时刻牢记邓老"恫瘝在抱"的教诲，急人之所急，减轻患者身体病痛的同时，也要体谅患者长期用药的苦楚和负担，做《大医精诚》的实践者和示范者。

【学生己】您可否分析一下二诊处方辨证思路？

【教授】二诊处方以当归芍药散合葛根黄芩黄连汤加减运用。值此新型冠状肺炎疫情期间，患者有焦虑之余，同时患者舌淡，边有齿痕，脉细滑，脾虚可见，当归芍药散具有养血调肝、健脾利湿之功，正好切中病机。葛根黄芩黄连汤，此方虽简，但降糖降脂效果显著，其中黄芩、黄连性味苦寒，可直折糖毒；而葛根中的葛根素，据现代药理学研究，不仅可降糖降脂，尚可改善视网膜微循环，防治糖尿病合并眼病的作用确切；加黄芪益气补虚，益母草、红曲加强活血降脂之效，淫羊藿补肾壮骨。中医辨证为肝郁脾虚、浊瘀内停。方证对应，标本兼治，故获显效。

【学生庚】请您归纳一下本案例六经辨证思路。

【教授】此患者为中年男性，虽初发2型糖尿病，但血糖高，胰岛功能极差，表明病重进展迅速。胰岛素治疗不但必要，而且必须！出院后，患者寻求中医治疗，对我们提出了挑战。根据多年临床探索，我们找到了一些病证规律和中医治疗方案，积累了一定的临床经验。短期胰岛素治疗，随后停西改中，最终停用中药，部分病例可行，且我们一直在跟踪观察，运用六经辨证于糖尿病的辨治十分有效。一般规律：早期本病以三阳为主，中期寒热错杂多见，晚期三阴病为本。此患者首诊辨病在少阳、太阴，寒热错杂；二诊辨病在阳明、太阴、厥阴，仍是寒热错杂。

患者胰岛功能极差，有"三多一少"症状，但未见明显的并发症，当属糖尿病中期，寒温并用是常法。但获效如此迅速，实在令人惊叹！远期疗效仍有待继续观察。

（刘 洋）

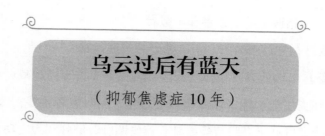

乌云过后有蓝天
（抑郁焦虑症 10 年）

诊断现场

患者杨某，女，32 岁，因"反复情绪低落、焦虑"于 2019 年 8 月 31 日初诊。

患者 2019 年 4 月于外院诊断为"中度抑郁焦虑"，现口服盐酸文拉法辛及阿普唑仑。2019 年 4 月 28 日于外院查垂体 MR 示：垂体微腺瘤。

刻诊：近期情绪控制较差，自觉抑郁，情绪低落，不欲与人交流，时常焦虑不安，严重时无法正常工作；精神状态差，疲倦乏力，运动后舒；时有心慌，紧张时明显，容易受惊吓，平素怕冷多，但喜凉饮；胃纳尚可，既往停服西药后，食欲不振，心悸失眠，现入睡困难，需安眠药物辅助，且睡醒后仍觉疲怠、头部昏沉感；大便质软成形，小便色淡黄，无腹胀腹痛。舌红苔薄，舌体瘦小，脉细涩。末次月经（LMP）：2019 年 8 月 24 日，持续 7 天，量色可，无痛经，无血块，经前情绪烦躁明显，腰酸腰痛。

疑难亮点

（1）抗抑郁焦虑西药副作用明显，中医具有优势。

（2）立足六经辨证，和法为要，兼及固正。

辨证论治

【学生甲】临床发现情志病患者越来越多，治疗也十分棘手，很多患者终其一生都被此病困扰，中医辨治该从何处入手？

【教授】抑郁症是西医学病名，主要临床表现为显著而持久的心情低落、思维迟钝、认知功能损害、意志活动减弱等。焦虑症分为广泛性焦虑与惊恐发作两种。根据患者临床症状与特征，中医学将前者归属于"郁病"，后者与"奔豚病"类似，部分归属于"脏躁""百合病"范畴。

本例患者诊断为"中度抑郁焦虑"，治疗上需注重心、肝、胆、脾之调和。观其症状，入睡困难、情绪容易焦虑、抑郁、食欲不振、腹泻等，此为木旺克土，肝郁脾虚；入睡困难，失眠，心悸，舌红苔薄，经前情绪烦躁，为胆火内郁，上扰心神；晨起昏沉，精神状态不佳，舌体瘦小，脉细涩，为心之气血不足；容易受惊吓，为夹痰之征。治疗上疏肝利胆，养心安神，清热化痰，调和阴阳。选方柴胡加龙骨牡蛎汤合桂枝加葛根汤加减。处方如下：

葛根 45g，白芍 10g，大枣 10g，炙甘草 10g，桂枝 10g，柴胡 10g，黄芩 10g，法半夏 10g，西洋参 10g，生龙骨 15g^(先煎)，生牡蛎 30g^(先煎)，制远志 10g，胆南星 10g，山茱萸 30g，熟地黄 30g，淫羊藿 30g，生姜 10g。共 14 剂，日 1 剂。

2019 年 9 月 20 日二诊。

刻诊：诉服前方后情绪、睡眠改善，已自行停用所有西药，未见明显停药反应。现仍入睡困难，睡醒后昏沉感已无，白天精神较佳，情绪基本稳定，偶有波动，紧张或多虑时仍有心慌心悸，纳可，二便调。舌红，苔薄黄，脉弦细。

鉴于患者服上方后情绪、睡眠有改善，在原方基础加减：葛根60g，白芍10g，大枣10g，炙甘草10g，桂枝10g，柴胡10g，黄芩10g，法半夏10g，西洋参10g，生龙骨30g^{（先煎）}，生牡蛎30g^{（先煎）}，制远志10g，胆南星10g，山茱萸30g，熟地黄30g，淫羊藿30g，益智仁10g，生姜10g。共14剂，日1剂。

2019年10月8日三诊。

刻诊：诉心情较前有明显改善，有外出活动意愿，现尽量控制自己不要思虑过多，近一周未用安眠药助眠，容易惊醒和易受惊吓症状改善；稍怕冷，手脚心发热汗出，时有呼吸不畅感，深呼吸后觉舒，口干，纳可，腹胀，大便调，小便频，尿急。舌红苔薄白，脉滑。LMP：2019年8月24日，月经延迟半月未至，自测妊娠反应阳性。

予桂枝汤加减：桂枝10g，白芍10g，生姜10g，大枣10g，炙甘草6g，白术10g，桑寄生15g，枸杞子15g，黄芩10g，布渣叶15g，菟丝子15g，紫苏叶10g。共7剂，日1剂。

后记： 2020年1月20日电话随访，停药期间，患者精神明显好转，睡眠改善，积极配合瑜伽、心灵辅导课程、针灸，并且改变工作环境和调整心态，已开朗许多，自然怀孕，平时有参与社工服务，现在更愿意与人交流，情绪缓和，能自我控制。

思辨解惑

【学生乙】疏肝解郁之方甚多，您为何选方柴胡加龙骨牡蛎汤？方中又为何去掉了铅丹、大黄？

【教授】柴胡加龙骨牡蛎汤出自张仲景《伤寒论》原文第107条

"伤寒八九日，下之，胸满烦惊，小便不利，谵语，一身尽重，不可转侧者，柴胡加龙骨牡蛎汤主之"。"胸满，烦、惊，小便不利，谵语，一身尽重，不可转侧"，这都是精神神经系统疾病常见症状，可以推测，柴胡加龙骨牡蛎汤是古代治疗恐惧症、抑郁症的常用方。方中柴胡、黄芩、半夏主要有和解少阳，调达气机，疏解郁热作用，可用于典型的柴胡汤证，如寒热往来、胸胁苦满、心烦喜呕等；龙骨、牡蛎有重镇安神作用，乃为惊恐、心胸悸动、脐腹部搏动感、失眠、惊狂等症而设；胆南星、制远志清热化痰宁神，对于痰热扰心病证非常有效。分析此患者病机，与仲景经文方证对应，故选用。

《伤寒论》的柴胡加龙骨牡蛎汤原方中含有铅丹，其味辛、咸，性寒凉，有毒。《神农本草经》中记载，铅丹主吐逆胃反，惊痫癫疾，除热下气，其化学成分主要为四氧化三铅（Pb_3O_4），其药理作用是能直接杀灭细菌、寄生虫，并有制止黏液分泌的作用。铅丹虽有治癫痫、惊厥的作用，但属于有毒药物，长期接触或内服可导致铅在人体器官内积聚，随之表现出急性铅中毒症状，故改用清热化痰、益智安神的胆南星、制远志。仲景原方中还有一味大黄，其作用为通腑泄热、清泄里热，但此患者热象不甚，大便成形偏软，故去之。

【学生丙】抑郁焦虑症临床上多为气郁不通，您为何用淫羊藿、山茱萸和熟地黄等滋补之品呢？

【教授】柴胡加龙骨牡蛎汤为治标之方，以祛邪为主，化痰清热，调和枢机，潜镇安神，使邪从二便而解。但随着病程进展，阴津暗耗，肾气受损。心藏神，心主神明；肾藏精，上通于脑。故治此病祛邪不忘扶正。淫羊藿补肾阳、强筋骨，祛风湿；山茱萸补益肝肾，涩精固脱；熟地黄滋阴补血，益精填髓。"精血同源"，"乙癸同源"，肝肾强，精髓旺，脑海充，则神清气爽。

【学生丁】患者所用方药蕴含桂枝加龙骨牡蛎汤之义，其用意何在？

【教授】《伤寒论》有桂枝甘草汤治心阳虚心悸症，桂枝甘草龙骨牡蛎汤治心阳虚烦躁症，桂枝去芍药加蜀漆龙骨牡蛎救逆汤治心阳虚惊狂症，桂枝加桂汤治奔豚病，其症与现代精神情志病症状相似，其方均为桂枝汤变通加减方。《黄帝内经》言"损其心者，调其营卫"。桂枝汤在表调营卫，在里补气血、调阴阳，融中医汗、和、补三法于一体。心主血脉、主神明，汗为心之液，故桂枝汤祛风解表，温通血脉，尤其宁心安神作用不可忽视。

桂枝加龙骨牡蛎汤，以桂枝汤加入龙骨、牡蛎而成。加龙骨、牡蛎，取其重镇安神之功。此方出自张仲景《金匮要略》虚劳病篇"夫失精家，少腹弦急，阴头寒，目眩，发落，脉极虚芤迟，为清谷，亡血，失精。脉得诸芤动微紧，男子失精，女子梦交，桂枝加龙骨牡蛎汤主之"，主治由于久患失精而致阴阳两虚的虚劳证，后世医家扩大范围用于遗尿、自汗、盗汗、失眠、惊悸、带下等多种病证，也与当今情志异常病有关。

【学生戊】请您归纳一下本案例六经辨证思路。

【教授】精神情志病与六经辨证相关，初期在三阳，病久及三阴；早期实证居多，中期虚实相兼，后期虚证不少。六经辨证包含脏腑、经络、气血、阴阳、气化、正邪斗争、疾病发展阶段诸内容。心肝脾肺肾，五脏均藏神。百病生于气也，肝主疏泄，调畅情志；少阳为枢，易郁化火，肝胆互为表里。故情志病与肝胆、气郁密切相关。抑郁症多为阳气不足，兼夹痰湿，少阳、太阳，太阴、厥阴病多见；焦虑症可见阴津偏虚，夹火兼燥，多见少阳、阳明、少阴病。而双向情感障碍，即焦虑、抑郁并见者，病情复杂多变，寒热虚实错杂。

此案例西医治疗半年，后停西药，寻中医治疗4月，诸症改善并怀孕，疗效十分明显。主要思路在和法，施以小柴胡汤、桂枝汤加龙骨牡蛎汤。取柴胡剂调枢机，畅情志；桂枝汤调营卫，入心脾。主明则下安，凡十一脏皆取决于胆！第三诊处方用到桂枝汤，则是考虑患者怀孕，仿阳旦汤，即桂枝汤治疗妊娠或产后中风呕吐之法。此处非用于调情志。

（廖政阳）

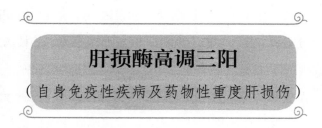

肝损酶高调三阳

（自身免疫性疾病及药物性重度肝损伤）

诊断现场

患者马某，女，39 岁，因"肝功能异常 1 月"于 2020 年 11 月 26 日初诊。

患者干燥综合征病史 6 年余，于 2020 年 10 月 29 日至 2020 年 11 月 5 日在某医院风湿科住院。住院期间检查：风湿三项＋体液免疫，类风湿因子（RF）21.1IU/mL↑；补体 C_4[①]：0.158g/L↓；抗环瓜氨酸多肽抗体[②]（抗–CCP）＜ 0.5。甲功：TSH 9.462mIU/L↑，FT_3 4.32pmol/L↓，TPOAb 185.67IU/mL↑，TgAb 488.68IU/mL↑。出院诊断为：①自身免疫性肝炎。②桥本甲状腺炎（甲减）。③焦虑状态。④子宫肌瘤。⑤胆囊息肉。⑥慢性浅表性胃炎。目前口服药物：硫酸羟氯喹片，早 0.4g，晚 0.2g；环孢素软胶囊，每天 1 次，每次 37.5mg；维 D 钙咀嚼片：每天 1 次，每次 0.75g；骨化三醇胶丸，每天 1 次，每次 0.25μg；优甲乐，每天 1 次，每次 100ug。

---

① 补体 C_4：一种多功能 β1– 球蛋白，存在于血浆中，在补体活化、促进吞噬、防止免疫复合物沉着和中和病毒等方面发挥作用。

② 抗环瓜氨酸多肽抗体：瓜氨酸相关自身免疫系统指类风湿关节炎患者血清中的一些抗体在化学结构上具有相关性，即表位均含有瓜氨酸，该系统在类风湿关节炎的早期诊断中发挥关键作用，抗环瓜氨酸多肽抗体就是其中重要的一种。

患者自述在住院期间发现药物性肝损伤严重，曾行肝功检测，未见具体报告。考虑患者自身免疫性疾病，及免疫抑制剂羟氯喹和环孢素有肝毒性及肝功能衰竭的不良反应，嘱患者先复查肝功、甲功、血气分析以明确病情变化。2020年11月27日于我院复查肝功八项：丙氨酸氨基转移酶（AST）1125U/L↑，天门冬氨酸氨基转移酶（ALT）1589U/L↑，γ-谷氨酰转移酶（GGT）192U/L↑，DB 13.8μmmol/L↑，总胆汁酸（TBA）173.1μmmol/L↑。甲功三项及血气分析未见明显异常。

刻诊：疲倦乏力，恶心欲呕，周身皮肤发硬、瘙痒，汗出少，面色黧黑，眼眶发黑，未见明显身黄及目黄；头痛，口干口苦，心烦，情绪焦躁，恶寒恶热，四肢冰冷，右下肢趾头麻痛；食欲不振，眠差；小便色黄，大便质软成形。舌淡暗，苔薄黄腻，脉弦滑。月经史：末次月经2020年11月1日，5天净，月经量多，色暗红。

疑难亮点

（1）转氨酶升高至上千，病情严重。

（2）自身免疫疾病与免疫抑制剂致肝损害用药相互矛盾。

（3）减停西药，改中医为主治疗获效。

辨证论治

【学生甲】患者有干燥综合征及自身免疫性肝炎等疾病，同时合并药物性肝损害，西医在用药治疗方面有一定局限性，面对如此复杂病情，该如何治疗？

【教授】西医在治疗干燥综合征及自身免疫性肝炎等自身免疫性疾

病上，以控制病情进展、对症治疗为主，临床上常用激素及免疫抑制剂治疗。然而激素及免疫抑制剂是一把双刃剑，它们能抑制患者的免疫系统以控制病情进展，同时也可能存在消化道反应、骨髓抑制、血小板及白细胞减少、肝肾功能异常等不良反应，严重者甚至可出现重症肝炎、急性肝衰竭等。

本案患者干燥综合征病史 6 年余，就诊前后使用过激素及各种免疫抑制剂，同时还服用大量胃药、抗骨质疏松药、补肾护肝药以缓解药物不良反应。患者现出现药物性肝损害，转氨酶大幅度升高，为防止肝脏进一步损害，现阶段需停服免疫抑制剂，但停药后自身免疫疾病又难以控制，该如何打破瓶颈？此时，中医药的介入成为了一艘破冰船，打破了这种矛盾局面。

中医治病，不仅仅在于解决致病因子问题，更是讲求整体观，重在调节人体机能和状态，提高自身免疫功能而达到祛邪的目的。治疗围绕扶正气、祛外邪的基本原则。《黄帝内经》曰："正气存内，邪不可干，邪之所凑，其气必虚。"体内正气充盛，一方面邪气无法乘虚而入，同时致病之邪也随之被驱除出体外，则为病愈。

纵观本案，患者病程长，病情错综复杂，病症繁多，肝功检查可见转氨酶大幅度升高，直接胆红素升高；加上既有皮肤瘙痒、头痛、恶寒等表证，又见心烦、恶热、尿黄、苔黄腻、脉弦滑等湿热内蕴之症。总结目前病机为湿热内蕴，兼风寒袭表。仲景在《伤寒论》第 262 条曰"伤寒瘀热在里，身必黄，麻黄连翘赤小豆汤主之"。麻黄连翘赤小豆汤用于治疗风寒表邪未散、湿热蕴郁而致的黄疸，方证相应；合四逆散透邪解郁，疏肝理脾，加黄芩取小柴胡汤之意以和解少阳；久病必瘀，佐用赤芍、丹参以活血化瘀，处方如下：

麻黄 10g，苦杏仁 10g，甘草片 15g，大枣 15g，生姜 10g，连翘

30g，桑白皮 15g，薏苡仁 30g，赤小豆 30g，炙甘草 15g，柴胡 20g，
麸炒枳壳 15g，赤芍 30g，丹参 15g，防风 15g，垂盆草 30g，五味子
30g，黄芩片 15g，地肤子 30g。共 10 剂，日 1 剂。

嘱将羟氯喹改为每天 1 片口服，暂停环孢素软胶囊。

2020 年 12 月 9 日二诊。

辅助检查：2020 年 12 月 7 日复查肝功，AST 366U/L↑，ALT 705U/L↑，
γ-GGT 152U/L↑，TBA 22.6μmmol/L↑。血常规：白细胞（WBC）
3.99×10⁹/L↓。

刻诊：复查肝功能，较前明显改善；头晕头痛，口苦口干，唇干，
皮肤干燥、瘙痒，腰痛，四肢乏力；尿黄，大便偏烂。舌淡红，苔薄
白，脉细弦。

拟小柴胡汤、四逆散合生脉饮加减：柴胡 20g，黄芩片 15g，法半
夏 10g，西洋参 10g，生姜 10g，大枣 15g，炙甘草 15g，麸炒枳壳 15g，
赤芍 30g，丹参 15g，防风 15g，垂盆草 30g，五味子 30g，泽兰 15g，
生地黄 30g，牡丹皮 15g，地肤子 30g，麦冬 30g，干益母草 50g。共 15
剂，日 1 剂。

2020 年 12 月 24 日三诊。

辅助检查：2020 年 12 月 23 日我院肝功八项：AST：80U/L↑，
ALT：139U/L↑，γ—GGT：96U/L↑。甲功三项及血常规未见明显异常。

刻诊：全身皮肤干燥、瘙痒，口腔及外阴部常出现溃疡，无明显渗
液流脓；平素怕冷，易疲倦，少气懒言；目涩，口干口苦，流清涕，咽
喉痰滞感，难咳，伴灼热感，胁肋及胸口胀闷，心悸，腰部酸痛；纳
可，偶有反酸，眠差，难入睡；小便色黄，大便每日 2～3 行，质烂。

舌尖红，苔薄腻，脉弦细。守前方去麦冬、牡丹皮，加郁金 15g、鸡内金 15g，共 15 剂，日 1 剂。

2021 年 1 月 16 日四诊。

辅助检查：2021 年 1 月 15 日我院肝功：AST 39U/L↑，ALT 42U/L↑。TPOAb 261.25IU/mL↑，TgAb 81.57IU/mL↑。

刻诊：全身皮肤瘙痒，皮肤发硬，以手部明显；仍有口苦口干，面色暗黄，易疲倦，自觉上火，有口气，口腔溃疡，眼部干涩；怕冷，四肢冰冷，活动后易气喘，难入睡；小便色黄，大便日 2～3 行，色黑，质烂。舌红，苔薄白，脉弦细稍涩，尺脉滑。月经：LMP 2021 年 12 月 27 日，4 天干净，量可，色红时黑，伴外阴溃疡，稍有血块，无痛经。

拟柴胡桂枝汤、葛根汤加减：柴胡 20g，黄芩片 15g，法半夏 10g，红参 10g，大枣 10g，炙甘草 10g，桂枝 10g，赤芍 20g，葛根 45g，麻黄 3g，补骨脂 30g，淫羊藿 30g，当归 15g，川芎 15g，酒萸肉 30g，砂仁 6g^{（后下）}，防风 15g，生姜 10g。共 15 剂，日 1 剂。

后记：患者肝功能基本恢复正常，干燥综合征等疾病继续以纯中药治疗，身体状态良好。

思辨解惑

【学生乙】您治疗肝病疗效可观，可以分享您治疗肝病的"秘诀"吗？

【教授】我曾在传染病科工作 8 年，治疗肝病有一定心得和经验。中医药防治肝病历史悠久，其中《伤寒论》对肝病的论治丰富精当，被后世历代医家及现代临床沿用不衰。我在临床治疗肝病上亦多遵循仲景之法，疗效颇佳，下面谈谈仲景治肝特色与临床应用要点。

1.外邪致病，首重湿热。人体感受湿热、寒湿、火热、疫毒之邪，由表及里、郁而不达、困阻中焦、湿热内蕴、阻滞气机，则湿热熏蒸，不能泄越致肝失疏泄，胆汁不循常道，外溢于皮肤，上染目睛，下渗膀胱，故见身目黄染、小便短黄等症。《伤寒论》治黄有七大法包括湿热发黄四法，还有寒湿发黄、蓄血发黄和火劫发黄之法。这七大法都强调了寒湿热等外邪的致病作用。且在《金匮要略》中的黑疸、谷疸、酒疸，亦与湿热外邪有关，都强调了外邪致病，且是以湿热病因为重。这些治疗特色亦可从仲景的组方比例得到印证，例如茵陈蒿汤证治疗的是湿热并重之发黄证，栀子柏皮汤则是治疗热重于湿之证，而麻黄连轺赤小豆汤乃是治疗湿热兼有表证，这些临床治疗上广泛应用的方剂均是强调湿热之机。故外邪致黄，应强调祛邪为主，具体方案又需根据患者脉证来决定。

2.枢机为本，重畅气机。从《伤寒论》言，少阳的病位在胆与三焦，厥阴病位在肝，包含了西医学各种肝胆病变的相关内容。张仲景所讲少阳病"往来寒热，胸胁苦满，默默不欲饮食，心烦喜呕"，厥阴病"消渴，气上撞心，胸中疼热，饥而不欲食"，非常细致地描述了肝胆病变消化道的症状，如肝区的局部表现"胸胁苦满"；其对肝病并发症也做了细微的探讨，如柴胡证系列，厥阴病的寒热错杂证，厥阴寒证，厥阴热证，厥阴病的吐利证等。肝胆病，病位在少阳和厥阴，少阳从部位言为表里之枢，厥阴为阴阳之枢，是阴尽阳生之脏。肝主疏泄，胆主升发，均以气机调达为贵。如此突出了一个概念，治肝胆之病，首重调畅气机。因此临床上我常用疏肝解郁之法，如小柴胡汤、四逆散等以调畅气机，常佐合欢皮、郁金等加强疏肝解郁之力。

3.瘀血阻络，活血退黄。仲景在太阳蓄血证中提出"蓄血发黄"，用抵当汤、桃核承气汤治黄，是活血化瘀退黄先例。久病必瘀。肝藏血，主疏泄，胆汁不畅，肝络不和，病久及肝，必致肝血瘀阻。临床上慢性肝炎有肝掌、蜘蛛痣、白睛红丝赤缕、舌下络脉瘀滞、肝脾肿大等表现，这些都是血瘀的表现，因此治肝常佐用活血化瘀，如慢性肝炎、重症肝炎特别强调活血化瘀，多佐以丹参、郁金、赤芍等，有助于降酶、退黄、抗肝硬化。

4. 杂病杂治，治肝实脾。"黄为土色"，"黄为胆溢"。《金匮要略》中有句至理名言"见肝之病，知肝传脾，当先实脾。四季脾王不受邪，即勿补之"。由于肝脾部位相近，生理相关，病理相呈，肝病易传脾。除外邪致黄外，也不乏内伤肝病、内伤致黄，如黄疸、虚劳萎黄。还有些肝病患者，过服寒凉而致脾胃损伤，致脾胃虚弱，病证可从阳证转为阴证，对预后产生不良影响。"见肝实脾"理论在临床上有非常重要的价值，治肝先实脾，或肝脾同治，是仲景治疗肝病一大特色。临床上常配伍鸡内金、陈皮、茯苓、白术等健脾运脾之品，有助于提升白蛋白，改善患者体质。

【学生丙】现在很多人都反复争论说中药伤肝，然而本案患者上千的转氨酶，经过纯中药治疗后降至正常，疗效确切，您在护肝降酶上有什么心得吗？

【教授】中药伤肝，此为以偏概全之说。中国人服用中药已有几千年历史，中医药讲究调和思维和辨证论治，中药复方配伍也会消解毒性，且中药在炮制过程已进行减毒或避毒。现代国家药典及法规也规范和完善了药品质量和安全性监管。一般情况下，按照医嘱规范用药，并不会对肝脏有明显的损害。再来回顾本案患者，她前后服用多种免疫抑制剂，这些药物在使用说明中早已表明其可能存在肝毒性及肝功能衰竭的不良反应。可以说中药对肝脏的损伤远远低于西药。本案患者上千的转氨酶，经过纯中药治疗后降至正常，可以看出中医药在护肝降酶上，有着独特疗效。

我在临床上观察发现，转氨酶增高多反映正邪交争，常表现为湿热壅盛之证。一般病证多实，或呈虚实夹杂。依临床所见，实证易治，虚证缠绵。急性期转氨酶升高，运用清热利湿解毒之法，常能获得疗效；慢性期转氨酶虽轻度升高，但迁延难降。肝阴不足、风邪内动是肝病的病机之一，所谓"怪病多痰""怪病多风"，降酶佐用祛风，常能获得疗效。根据现代药理研究可知：许多风药具有一定抗过敏以及调节免疫作用，因此在治疗转氨酶升高时可从治风入手，佐用一些风药，如五味子、防风、茯苓、蝉衣等。本案患者有干燥综合征多年，伴皮肤瘙痒症，为风邪客于肌表之象，降酶佐以祛风，兼顾其主症，在治疗上也能相得益彰。

【学生丁】 在临床上治疗肝功损伤患者，常见到您在临证中重用益母草，有何用意吗？

【教授】 益母草味辛、苦，性凉，入厥阴心包及厥阴肝经，具有活血调经、利尿消肿、清热解毒的功效。现代药理学研究显示，益母草的主要化学成分为生物碱、萜类、苷类等，具有抗凝血、抗炎、神经保护、肝细胞保护、激素调节的作用。在正常范围内使用，益母草安全性较高。

我在治疗肝病上常重用益母草，其一是用于活血化瘀，久黄必有瘀，久病必有瘀，瘀象贯穿肝病全程。《本草汇言》载："益母草，行血养血，行血而不伤新血，养血而不滞瘀血，诚为血家之圣药也。"故重用以活血化瘀。其二主要取其清热之力，《素问·刺热篇》曰："肝热病者，小便先黄。"从患者口腔溃疡、尿黄、舌尖红等症可以看出热象较重，所以予以清热。其三是用于利尿渗湿，重用益母草是以"洁净府"

之法使湿热之邪随小便而解，使邪有出路，从而祛邪外出。另外，也有民间中医使用单味益母草治疗肝病的案例，且疗效确切，可借鉴。总而言之，益母草既可利湿，又可化瘀，兼顾肝病"湿、瘀、毒"三大特点，在治疗肝病上重用益母草，常能获得颇佳疗效。

【学生戊】请您归纳一下本案例六经辨证思路。

【教授】本例患者有干燥综合征、桥本甲状腺炎，运用免疫抑制剂而出现重度肝损伤，考虑为自身免疫性肝炎、药物性肝损害重叠致病。两害相加，取其轻，以人为本是硬道理。首先，撤西药或减量，阻止其对肝脏直接损伤；其二，用中医护肝、调节免疫，促使肝功能尽快修复；其三，待肝功能正常，考虑病情复杂性及患者体质，改用中医综合调理。整体治疗思路，遵循仲景治黄原则，从少阳、阳明、太阳三阳入手，强调湿热、郁、瘀、风毒诸邪为患。用方为麻黄连轺赤小豆汤、小柴胡汤、四逆散、柴胡桂枝汤，葛根汤之类。急性病变多阳证，热证；慢性病变多寒热错杂，或虚实夹杂。由于湿热为患，重视祛邪务尽，不轻易或过早用补，以防邪气留连，病深难解。药物性肝损害者，多考虑为火劫发黄，佐用清热解毒、滋阴凉血之品见效更好！

（列施炘）

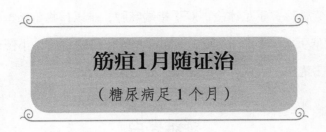

筋疽1月随证治
（糖尿病足 1 个月）

诊断现场

患者李某，男，66 岁，因"双下肢溃疡 1 月余"于 2021 年 1 月 6 日初诊。

患者 2020 年 12 月 24 日因"双下肢溃疡 1 月余"至外院就诊，外院查 FBG 20.58mmol/L↑，HbA1c 11.9%↑，空腹胰岛素（FINS）15.28μIU/mL。尿微量白蛋白（mALB）阳性＞ 200mg/L↑。肾功能检查：肾小球滤过率（eGFR）78.55mL/ 分钟↓，尿素氮（UREA）10.49mmol/L↑。肝功能检查：血清总蛋白（TP）59.7g/L↓，ALB 33.4g/L↓，DBIL 4.40mg/L。

患者一周前双下肢溃疡加重，渗液流脓，下肢浮肿，行走困难，四肢麻木不仁，大便难且少，小便味重，视物模糊，听力下降，怕冷，四肢发凉，纳差，夜尿每 2 小时 1 次，汗出多，口干口苦，多饮温水，偶有咳嗽，舌红，苔白腻，脉细弦数。

考虑患者为糖尿病足合并糖尿病肾病，同时可能伴有眼底病变，建议于本院内分泌科住院，强化降糖及清创后再行中医药方案调理。患者出院后来诊，近期自测 FBG 4.1 ～ 6.8mmol/L，餐后 2 小时血糖（2hBG）7.3 ～ 9.4mmol/L。

刻诊：双下肢溃疡、伤口开放，见筋骨，少许渗液，无明显疼痛，肿胀稍好转，有站立不稳和踩棉花感，闭目后觉天旋地转，视物模糊，盗汗，平素怕冷，手足冰冷，双手指端麻肿，难以持物，纳差（住院呕吐后食欲低下），眠可，大便 2～3 日一行，初硬后溏，小便色黄，夜尿 2 次，多泡沫。舌淡，苔白厚腻，脉弦而有力。

疑难亮点

（1）糖尿病足开放伤口，见筋骨。

（2）中药汤剂治疗为主，愈合良好。

辨证论治

【学生甲】血糖控制欠佳患者，稍有不慎则皮肤破溃，迁延难愈，对此糖尿病足病患者如何辨证施治？

【教授】糖尿病足病属中医学"脱疽""筋疽"等范畴，西医学认为其病因是下肢远端神经异常和不同程度的血管病变导致的足部感染、溃疡及深层组织破坏。据 2021 年的《糖尿病足病中医病证结合诊疗指南》，此病分未溃期和已溃期论治，已溃期有湿热阻滞证、热毒伤阴证、阴虚血瘀证、阳虚痰凝证、气血两虚证等。

结合症状，患者处于已溃期，运用六经辨证分析如下。患者以双下肢溃疡为主症，怕冷，手足冰冷，纳差，大便 2～3 日一行，初硬后溏，小便色黄，为下焦有热、脾有寒；双手指端麻肿，难以持物，舌淡，当属气血虚弱兼瘀阻，无以濡养四肢所致。综合辨证为瘀热互结兼血虚寒凝，选方桃核承气汤、当归四逆汤、黄芪桂枝五物汤合方。桃核承气汤通腑泄热祛瘀，主治瘀血互结之下焦蓄血证；当归四逆汤是治疗厥阴血虚寒凝方；黄芪桂枝五物汤出自《金匮要略》，原文"血痹阴阳俱微，寸口关上微，尺中小紧，外证身体不仁，如风痹状，黄芪桂枝五物汤主之"，患者手指端麻肿，有脚踩棉花感，正是身体不仁。处方如下：

桃仁 15g，桂枝 10g，大黄 10g，炙甘草 10g，黄芪 45g，玄参 15g，生地黄 20g，麦冬 30g，赤芍 20g，大枣 10g，细辛 3g^{（先煎）}，当归 15g，鸡血藤 30g，鹿角霜 20g^{（先煎）}，补骨脂 30g，淫羊藿 30g。共 15 剂，日 1 剂。

2021 年 1 月 16 日二诊。

刻诊：仍有站立不稳、踩棉花感，视物模糊，夜间 12 点至 3 点盗汗，衣服湿透，手足冰冷、发麻、触觉减退，心慌，胃纳可，寐差，夜尿频，3～4 次/晚，有泡沫，大便 2 日一行，质偏干。舌淡红，苔黄腻，脉弦滑。自测 FBG：11.1mmol/L。

予阳和汤、小柴胡汤加减：熟地黄 30g，肉桂 6g，白芥子 10g，姜炭 10g，生甘草 10g，麻黄 5g，鹿角霜 20g^{（先煎）}，柴胡 15g，黄芩 15g，法半夏 10g，西洋参 10g，生姜 10g，大枣 15g，虎杖 30g，当归 10g，川芎 10g，淫羊藿 30g。共 10 剂，日 1 剂。

另外，予门冬胰岛素 30 注射液，早 12U，晚 8U，皮下注射。

2021 年 3 月 17 日三诊。

辅助检查：FBG：7.0～8.0mmol/L。2021 年 2 月 25 日外院行眼底检查提示：①黄斑水肿。②视网膜散在微血管瘤及微小血管伴轻度渗漏。③视网膜散在出血性遮蔽荧光。

刻诊：视物模糊，入夜口干，双下肢小腿僵硬，右足创面结痂，乏力，易怕冷，手足冰冷，纳眠可，大便日 1～2 次，质软，小便泡沫多。舌淡红，苔白厚，脉紧。

予当归芍药散、猪苓汤、桃核承气汤加减：当归 15g，川芎 10g，赤芍 20g，茯苓 30g，泽泻 30g，猪苓 15g，熟地黄 60g，大黄 10g，桃仁 10g，桂枝 15g，干益母草 30g，黄芪 45g，牛膝 10g，炙甘草 10g，防风 10g。共 15 剂，日 1 剂。

胰岛素维持原方案治疗。

2021 年 4 月 7 日四诊。

刻诊：近期自测 FBG 5.0 ～ 7.3mmol/L，2hBG 8.0 ～ 11.0mmol/L。双下肢创面结痂；双下肢小腿僵硬改善，偶见四肢一过性抽搐痛，四肢麻木；平素运动后见心脏不适，乏力，闭眼见身体不自觉前倾，仍有踩棉花感；怕冷，手足冰冷；易醒，纳一般，餐后见胃胀；平素腹胀，矢气多，大便日 2 ～ 3 次，质软成形，偶见溏薄，夜尿 3 ～ 4 次，小便色黄，偶见泡沫。舌淡红，苔白腻，有齿印，脉弦涩。

予金匮肾气丸、当归补血汤、肾四味加减：淡附片 10g^{（先煎）}，肉桂 6g，熟地黄 20g，山药 30g，酒萸肉 30g，牡丹皮 10g，茯苓 15g，泽泻 15g，黄芪 45g，当归 15g，枸杞子 15g，盐菟丝子 15g，补骨脂 30g，淫羊藿 30g，砂仁 6g^{（后下）}。共 15 剂，日 1 剂。

2021 年 4 月 28 日五诊。

刻诊：近期自测 FBG 6.1 ～ 7.5mmol/L，2hBG 10.0 ～ 11.0mmol/L。患者口干较前改善，四肢仍时有一过性抽搐痛，偶见脚底麻木，怕冷，手足冰冷；纳可，易醒，餐后见胃胀；矢气多，大便日 2 ～ 3 次，质软，夜尿 3 ～ 4 次，尿黄。舌淡红，苔白有齿印，脉弦涩。

予当归四逆汤、当归补血汤、肾四味加减：黄芪 45g，赤芍 20g，大枣 10g，当归 10g，牛膝 10g，细辛 6g，通草 10g，生姜 10g，炙甘草 10g，肉桂 6g，淡附片 10g$^{（先煎）}$，补骨脂 15g，淫羊藿 15g，枸杞子 15g，盐菟丝子 15g，熟地黄 15g，艾叶 10g。共 15 剂，日 1 剂。

后记： 患者仍坚持间歇性复诊，病情稳定，且进一步改善。

思辨解惑

【学生乙】患者除糖尿病足外，视物模糊，双手指端麻肿，难以持物，下肢踩棉花感，表现为全身多处的血管神经病变，中医认为"久病入络"，而您前后五诊的处方中皆有当归，是与此相关吗？

【教授】患者有糖尿病及相关微血管、大血管及神经并发症。视网膜的血液主要通过视网膜中央动脉分出的毛细血管网及脉络膜上毛细血管相互贯通、渗透扩散来提供，其功能同中医"络"的功能高度一致。糖尿病周围神经病变在中医上可归为"痹证""肢痹""筋痹""血痹"等范畴。"筋痹"甚者则发为"筋疽"，即为糖尿病足。《金匮要略·脏腑经络先后病脉证第一》阐述了"经络受邪入脏腑"等脏腑经络先后病的传变规律，清·叶天士《临证指南医案》："久病必入络，气血不行；络脉瘀闭，不通则痛。"提出"久病入络"。糖尿病视网膜病变和糖尿病周围神经病变病理变化与中医的"久病入络"极为相符。

《神农本草经》中品记载：当归，味甘温。主咳逆上气，温疟，寒热，洗在皮肤中（大观本，洗音癣）。妇人漏下绝子，诸恶疮疡，金疮。煮饮之。一名干归。生川谷。《中华本草》记载当归：补血；活血；调经止痛；润燥滑肠。主血虚诸证；月经不调；经闭；痛经；癥瘕结聚；崩漏；虚寒腹痛；痿痹；肌肤麻木；肠燥便难；赤痢后重；痈疽疮疡；跌扑损伤。此案患者以厥阴血虚证为本，兼有视物模糊，双手指端麻

209

肿，难以持物，下肢踩棉花感等症，乃"久病入络"，血瘀为标，应当补血活血，虽六诊处方皆有调整，但不约而同都用到了当归，因其为补血活血的代表药。

久病入络还可用虫类药，如水蛭、虻虫等，特别是麻痛比较明显的患者可多用，只是考虑此类药口味差，为异体蛋白，易引起过敏反应，因此我用得不多。

【学生丙】三诊予当归芍药散合猪苓汤、桃核承气汤加减，并重用熟地黄 60g，此义为何？

【教授】首诊时整体辨证，其人当属里热瘀结兼厥阴血虚证，处方予加味桃核承气汤合黄芪桂枝五物汤、当归四逆汤加减。二诊时患者又有变化，夜间 12 点至 3 点盗汗，大便 2 日 1 行，质偏干，舌苔黄腻，脉弦滑，表现少阳胆火之象；然阳虚寒凝是其本，故选用温阳补血、散寒通滞力更强的阳和汤；如是则阳和汤合小柴胡汤加减，寒温并用。

但是三诊时，患者视物模糊明显，眼底检查提示黄斑水肿、网膜散在微血管瘤及微小血管伴轻度渗漏，考虑脾虚水湿及血水不利，瘀血内阻、不循常道，故取桃核承气汤思路，取其逐瘀泄热、理血之功；予当归芍药散健脾活血利水；用猪苓汤加强利水之力。为防止利水太过而伤阴，猪苓汤中阿胶价格较贵，故重用熟地黄，换阿胶，如是滋阴、利水两相不背。患者病"筋疽"属疮家之列，疮疡日久，必致阴血不足。也是重用熟地黄的思考。

【学生丁】一般认为疮疡以火毒为主因，少用温阳法，纵观几次方药，此患者为何温阳贯穿始终？

【教授】仲景认为"疮家虽身疼痛，不可发汗，汗出则痉"，提出疮家不可发汗；疮家也不能一味治以清热解毒。疮家日久，精血亏虚，脓血为精血所化生，而阴精、阳气相互化生、相互为用。阴虚日久可进一步发展为阴阳两虚。患者来诊时已行清创治疗，开放伤口，见筋骨，脓水已清晰而非黄稠；且骨瘦如柴，面色暗黑，加之患者年长，提示阳气不足、气血亏虚，而非实热之证。

若不注重患者体质及病情动态变化，一味强调清热解毒，只能使阳气更衰，病情进一步加重。故固护阳气，扶助正气，既能托毒外出，又能使元真通畅，新肉易生。所谓"形不足者，温之以气，精不足者，补之以味"，患者精气神诸不足，故温补气血贯穿始终。

【学生戊】请您归纳一下本案例六经辨证思路。

【教授】"坏疽"是糖尿病较严重的并发症，也是使患者致残的主要原因。具有治疗时间长，预后较差、成本较高，涉及内分泌科、外科、骨科多个专科的特点。一般住院治疗，强调局部清创与全身治疗结合。此案例住院消炎清创，伤口较大即转门诊治疗，存在较大风险。然而伤口两个月即完全愈合，疗效十分显著。其整体思路是扶正以祛邪！考虑患者为糖尿病足合并糖尿病肾病、眼底病变，从六经辨证言，病程长，关乎少阴肾、厥阴肝；同时兼及三阳，故治法集开表、通腑、利水和畅达枢机、温阳补气、滋阴活血于一体。正胜则邪却！同时用胰岛素控糖，做好局部伤口处理，也是获效不可或缺的因素之一。

（崔志忠）

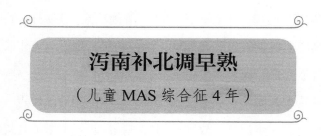

泻南补北调早熟

（儿童 MAS 综合征 4 年）

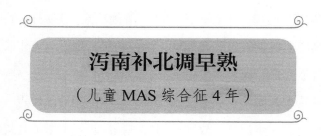

诊断现场

潘某，女，5 岁，因"发现躯干牛奶咖啡斑^①4 年，伴乳房增大 1 年"于 2021 年 2 月 3 日初诊。

患儿家属 4 年前发现患儿躯干无明显诱因出现牛奶斑，3 年前开始出现阴道不规则出血，双侧乳房增大，均未予重视，故未治疗。因病情加重，至外院就诊，2020 年 2 月至 7 月查性激素六项提示：卵泡生成激素（FSH）0.75IU/L，促黄体生成素（LH）＜ 0.10IU/L，雌二醇（E2）＜ 18.35，孕酮（P）0.53，睾酮（T）＜ 0.90。子宫附件超声：双侧卵巢小滤泡，最大直径 4mm，左侧卵巢区囊性包块，考虑卵巢囊肿。2021 年 1 月 24 日查骨龄常规示：骨龄相当于 6 岁水平，多发骨质改变，骨纤维异常增殖症改变，双侧股骨远端干骺端改变，符合佝偻病改变；双侧髋内翻。心脏彩超示：房水平左向右分流（考虑小房缺损）。甲状腺、乳腺彩超示：甲状腺多发囊肿，双侧乳腺发育。

遂于当地医院住院治疗，住院期间继续完善甲功检查：FT₃ 6.59pmol/L，

---

① 牛奶咖啡斑：牛奶咖啡斑为淡褐色斑，棕褐色至暗褐色，大小不一，圆形、卵圆形或形状不规则，边界清楚，表面光滑。为遗传性皮肤病，本病色斑处的黑素细胞和角质形成细胞内黑素增多，黑素细胞活性亢进，产生大量黑素，形成色素沉着斑。其产生原因因人而异。

李赛美 六经辨证医案 2

212

FT$_4$ 9.73pmol/L，TSH 0.818mIU/L。住院期间治疗效果欠佳，症状未见改善。出院诊断：①多骨纤维发育不良[①]。②周围性性早熟。③房间隔缺损。④甲状腺囊肿。⑤佝偻病待查。住院期间予阿仑膦酸钠、骨化三醇等药物对症处理，疗效不佳。因家属拒绝使用激素控制病情，遂寻求中医治疗。

刻诊：患儿神志清，精神可，全身躯干可见大片咖啡色斑，双乳增大，乳晕加深；多动，注意力难以集中，性情急躁，对异性亲近；下肢 X 型腿外观，稍有跛行感；患儿家属代诉怕热，饮水少，胃纳极佳，喜肉食，眠可，二便调。舌红，苔薄白，脉弦数。身高 99cm，体重 15.5kg。月经史：家属代诉月经 3 月 1 行，7 日净，色鲜红量多，无明显不适。

疑难亮点

（1）该患儿 2 岁即月经来潮，乳房发育，此为假性早熟。

（2）中医治疗能否对基因突变产生作用。

（3）儿童长期服用中药是否会有肝肾损伤。

辨证论治

【学生甲】多发性骨纤维发育不良伴性早熟综合征是一种罕见的体细胞基因突变性疾病，对于此类疑难病症，请问教授治疗从何入手？

---

① 多骨纤维发育不良：该病属罕见的基因变异疑难病症，即 MAS 综合征，国外报道患病率为 1/1000000～1/100000，在中国人群的患病率尚不清楚，目前西医学暂无有效治疗手段，以激素控制为主。

【教授】Mccune-Albright Syndrome（MAS）又称为多发性骨纤维发育不良伴性早熟综合征，最典型的临床三联征为皮肤牛奶咖啡斑、多发性骨纤维结构不良、内分泌功能失调（如性早熟，甲状腺功能亢进，Cushing 综合征，生长激素异常分泌等），符合其中两项即可诊断。

中医学暂无准确对应的病名，《中医诊断学》将以乳房发育为主者多归为"乳疬"，月经提前来潮者归于"月经先期"，骨骼发育异常者归为"骨痿""骨痹"范畴。

患儿以肾阴亏虚为本，阴精不足，气失水濡，虚热内生，故脏失水泽，诸证皆起。水不涵木，肝之疏泄甚于肾之闭藏，相火妄动，故见患儿性情急躁，对异性亲近，天癸早至，性早熟；肾主骨，肾阴亏损，无以濡养关节，故手腕转动有声，下肢关节畸形。肝肾同源，肾精亏损必导致肝阴不足。肝为刚脏，以血为体，以气为用，内寄相火，当肝阴血不足，其"用"则无以运行，出现肝失疏泄，气机失畅；或郁而化火，上扰肝络，或气滞痰凝，停滞肝络，则可见乳房胀大、疼痛；肝系失水之濡，宗筋亢奋，故多动、易惊醒；怕热、纳佳、喜食肉均是阴虚火旺之象。

从病机上看，小儿稚阴未长，肾阴不足，无以制阳；阴虚易火旺，气机郁滞易化火，小儿早熟多有火；故考虑阴虚火旺是造成儿童性早熟的前提；肝肾同源、脾常不足，肝郁化火、脾虚湿蕴也是其重要因素。对于此病，我常从三阴论治，兼顾少阳，治以滋阴降火、疏肝补肾。另外想要强调一点，智力正常的早熟儿童不仅身体发育早于同龄人，大脑及行为发育也早于同龄孩子；这样的孩子常多思虑，用药更需在滋阴降火的同时辅以疏肝。

滋肾阴、清相火，首用知柏地黄丸，方中六味地黄丸滋补肝、脾、肾之阴，但以滋肾阴为主；泽泻利湿浊，牡丹皮泻相火，茯苓渗脾湿；

知母、黄柏降相火，泻肾火；其中生地黄换熟地黄，以清热养阴，加西洋参补气、清虚火；诸药合用，共奏滋阴降火之功。小儿疏肝理气选用四逆散。《景岳全书·新方八阵》有"善补阴者，必于阳中求阴，则阴得阳升而泉源不竭"，使用补骨脂取其阳中求阴之意。处方如下：

黄柏 10g，知母 15g，酒萸肉 15g，牡丹皮 10g，山药 15g，补骨脂 10g，炙甘草 6g，西洋参 10g，生地黄 15g，柴胡 10g，白芍 10g，麸炒枳壳 10g，甜叶菊 1g。共 7 剂，每剂中药分两日服。

2021 年 2 月 18 日二诊。

刻诊：咖啡色斑及乳房增大较前无明显变化，畏热，喜冷饮，咳嗽有痰，多动，纳眠可；服药后便溏，大便 1 日 4 次，现大便质软成形，小便调。舌边尖红，苔白；身高 100cm，体重 16kg。

予知柏地黄丸、白虎加人参汤、苓桂术甘汤加减：知母 10g，黄柏 10g，生地黄 15g，山药 15g，酒萸肉 15g，牡丹皮 10g，泽泻 10g，补骨脂 10g，党参 20g，白术 10g，茯苓 15g，桂枝 10g，石膏 15g，柴胡 10g，炙甘草 10g，麦芽 15g，浙贝母 15g，甜叶菊 1g。共 7 剂，每剂中药分两日服。

2021 年 3 月 3 日三诊。

刻诊：服药至今未再出现阴道出血，鼻衄声消失，多动，咖啡斑及乳房增大无变化，纳眠可；大便日 2 ～ 3 次，质软，小便调，舌淡红，边尖红，苔薄白，脉滑。身高 102cm，体重 16kg。守二诊方加炮姜 6g，共 7 剂，每剂中药分两日服。

2021 年 3 月 18 日四诊。

刻诊：躯干褐色色斑变淡，双侧乳房性状基本恢复正常，关节畸形改善，步态较前平稳，双侧腕关节转动有声，多动，烦躁，纳佳；便溏，一日两次，小便调。舌淡，舌尖稍红，苔薄湿润，有颗粒感。身高 102cm，体重 16kg。

予知柏地黄丸、白虎加人参汤、苓桂术甘汤加减：知母 10g，黄柏 10g，生地黄 15g，酒萸肉 15g，补骨脂 10g，山药 15g，牡丹皮 10g，泽泻 10g，茯苓 15g，白术 10g，桂枝 10g，柴胡 10g，白芍 10g，辛夷 10g，浙贝母 15g，甜叶菊 1g。共 7 剂，每剂中药分两日服。

后记：考虑本案儿童性早熟患儿需长期用药维持至青春期阶段，可尝试制作丸剂、散剂以方便用药随诊。对于基因突变引起的疾病，中医药虽然不能改变基因，但通过整体调节，改善患者内环境，可从而控制或减少基因表型，达到改善疾病进程的目的，这是不容忽视的。患儿的后续情况我们将跟进随访。

思辨解惑

【学生乙】纵观整个治疗过程，教授均以知柏地黄丸为基础，请分享该方在此案例中运用思路。

【教授】在正常状态下，体内环境是协调稳定的，若阴阳偏盛或偏衰，则使人体发病。肾为先天之本，肾之阴精盛衰，关系到人体生殖和生长发育。小儿乃稚阴稚阳之体，"阳常有余，阴常不足"是其生理病理特点。若饮食以肉类、鸡蛋等血肉有情之品为主，则过培肾气，气有余便是火；若患儿本身肾阴不足，无以制火，阴虚阳亢，水火不济，就会出现相火妄动。中医医籍中未见有关性早熟的介绍，多数中医学者认为，女童特发性中枢性性早熟主要是由相火偏亢、阴虚火旺、痰火互结所致，故从肾论治。我们遵循"壮水之主以制阳光"的治则，以滋肾阴、降虚火为法，故此案例中，知柏地黄丸贯穿整个治疗过程。

本方出自《医宗金鉴》，主阴虚热盛，所治诸症，属肾阴亏损、阴虚阳亢。肾主水液，而脏腑形骸都需阴津清润，才能正常运行，气血精液亦需阴津濡润，才能各成其用。少阳三焦，下连肾系，是津气共行之道，阴津要经这条通道才能输布全身；与阴津并行于三焦的阳气需要阴津滋润，才能温而不燥，阴阳相济。在现代药理学研究中，有研究者证明加味知柏地黄丸高、中、低剂量均有不同程度的抑制阴道开口、降低子宫卵巢质量的作用，可以一定程度上对抗雌性动物性早熟。

【学生丙】儿童性早熟常从肾论治，中医理论叙述的"肾系"与人体生长激素分泌有关系吗？

【教授】是的，儿童性早熟与"从肾论治"关系密切。第一，从骨关节发育情况来看，《素问·六节藏象论》有云："肾主骨，生髓。"《中西汇通医经精义》中也有："骨内有髓，骨者，髓所生，周身之骨，以背脊为主，肾系贯脊，肾藏精，精生髓，故骨者，肾之所合也。"只有肾精充足，骨髓生化有源，骨骼受骨髓滋养，方能发育正常，坚固有力。肾精不足，髓空则骨无所养，导致骨骼生长异常。患者骨龄照片提示多发骨质改变，骨纤维异样增殖症，双侧股骨远端干骺端改变，双侧髋内翻，正是肾精不足在骨骼系统上的病理体现。现代研究发现，肾功能异常所引起的各种代谢异常，如高磷血症、低钙血症、1，25 二羟维生素 D_3 合成抑制及甲状旁腺素升高等，均会导致骨骼结构生长异常。临床研究证实，知柏地黄丸对于骨密度的改善也有较好疗效。

第二，从儿童提早发育机制上看，中医药从肾论治的方剂也被西医学证实有"激素样作用"，并对受损的性腺组织有修复作用说明肾阴虚证型与性早熟高度相关。中医藏象学说的"肾"系统与脑的功能密切相关，而青春期发育成熟机制正是下丘脑释放促性腺激素，促进垂体分泌血清促卵泡素（FSH）、促黄体生成素（LH），二者作用于性腺，刺激雌二醇（E2）和孕酮的合成释放，从而刺激各靶器官发育。下丘脑 – 垂体 – 性腺生殖轴（HPG 轴）的这一神经内分泌调节机制，正与中医"肾生髓，主骨，通脑，主生殖"的理论相吻合。机体肾阴不足，无以制阳，肾阳亢盛，导致肾生理功能改变，提前激活 HPG 轴的启动，从而出现性早熟。

【学生丁】本例患者皮肤出现"牛奶咖啡斑"，经治疗后也有改善，您可以分析一下吗？

【教授】患儿皮肤牛奶咖啡斑可归属于中医"黧黑斑""面尘"等范畴，《外科正宗》载："黧黑斑者，水亏不能制火，血弱不能华肉，以致火燥结成斑黑，色枯不泽。"《普济方》载："肝肾阴血亏虚，水不制火，血弱不能外荣于肌肤，火燥结成黧斑。"多数医家认为，色素沉着斑的发生，多与肝、脾、肾受损有关。色素沉着有以下病机：一是肾虚血弱，肾水不能制火，虚热郁结于肌肤；二是脾气虚弱，皮肤失荣，气血凝滞而生褐斑；三是肝失疏泄，肝热上冲而生色斑，这也与我从肝、脾、肾论治该患者的思路不谋而合。

【学生戊】请您归纳一下本案例六经辨证思路。

【教授】此案例为基因突变所致，临床十分罕见。诊断为多发性骨纤维发育不良伴性早熟，皮肤牛奶咖啡斑，2 岁行经。临床暂无有效治疗方案。中医强调辨证论治，抓住性早熟病因病机，重点从三阴论治，结合患儿阴不足、阳偏亢，治以泻南补北、滋阴降火，以知柏地黄丸为基础方，合白虎加人参汤泻阳明胃火，佐益气生津；用苓桂术甘汤温阳健脾化痰，柴胡、芍药疏肝，浙贝化痰散结，同时兼顾肾气。寒温并用，攻补兼施，标本同治。短期内见到一定疗效，点滴收获与同道分享。

（袁颢瑜）

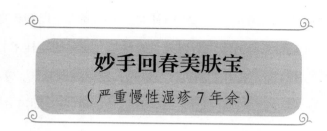

妙手回春美肤宝

（严重慢性湿疹 7 年余）

诊断现场

患者董某，男，29 岁，因"反复皮肤斑疹，伴渗液流脓 3 年余"于 2017 年 12 月 13 日初诊。

患者诉 2014 年因脸颊部出现对称性一元硬币大小皮肤红疹伴瘙痒，至外院就诊，考虑诊断"湿疹"。患者先后到多地寻求中西医治疗，疗效欠佳，且湿疹面积有逐渐加大趋势，2016 年在某扶阳中医处长时间持续服用大剂量扶阳药物，其中附子每剂药量达 110g，持续服用了一年余，又服用大量黄芪，每日达 500g，发现出现皮肤皮开肉绽、渗液等情况，又用大量石膏清火，导致病情加重，出现全身皮肤大面积破溃、渗水、流脓，严重影响生活，以致待业在家。

刻诊：全身皮肤散在斑疹，脸颊、双手、双膝、小腿前侧等皮肤皲裂、破溃、渗液、流脓，偶可见渗血，轻者亦可挤出少量清水样分泌物，全身皮肤干燥、瘙痒，皮肤瘙痒时伴全身发热，出汗、洗澡及夜间皮肤干燥、瘙痒甚；平素怕冷恶风，汗出较少，手足冰凉，易鼻塞，晨起喉间易咳出黏痰，日间常吐黏滞清涎液，口干；发病以来饮食以清淡素食为主，睡眠欠安；大便质黏腻成形，日行 1～2 次，小便黄。舌暗胖，苔黄腻，舌下络脉紫暗，脉沉弦稍数；可扪及腋下及腹股沟淋巴结肿大，质韧，活动度可，无压痛。

疑难亮点

（1）慢性疾病，病程长，症状反复发作。

（2）经历失治误治，曾先后大量使用附子、黄芪、石膏后症状加重。

（3）处于急性发作期，皮损严重。

辨证论治

【学生甲】患者湿疹病程长，治疗多年均未见明显疗效，且此次就诊湿疹情况严重，该如何着手辨证论治？

【教授】本案患者患有慢性湿疹 3 年余，慢性湿疹是一种具有明显渗出倾向的慢性炎症性皮肤病，其发病原因复杂，由多种内外因素引起。西医主要外用糖皮质激素，易反复发作，严重影响患者生活质量。回归皮肤病病因病机来看，先天禀赋不足，卫外不固或外邪侵袭人体，正邪相争搏结于肌肤，会导致营卫不和，可引起皮肤诸疾。

该患者病程长久，病情反复繁杂。因营卫不和，卫气郁闭，不能温煦人体则出现发热、汗出、恶风寒、易感寒等症；营血不足，津亏血少，不能养肤，则发为瘙痒、皮肤干燥皲裂、脱屑等症；邪伏肌表，正邪交争，卫气不能安行于阴，则夜间难眠。患者发病初始乃以营卫不和为主因，奈何失治、误治使疾病进一步加重，久病耗伤阳气，且大量服用石膏，更加伤阳。患者素体血虚，现因阳气不足，阴寒内生，寒凝血滞，血行不利，阳气不能达于四肢末端，营血不能充盈血脉，故见吐黏滞清涎液、手足厥冷、脉沉。患者曾服用大剂量附子，长久使用伤阴耗气，耗伤津液，则夜间皮肤干燥、瘙痒甚。阴虚生内热，且患者久病压力大，情绪压抑，导致气郁化热，则出现口干渴、小便色黄、舌苔黄腻、脉数等上焦热象。

此患者当辨证为上热下寒之寒热错杂证，故拟方当归四逆加吴茱萸生姜汤合竹叶石膏汤和麻黄升麻汤加减。当归四逆加吴茱萸生姜汤养血通脉，温经散寒，并取桂枝汤之意，外证得之可调和营卫以固表，内证得之则交通阴阳而守中，加龙骨、牡蛎二味，取其收敛固涩、潜镇浮越之功；以麻黄升麻汤清上温中，处方如下：

处方一：当归四逆加吴茱萸生姜汤合竹叶石膏汤加减：桂枝 10g，白芍 10g，大枣 10g，细辛 6g，炙甘草 6g，当归 10g，路路通 30g，吴茱萸 6g，生姜 10g，龙骨 15g^{（先煎）}，牡蛎 15g^{（先煎）}，淡竹叶 10g，生石膏 30g^{（先煎）}，党参 30g，法半夏 10g，麦冬 15g，山药 30g。共 5 剂，日 1 剂。

处方二：麻黄升麻汤加减：蜜麻黄 10g，升麻 30g，当归 10g，黄芩 10g，知母 10g，白芍 15g，玉竹 10g，桂枝 10g，茯苓 20g，天冬 10g，炙甘草 10g，生石膏 30g^{（先煎）}，白术 10g，干姜 10g。共 5 剂，日 1 剂。先服方一，再服方二。

外用：院内制剂紫龙膏：每日 3 次涂患处。

2018 年 1 月 3 日二诊。

刻诊：服上方后怕冷、口渴情况有所好转；仍有全身皮肤散在红斑，脸颊、双手、双膝、小腿前侧等皮肤仍有明显皲裂、破溃、渗液、流脓，渗血明显变少，全身皮肤干燥、瘙痒，皮肤瘙痒时全身发热，出汗、洗澡及夜间皮肤干燥、瘙痒甚；夜间醒时常觉手脚发麻，睡时流涎，心慌；大便日二行，质黏成形，小便色黄量少。舌暗淡，苔白，质水滑，脉沉略弦。予李可老经验方乌蛇荣皮汤合桂枝汤加减，方药如下：

酒乌梢蛇 30g，燀桃仁 10g，红花 10g，生地黄 30g，当归 30g，赤芍 15g，川芎 15g，大枣 15g，蒺藜 30g，制何首乌 30g，紫草 15g，牡丹皮 15g，白鲜皮 15g，桂枝 10g，炙甘草 6g，生姜 10g。共 7 剂，日 1 剂。

2018 年 1 月 10 日三诊、2018 年 1 月 17 日四诊。

刻诊：上肢皮肤无明显的渗液流脓，破溃处有结痂倾向，但干燥脱屑无明显好转，夜间皮肤瘙痒次数减少，心慌少作，睡眠时手掌麻木感消失，睡眠好转，均继续予二诊处方治疗。

2018 年 1 月 24 日五诊。

刻诊：破溃处已经逐渐结痂，皮肤皲裂稍好转，仍有全身皮肤干燥、脱屑、瘙痒，汗后尤甚，晨起口干，鼻塞，胸闷心慌；纳可，眠欠安；小便色黄，大便日 2～3 行，质软烂呈糊状。舌暗红，苔黄腻，脉沉细弦。

予乌蛇荣皮汤合桂枝汤加减，方药如下：酒乌梢蛇 30g，生地黄 30g，当归 30g，赤芍 15g，大枣 15g，蒺藜 30g，制何首乌 30g，紫草 15g，牡丹皮 15g，白鲜皮 15g，桂枝 10g，炙甘草 6g，生姜 10g，侧柏叶 15g，黄柏 15g，薏苡仁 30g，建曲 10g，土茯苓 30g。共 7 剂，日 1 剂。

外治：大黄 15g，黄柏 15g，五倍子 10g，枯矾 30g（自备），水煎煮泡手，日 1 剂。

2018 年 1 月 31 日六诊。

刻诊：破溃处皮肤结痂，色红，干燥脱屑、粗糙发硬，瘙痒，汗后更明显，未再出现新鲜皮疹；晨起口干，嘴角糜烂，时有心慌，怕冷，天冷时手足指尖冰冷发僵；纳可，睡眠无明显改善；大便日 1 行，质烂，小便色淡黄。舌暗红，苔薄白，中见少许细裂纹，脉沉弦；全身多处淋巴结肿大，无压痛，质韧，活动度可。

予当归四逆汤、消瘰丸、四逆散加减：当归 10g，桂枝 10g，赤芍 20g，细辛 6g，路路通 30g，炙甘草 10g，大枣 10g，玄参 15g，牡蛎 30g^(先煎)，浙贝母 15g，白芥子 10g，夏枯草 15g，柴胡 10g，麸炒枳壳 10g，淫羊藿 30g。共 5 剂，日 1 剂。

外治：守五诊外治方。

2018 年 2 月 22 日七诊。

刻诊：破溃皮肤已经全部结痂，但是瘙痒较前加重，汗后更甚，且有多处硬币大小新出疹子，色红，无破溃，无渗液，怕冷好转；纳眠欠佳，大便质黏腻，日行 1 次，小便色黄。舌暗红，边尖红，中见裂纹，苔白腻水滑，脉弦。

予麻黄连轺赤小豆汤合桂枝汤加减：炙麻黄 5g，苦杏仁 10g，生甘草 6g，大枣 15g，赤小豆 30g，连翘 30g，桑白皮 15g，薏苡仁 30g，土茯苓 30g，泽兰 15g，桂枝 10g，赤芍 15g，蒲公英 30g，地肤子 15g，白鲜皮 15g，当归 10g，生姜 10g。共 10 剂，日 1 剂。

外治法：守五诊外治方，大黄加量至 30g，加蒲公英 30g，用法同前。矾冰悬浮液、紫龙膏外用。

2018 年 3 月 3 日八诊。

刻诊：患者仍有少许新发皮疹，但较前减少，色红，抓挠后有少许黄色渗液，肤痒同前，守七诊方不变。

2018年3月14日九诊。

刻诊：皮肤破溃、皲裂处结痂，有些长出了新生肉芽组织，有些仍有明显皮下出血，全身皮肤仍然干燥瘙痒，汗后瘙痒尤甚，新发皮疹抓挠后可见少许淡黄色渗液，晨起口干口苦，小便黄，大便时溏时成形。舌边尖红，舌面干，苔薄白，脉弦滑数。

予乌蛇荣皮汤、桂枝汤、青蒿鳖甲汤加减：酒乌梢蛇30g，生地黄30g，当归30g，蒺藜30g，制何首乌30g，紫草15g，牡丹皮15g，白鲜皮15g，桂枝10g，赤芍15g，炙甘草6g，大枣10g，水牛角15g，青蒿30g^{（后下）}，鳖甲20g^{（先煎）}，桑白皮15g，地骨皮15g，柴胡10g，黄芩10g。共10剂，日1剂。

2018年4月6日十诊。

刻诊：皮肤情况基本同前，皲裂处基本全部结痂，皮肤瘙痒较前好转，夜间较明显；近几日偶感咽痒，稍有咳嗽，痰涎质黏、色清；纳一般，睡眠欠安，小便色黄，大便日1行，质黏。舌淡红，苔薄白，脉沉滑。

予麻黄汤、葛根黄芩黄连汤、当归四逆汤加减：蜜麻黄10g，苦杏仁10g，炙甘草10g，大枣10g，生姜10g，桂枝10g，白芍10g，细辛10g，当归10g，路路通30g，葛根45g，黄连10g，黄芩10g，淡附片10g^{（先煎）}，甜叶菊1g。共10剂，日1剂。

2018年4月26日十一诊。

刻诊：皮肤干燥脱屑，皮肤纹理粗糙苍老，破溃处愈合，可见新生肉芽组织，双手背皮肤斑片状色鲜红，瘙痒明显，无渗液流脓，口干，自觉淋巴结变小；纳一般，偶感胃痛；大便日2行，质稍干，偶有遗精，小便黄。舌淡红，苔薄白，脉沉弦。

予桂枝汤、四物汤加减：桂枝 10g，赤芍 10g，大枣 10g，炙甘草 6g，生姜 10g，当归 15g，川芎 10g，熟地黄 15g，生地黄 15g，何首乌 20g，蒺藜 15g，徐长卿 10g，荆芥 10g，防风 10g，龙胆 6g，茵陈 10g，全蝎 5g。共 7 剂，日 1 剂。

2018 年 5 月 16 日十二诊。

刻诊：皮肤干燥脱屑、粗糙发硬改善，汗出炎热时皮肤时有瘙痒，胸以上汗多；胃纳改善，大便先干后溏，小便色黄。舌暗淡胖，苔白腻，脉沉滑。

予桂枝汤、当归芍药散、五苓散加减：桂枝 10g，赤芍 10g，大枣 10g，炙甘草 6g，生姜 10g，当归 15g，川芎 10g，茯苓 20g，白术 10g，泽泻 30g，赤小豆 30g，木香 6g，黄连 10g，建曲 10g，淡附片 10g^{（先煎）}，徐长卿 10g，荆芥 10g，防风 10g。共 10 剂，日 1 剂。

2018 年 5 月 27 日十三诊。

刻诊：皮肤干燥脱屑情况继续有改善，小便色黄，大便成形，黏厕，舌暗淡胖，苔薄白，脉沉滑，守十二诊基础方稍做加减继续服用。

2018 年 6 月 7 日十四诊。

刻诊：时有绿豆大小红色皮疹，无破溃、渗液、流脓，皮肤粗糙苍老、发硬明显改善，偶有瘙痒感，咯吐清色黏痰涎，淋巴结肿大好转，纳眠可；大便稍溏，黏厕，小便黄。舌淡胖，苔白厚，脉沉滑。

予桂枝汤、四物汤加减：桂枝 10g，赤芍 10g，大枣 10g，炙甘草 6g，生姜 10g，熟地黄 30g，当归 15g，川芎 10g，茯苓 30g，徐长卿

10g，荆芥 10g，防风 10g，连翘 30g，夏枯草 30g，钩藤 10g，牛蒡子 15g，土泽泻 15g。共 10 剂，日 1 剂。

后记：患者服用完 2018 年 6 月 7 日的药后，皮肤已再无渗液流脓，未见明显斑疹，患处皮肤颜色接近正常肤色，遗留一些结痂痕迹，脱屑和皮肤粗糙发硬以关节处和双上肢明显。皮肤瘙痒已较前明显改善，但在汗出后仍有瘙痒出现。

患者一直在门诊复诊，继续治疗，望能将皮肤调理至正常年轻人模样，直至 2021 年 7 月 3 日复诊回访，可见患者皮肤粗糙发硬、脱屑已基本得到改善，皮肤状况几乎接近正常人，躯干处皮肤光滑，双上肢皮肤扪之有粗糙感，稍发硬，但肉眼已无异常，皮肤干燥，在汗出时有瘙痒感，余皆正常。目前模样几乎可以用判若两人来形容。

思辨解惑

【学生乙】纵观您治病全过程，总离不开清热祛湿药物及桂枝汤、当归四逆汤等温性药物的使用，这有何含义吗？

【教授】慢性湿疹多以"湿"为主因，风、湿、热三邪相兼致病，在治疗上常需用到清热祛湿药，如石膏、知母、连翘、赤小豆等。同时本案患者患有慢性湿疹 3 年余，病之日久，正邪交争，易耗散阳气，而湿为阴邪，易损伤阳气，单纯运用祛邪之法难以根治慢性湿疹；需温阳化气与清热利湿同时兼顾，使机体正气提高才可祛邪外出。同时，慢性病病程长，患者曾多处寻求治疗，前医妄投寒凉之药，如大量服用石膏，也可伤及阳气。从患者皮肤破溃流脓可看出，这早已不是以清热解毒之药治疗便可，而是要温补托脓，才能更快促进伤口愈合。另外结合患者怕冷、手足厥冷、口吐黏滞清涎液等症状，可以看出患者本身正气不足，虚寒内生，故用桂枝汤调和营卫，当归四逆汤温经散寒。

【学生丙】附子乃阴证要药，本案患者曾大量、长时间服用附子，您对此有什么看法吗？

【教授】附子为阳中之阳之药，大辛大温大燥，有破阴散寒、强命门火、回阳救逆、温肾散寒、除湿止痛等功效，在《神农本草经》中列为下品，有大毒。如何安全而有效地运用附子，尽最大可能发挥其独特作用，是一个很值得探讨的问题。

首先，附子需要善用而非滥用。仲景是善用附子之典范，在其所著的《伤寒杂病论》中，用附子的方超过40首，如麻黄附子细辛汤、桂枝附子汤、附子泻心汤、四逆汤、真武汤、大黄附子汤、肾气丸等。其谙熟药性，应用附子时配伍精当，凡用生附子必入汤剂，常与生姜、干姜、人参、甘草等药配伍以增效减毒，最大限度地降低附子的毒性，才能安全有效地、合理地利用附子的偏性，并且需要严格掌握附子的炮制、品质、配伍、剂量、煎煮。

中药剂量是很重要的，尤其临床上一些慢性病，调理身体时就不用大剂量药物。像岭南地区，有些患者服用的剂量稍大一点就上火，就会感觉很烦躁。在附子的用量上，必须谨慎得当，贵在切中病机，让附子"少火生气"，中病则止，才可药到病除。我平时使用附子一般只用10g，甚至有些用5g、6g，常言道"壮火食气，气食少火"，少量附子可生气，大剂量的话就会化热化火；那种火便是壮火，壮火反过来损伤人体之气，正如有专家提出的"附子亡阳论"。对于小剂量的附子，我经常推崇一个概念，叫"小四逆汤"，治疗一些慢性病、老年患者，我觉得附子使用小剂量如5g、6g，就可以达到效果，这样附子也不需要久煎，同煎也可以，甚至小朋友的剂量可以更小，例如3g或2g，在临床上效果都挺好。

当然我也有用大量附子的时候，对于"救命"及一些特别疼痛的病，像风湿这一类的，我觉得附子就要加大点量，但所谓的大量最多只用到 30g，并没有超量很多，而且要向患者反复交代。使用的附子都是炮附子，不是生附子。其实我用附子稍大量的情况不多，在参加广东省首例新冠危重症患者成功脱机的远程会诊上，我很少见地把附子用到了30g，有句话叫"重剂起沉疴"，要大剂量才能够把这个患者从命悬一线中拉回来。这个患者是一个 30 多岁的妊娠 35 周的患者，为了保住大人的性命，医院做了剖宫产，后出现了白肺，然后上了 ECMO，这个患者咳痰特别多，几天未解大便，最关键的是西医所有的方法都上了，但她的血压还是继续往下掉，一直升不起来，确实是命悬一线，我就开了茯苓四逆汤，重用附子。

本案患者之前则猛用附子进补，成壮火食气，伤阳、亡阳、耗气，使皮肤问题加重，过犹不及，得不偿失。在治病上我觉得还是要守规矩，尤其我追求的目标是最好不用药，最好的医生是不用药的医生，所谓"不药为上"。

【学生丁】您在其治疗中加用外洗，可以给我们讲讲这个方吗？

【教授】《理瀹骈文》曰："外治之理，即内治之理；外治之药，亦即内治之药，所异者法耳。"在皮肤病的治疗上，加用中药外洗，可针对病灶局部缓解患者症状，减轻痛苦。本案患者皮肤患处发热发红、皮肤皲裂溃烂等，均可见其热象，故予大黄清热泻火、凉血解毒；黄柏又能利湿，解毒消肿；本案患者汗出后瘙痒尤甚，配上五倍子及枯矾既可解毒消肿，又可收湿敛疮，对于本案患者皮肤皲裂渗液有明显作用；加上蒲公英清热解毒、消肿散结，并能促进伤口愈合。外治法虽为治标之法，配合内服中药，可更好地发挥内服药物的治疗作用，起到表里合一、内外合治的作用，使二者相得益彰。

【学生戊】请您归纳一下本案例六经辨证思路。

【教授】慢性湿疹是临床顽疾，关乎皮肤科和内科。此患者的特点是经历八年，用药经历大热、大寒、大补等误治过程，使病情由轻到重，由局部蔓延至全身。当时来诊，我印象最深的是此人如"蜘蛛侠"，因皮开肉绽、皮肤渗液，戴上了特殊手套。

本病初发可能与阳虚有关，但持续大剂量温补，壮火食气；加之后期过用寒凉，均致阳气更伤，病情缠绵难愈。这是深刻的教训！中医强调辨证论治，因人因地因时制宜。大毒治病，十去其六，无毒治病，十去其九。是药三分毒！中医治病重点是关注得病的人！一切围着患者转。注重人的体质、机能状态，注重保护、激发人体愈病的潜能。我的理念是：用最小的成本，最少的副作用，最轻的痛苦，获得最大的效益，最好的疗效！本案例病在皮，关乎太阳病，又不止于太阳病。太阳与少阴相表里；少阳三焦通腠理毫毛；而病久情志不畅，病由气及血，呈寒热错杂、虚实夹杂，则与厥阴病有关，厥阴肝阳虚馁，条达不及，五脏皆损。故守桂枝汤调表里，调营卫，调阴阳；守厥阴，用当归四逆合吴茱萸汤、麻黄升麻汤等调寒热虚实，调气血阴阳。内外合治，以其和平。整体调和，局部即安！所谓治皮不治皮也！

（列施炘）

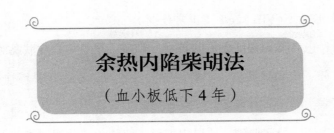

余热内陷柴胡法

（血小板低下4年）

诊断现场

患者全某，女，52岁，因"反复皮下瘀斑4年"于2021年6月9日初诊。

患者4年前发现血小板减少，后期发展为三系血细胞减少，曾在外院进行骨髓穿刺术（具体不详），行中西医结合治疗，效果欠佳。

2021年5月11日食榴莲后发热，体温39℃，无恶寒，咳嗽伴黄痰，胸闷气促，腹胀腹泻，10～20次/日，绿色水样便。患者以为"上火"，并未就医，1周后自行缓解。发热腹泻症状消失后出现口腔溃烂，出血不止，自行用西瓜霜无效。2021年6月6日到东莞某医院住院，打止血针后无效，医生建议到广州医院治疗。患者先后前往广州三家三甲医院急诊求诊，血常规检查结果提示血小板减少、轻度贫血，CT扫描显示锁骨上窝多发淋巴结稍肿大，彩超见脾大，西医诊断为发热查因，感染性发热可能性大，发出病重通知书。由于三家医院都未能提供入院床位，同时医生建议再次进行骨髓穿刺，患者因身体状况不佳，拒绝继续诊治，遂到我门诊求助。

2021年6月7日血常规显示：白细胞（WBC）$3.96×10^9$/L↓，血红蛋白（HGB）94g/L↓，血小板总数（PLT）$25×10^9$/L↓。凝血四项：血浆凝血酶原时间（PT）18.2s↑，活化部分凝血活酶时间（APTT）63.6s↑，血浆纤维蛋白原（FIB）2g/L（正常范围）。

刻诊：患者体形瘦削，皮肤黄黑，神疲；全身多处皮肤黏膜有皮下瘀斑，口腔、口角处溃疡，下唇内壁糜烂成片，红肿，易渗血，疼痛；无发热恶寒，咽中痰多色黄；平素怕热汗少，喜冷饮，久行后气促；双手腕关节疼痛，晨起僵硬，遇风雨加重，双膝关节及双手指关节肿胀变形，膝关节扪之发热感，无明显疼痛；口腔肿痛不能进食，半夜常因口不能闭，口水伴痰流出致醒，容易腹泻，但刻下大便 5～6 日未解，小便调。舌红，苔薄白，脉沉滑。体重 42kg，血压 93/65mmHg，心率 80 次 / 分钟。

既往史：类风湿关节炎病史。

疑难亮点

（1）高热腹泻后热毒内陷：皮下瘀斑、口唇溃烂。

（2）从伤寒阳明少阳病到温病血分气分证：小柴胡汤透热转气。

（3）既是毒药又是良药：雄黄的使用。

（4）全程未使用任何西药治疗。

辨证论治

【学生甲】本例患者从发热腹泻到口腔溃疡，其发病过程为何？

【教授】望诊见患者体形瘦削，胸廓狭窄，皮色暗黄，疲惫乏力，加上平素容易腹泻，可见其中焦之气不足，生化乏源。4 年前西医诊断为"血小板减少症"，后期发展为"三系血细胞减少"，而中医视其为

"虚劳病"。《景岳全书》中有提到对虚劳的看法："人赖以生者，惟此精气；而病为虚损者，亦惟此精气。气虚者，即阳虚也；精虚者，即阴虚也。"虚劳病，病程长，久病耗气伤血，故见患者骨瘦如柴、皮肤黄黑，神疲。阴虚血少，导致阴虚火旺，故平时怕热喜冷；又因贪冷饮，伤及脾胃，气虚血少，脏腑失养，恶性循环，则又使气血更弱。五月立夏，夏季属火，容易血热气旺，而榴莲多产于热带地区，秉承其湿热之气，此时食榴莲助热，则邪热内外相搏，致体温升高；榴莲黏滞，加重脾胃负担，消化不良，清浊不分，湿热下注，因此患者初期每天腹泻十余次。如果这时候用中药治疗，在辨证论治下，我们可以选择葛根黄芩黄连汤、黄芩汤、白头翁汤、小柴胡汤等芩连类方来清热祛湿。然患者并未医治。

患者腹泻日十余次，湿热逐渐从大便而走，发热亦得到缓解，然此种状况下，并非湿热之邪已完全祛除，而是脾胃逐渐虚弱，化源无力，气血津液均不足。此时反而要注意因腹泻伤阴，余热内陷入里，使血分有热所引起的问题。一方面，患者阳明湿热余邪未清，需要兼顾；另一方面，阳明湿热逐渐入里，困于半表半里之间，这才是目前阶段患者主要的问题。邪热内陷，入于少阳，加之患者久病，精神压力紧张，思虑过多，少阳郁而化火，少阳胆火上炎；再加之阳明湿热余邪未清，上灼口腔黏膜，引起口腔溃疡，及唇部红肿、溃烂、渗血；热邪迫血妄行，血液不循常道，故见皮下瘀斑，及溃疡部位出血不止；火热炼液成痰，故见咽中痰多色黄。口水多、平素易腹泻等乃脾胃虚弱的表现。而患者之所以大便五六日未解，一是因为患者本脾胃虚弱，气血不足，使排便乏力；二是湿热熏灼肠道，使得肠道乏津，糟粕排出受阻；三是因患者口腔溃疡，不欲进食，大便量少。大便多日不解，反过来又会进一步加重了阳明湿热，并且使邪毒燥化入里。

233

患者既往有类风湿关节炎病史，风寒湿热之邪侵袭关节，客于经络间，故见全身大小关节晨僵、肿胀、疼痛。根据标本缓急之治法，目前主要以解决"三系血细胞减少"为重点，暂不处理类风湿关节炎的问题。但其实，类风湿关节炎的病因病机，与患者此阶段的证候相似，实则亦是"无为而治"之理。

故在此阶段，我认为，从六经辨证角度而言，此患者初诊病在少阳为主，兼阳明余热未清，邪在半表半里之间；而卫气营血辨证中病在血分，兼及气分。治宜和解少阳兼顾护脾胃，同时清泻阳明余热，解毒凉血。方拟小柴胡汤合犀角地黄汤，处方如下：

柴胡 15g，黄芩 15g，大枣 10g，生姜 10g，炙甘草 15g，西洋参 10g（另炖），紫草 10g，法半夏 10g，麦冬 30g，水牛角 15g（先煎），生地黄 20g，防风 10g，虎杖 30g，青蒿 30g（后下），菝葜 20g。共 7 剂，日 1 剂。前 3 剂煎煮后加雄黄 0.5g 冲服，每天雄黄量不可超出 1g，雄黄切忌明火。

2021 年 6 月 19 日二诊。

辅助检查：血常规：WBC 3.30×10^9/L↓，HGB 86g/L↓，PLT 53×10^9/L↓。

刻诊：口腔溃疡愈合，血止，疼痛缓解，口唇干燥脱皮；痰少色黄，怕热汗多，口不渴，最近颈后皮肤瘙痒；纳改善，可进食，眠可；尿黄，大便日 1～2 行。舌淡红，苔薄白，脉沉。体重 43kg，BP 114/73mmHg，HR 75 次/分。

予桂枝加附子汤、生脉散、玉屏风散加减：桂枝 15g，赤芍 15g，生姜 10g，大枣 10g，炙甘草 6g，淡附片 10g（先煎），葛根 30g，西洋参 10g（另炖），麦冬 15g，五味子 10g，茯苓 20g，黄芪 30g，防风 10g，白术 10g，菝葜 15g。共 7 剂，日 1 剂，雄黄用法同前。

2021 年 6 月 26 日三诊。

辅助检查：血常规：WBC 4.19×109/L，HGB 89g/L↓，PLT 83×109/L↓，PT 12.8s。APTT 44.9s↑，FIB 2g/L。

刻诊：口腔溃疡完全愈合，旧的皮下出血症状消失；疲倦，喜冷饮，怕热；双手腕关节疼痛，数天前不慎撞到右上肢外侧近腕部，皮肤瘀斑两片，如钱币大小，色紫暗；纳可，大便调。舌淡红，苔薄白，脉沉涩。体重 45kg。守二诊方加青黛 2.5g 冲服。共 7 剂，日 1 剂。

后记：患者自诉首诊服第 4 剂药后口腔溃疡明显愈合和血止，第二诊服药后症状完全消失。由于患者血小板减少 4 年，加上多年类风湿关节炎病史，继续复诊，调理身体，拟桂枝加葛根汤合青蒿鳖甲汤加减、桂枝加龙骨牡蛎汤加减等作为收尾。从 2021 年 6 月 9 日初诊到 7 月 10 日五诊，患者的白细胞（正常 4 ～ 10×10⁹/L）由 3.96×10⁹/L 升至 6.65×10⁹/L，血红蛋白（正常 110 ～ 150g/L）由 94g/L 升至 103g/L，血小板总数（正常 100 ～ 300×10⁹/L）由 25×10⁹/L 升至 144×10⁹/L，体重维持 45kg。患者全程未服用任何与三系减少疾病相关的西药，能有如此疗效，实在出乎意料！到 2021 年 9 月 4 日为止，患者依旧固定时间复诊，继续治疗由类风湿关节炎引起的双手腕疼痛。

思辨解惑

【学生乙】首诊处方小柴胡汤为伤寒方，而犀角地黄汤多用于温病，为何两方同用却收效甚佳？

【教授】《伤寒论》教我们辨证论治，而非局限我们的用药思路。张仲景把疾病的发生发展过程、变病、坏病、禁忌证、处方用药、煎服法等总结起来，传授后代。我们不应只着重在《伤寒论》的处方，很多同学读完《伤寒论》后，看病只用伤寒方，这并不符合临床需求。同时也有不少同学学了《伤寒论》后只会看寒病、用热药，遇到温病、热证就手忙脚乱了。读经典著作，我们要思考背后的病机、病理和用药原则，不要一味抄方背方。所以我们不应该把某一方归纳或定义为某一种疾病的治疗方法，我们需要了解处方的药物组成和配伍关系，处方的出处虽然提示了部分用药特点，但是我们还是要灵活运用，活学活用，才会领悟到经方的妙处。

回归到本案例，患者发热腹泻后出现口腔溃疡，是因为燥热内陷血分，血热妄行，迫出脉外，这时候大家也会想到犀角地黄汤，因为这是热入血分证的经典药方。由于犀牛是濒危动物，现多用水牛角替代。其味咸性寒，主要清血分之热，而生地黄养阴生津，不会使患者因出血不止而生燥，合麦冬有半个增液汤之意。另外我重用虎杖来泄热通便，虽然患者进食不多，理应大便量少，但5～6天未解，已成内燥，通腑十分重要。《伤寒论》有六急下证，就是这个道理，急引火热之邪从大肠而出，急下存阴。至于紫草，味甘咸而气寒，有凉血活血之功效，可疗斑疹痘毒。

上述的中药都为寒性之品，足以清血分之热，但为何我还是加上小柴胡汤呢？结合前面病机分析，此患者兼有气分见症，需要有清宣郁热之药清气分之热。温病中以升降散为经典，升降散方气味俱薄，善于升清、散火热，宣透郁邪，但无助于邪热化燥；大黄苦寒降泄，推陈致新，破郁热而泻火；姜黄散结气而解郁，因此常用于郁热不宣之病。而小柴胡汤与升降散有异曲同工之妙。

然本病例中我之所以用犀角地黄汤合小柴胡汤而非合升降散，是因为血热气虚，脾胃也虚弱，黄芩清热力强而不破气，大黄的通腑逐瘀，实在不符合此时本患者的虚弱体质；此外，小柴胡汤除了柴胡、黄芩外，都是养胃补益之药，调和内外，使邪不复入里。由此可见，犀角地黄汤针对血热妄行之口疮溃疡、出血不止，配上小柴胡汤清热透热、补中益气，使邪有出路，随宣透而去。两方合用，一走气分，一行血分，相得益彰。

【学生丙】本例患者就诊时症状以皮下瘀斑及口腔黏膜出血为主，已无发热，为何治法还是以清热为主而非止血？而二诊到五诊时您没有用补血药，却最后可以使血小板回升且疗效如此显著？

【教授】正如我上述提到，虽然患者发热、腹泻症状消失，这并不代表热邪消除，而是内陷于血分，所以我们还要治本，以清血热来止血。临床上，很多医生看见患者出血，就急着去止血，但是止血类的中药众多，我们要根据具体情况使用。在辨证方面，患者虽然热退，但口腔糜烂严重，出血不止，患者有血小板减少症，后期发展为三系血细胞减少，但是本病的发生与服食过量燥热之物有关，血虚内热，迫血妄行，因此首诊以清热解毒来止血。

其后还是强调治疗血液病的。我虽没有直接使用补血之品，却有止血、补血、凉血和养血之意。二、三诊以益气养胃来补血，四诊以养阴透热来凉血，第五诊以来也是以养血为主。一诊的"小柴胡汤合犀角地黄汤"加减在上述已解释了。二、三诊用了15味中药，却变化成不同处方组成，包括生脉散、玉屏风散、桂枝加葛根汤、桂枝加附子汤、桂枝加黄芪汤等，从处方种类可见，都是以祛风行气、养胃补气为主。因为患者口疮溃疡愈合进度不错，过程中需要气血来消疮生肌，加上患者本有身体关节疼痛，需用祛风行气之药来通利关节。第四诊处方依然含有桂枝加葛根汤、桂枝加附子汤、桂枝加黄芪汤，但加上青蒿 30g、鳖甲 20g、牡丹皮 15g 等滋阴凉血之品，这是因为患者本怕热喜凉，补益和祛风过度容易生燥热，所以用药须阴阳相兼，切不可过于极端。第五诊，处方仍以桂枝加葛根汤、桂枝加附子汤、桂枝加黄芪汤作为底方，但加上煅龙骨 30g、煅牡蛎 30g、龟甲 20g 等质重的动物类药材，由于患者头汗多，而煅制的龙骨和牡蛎有敛汗功能，汗为心之液，血汗亦同源，所以在养血之中又需敛阴。

除了一诊以外，其余的处方都有桂枝汤的存在，桂枝汤除了调和营卫、治疗太阳中风以外，也有补益气血的作用，因此有群方之首的称誉。由此可见，我之后虽没有直接使用临床常用的补血之药，比如阿胶、熟地黄、何首乌、枸杞子、当归等，但是通过调理脾胃，使气血得以生化，最后达到了血小板回升的目的。

【学生丁】请您归纳一下本案例六经辨证思路。

【教授】患者病程 4 年，由血小板减少症发展为三系血细胞减少症。虽两次行骨髓穿刺，但未明确诊断。后因害怕再入院行骨穿而转求中医治疗。经中医治疗一月余，每周一次血象检查，疗效之快且显著，令人十分震撼！记得初次接诊时，曾劝患者入住血液科治疗，并告之风险和本人并不擅长此专科。但被患者及家属期待的目光感动，既然西医方法不多，我们就运用中医治疗，如此而结缘，试试看！

关于病机、处方、用药，前面同学的梳理十分清晰。从中医分析，"毒"是重点！火毒、燥热、湿热，气营两燔。火热消灼，内攻有力。《伤寒论》有火逆证，仲景虽未出方药，但证候特征及演化规律却十分明了，对后世温病学形成和发展产生了重要影响。温病学创"卫气营血辨证"，深化拓展了广义伤寒之温病内涵。两者可互补运用。当代寒温统一呼声很高，就是基于临床实践需要做出的选择。故有《伤寒论》之桂枝汤、小柴胡汤、通腑法，《温病条辨》之犀角地黄汤、青蒿鳖甲汤、增液法，及《金匮要略·百合狐惑阴阳毒病脉证治第三》之升麻鳖甲汤，及雄黄法。本案例选方用药，其实是将四大经典融会贯通的结果。

（李可欣）

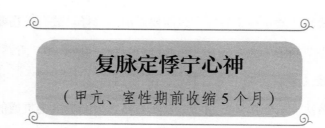

复脉定悸宁心神

（甲亢、室性期前收缩 5 个月）

诊断现场

谢某，女，52 岁，因"反复心慌 5 个月"于 2021 年 1 月 28 日初诊。

患者 1997 年于外院确诊"甲亢"，行甲状腺部分切除术，手术两年后复发，两次行 ^{131}I 治疗，效果欠佳，遂予甲巯咪唑片（赛治）口服（每天 1 次，每次 5mg），后曾减量为每天 2.5mg，病情反复，现改为每天 5mg。2020 年 8 月以来无明显诱因出现心慌心悸，故来我院进一步诊治。

辅助检查：2020 年 12 月外院超声示：轻度二尖瓣、三尖瓣反流。2021 年 1 月 12 日外院查甲功及抗体：TSH 4.150 μIU/mL，FT$_3$ 3.0pmol/L↓，FT$_4$ 3.2pmol/L↓；TgAb 135.90 IU/mL↑，TPOAb > 1039.0 IU/mL↑，TRAb 31.46IU/L↑。2021 年 1 月 27 日外院查甲功：TSH 0.02μIU/mL↓，FT$_3$ 7.0pmol/L↑，FT$_4$ 16.40 pmol/L。

刻诊：心悸、心慌甚，坐立不安，常伴胸闷，严重影响生活；平素怕冷，汗出多，前胸、后背尤甚，下午及夜晚阵发性烘热、汗出；全身乏力、倦怠，情绪低落、苦闷，甚则悲忧欲哭；无手抖、颈肿、突眼等；纳一般，时欲吐，夜寐不安，惊悸而起，每夜 2 ～ 3 次；大便软，日一行，小便可。舌淡红，苔少而白，舌中小裂纹，脉紧，节律不齐。

月经：3 年前已绝经。

疑难亮点

（1）经甲状腺切除术和 ^{131}I 治疗仍复发的顽固性甲亢。

（2）甲状腺毒症对于心脏和情志的影响显著。

辨证论治

【学生甲】此患者病情反复无常、错综复杂，在临床上应如何迅速找准切入点？

【教授】按照不同的证候和病机特点，甲亢可以分为初期、中期、后期：初期邪在阳明，或阳明少阳合病，常以显著的情志异常为诱因，正邪交争激烈，表现为实证，多见怕热、汗多、心烦急躁易怒、消谷善饥、口渴饮冷、消瘦、心悸心慌、手抖、舌红苔黄、脉数有力等；中期往往虚实并见，因邪气伤正，可在前期病症的基础上兼见颈部肿大、咽喉异物感、突眼、睡眠障碍、舌有瘀斑瘀点等；疾病后期，迁延日久，正所谓"久病及肾"，耗伤少阴真阳，或累及脾肾阳虚，太阴少阴同病，病证多虚，或虚中夹实，常见恶风、手足凉、腹胀纳呆、倦怠乏力、舌淡白、苔水滑、脉沉细弱等。

此患者甲亢病史已有 23 年余，反复无常，西医学行之有效的方法，甲状腺切除和 ^{131}I 居然奈何不了它，^{131}I 还做了两次，让人惊叹！患者又兼围绝经期综合征，数证相合，病情繁杂，关键还是要抓主症。甲亢、围绝经期综合征均可见心悸怔忡，而患者表现尤为明显，见心悸怔忡、心慌，同时伴有胸闷、夜寐不安、情绪低落、脉紧、节律不齐等，可知气血阴阳不足，心脉失养，心主神明功能异常。《黄帝内经》云"心者五脏六腑之大主""主不明则十二官危"，《伤寒论》第177条云："伤寒，脉结代，心动悸，炙甘草汤主之。"故径予炙甘草汤，仲景抓住一症一脉，正中病机。甲亢又常伴有情志异常，本案患者见心烦、急躁、易怒，即是，责之于肝。肝者，体阴而用阳，以阴血为本体，以阳气为用事，阴血亏虚，肝失柔润，故肝气失于疏泄，郁而化火，又兼肝为心之母，故引动心火，发为心悸怔忡、心烦急躁等，法当柔肝解郁，在炙甘草汤滋阴养血、益气和营的基础上加当归、赤芍、吴茱萸。处方如下：

炙甘草15g，红参片10g，桂枝30g，阿胶10g^(烊化)，生地黄50g，麦冬30g，火麻仁15g，大枣15g，当归15g，赤芍15g，制吴茱萸6g，陈皮6g，砂仁6g^(后下)，酒萸肉30g，生姜15g。共7剂，自备黄酒，每剂加500mL，酒、水各半，共同煎制，日1剂。

2021年2月3日二诊。

刻诊：诉药后心悸、心慌大减，睡眠改善。现有轻微心悸感，晨起明显，伴胸闷，其余时间尚可，心绪宁定，轻微口苦，汗出多，下午或夜晚烘热，盗汗，偶脚抽筋；纳差，大便溏，日一行，小便可。舌淡红，苔少而白，中小裂纹，脉弦紧。

予桂枝加龙骨牡蛎汤、小柴胡汤、四逆散加减：柴胡15g，黄芩15g，生姜10g，法半夏10g，西洋参10g，大枣10g，炙甘草15g，麸炒枳壳10g，生龙骨30g^(先煎)，生牡蛎30g^(先煎)，丹参15g，桂枝20g，赤芍30，生地黄30g，麦冬30g，陈皮10g，茯苓20g，甘松10g。共

15 剂, 日 1 剂。

后记: 患者于 2021 年 5 月复诊时诉: 药后效果理想, 只余轻微心悸, 余症大减。截至撰稿时 (2021 年 7 月) 仍在治疗中, 效佳。

思辨解惑

【学生乙】您辨治甲亢一般都从火热、气郁、痰瘀等方面考虑, 初诊时为何纯用补法?

【教授】首先要明确, 初诊予炙甘草汤并非直接调整甲亢指标。纵观甲亢整个病程, 从初期火热证逐渐过渡到热伤气阴, 是一个漫长的过程。对于患者而言, 她正处于热病后期气阴两伤的病理阶段, 而最突出的症状是心悸。抓住病机和主症, 用炙甘草汤滋阴养血、温阳益气, 可以在很大程度上影响甲亢疾病的病理进程, 改造疾病的"土壤", 可以说是不治而治, 这和道家"无为而治"的思路类似, 明面上是"无为", 实则"无不为"。

其次, 这个患者来的时候, 我就想起来很久以前我经手治疗的一位糖尿病患者, 他从美国回来, 还没倒时差就到我门诊来了, 主诉是失眠, 否认心脏有问题, 但是我把脉发现他脉律不齐, 当时开了炙甘草汤, 他说当天晚上睡了一场好觉。这给我一些启发, 患者心之气血阴阳不足, 我给他补了阴阳, 心脏得养, 心神就安定了。《黄帝内经》讲: "主明则下安。"就是这个道理, 很多心神不宁的病证我都会仿此法治疗, 收效可称满意。所以这位患者就诊时心悸怔忡, 兼有情志症状, 岂不是正切机要?

【学生丙】常言"效不更方", 您为何在初诊有显著疗效的情况下二诊更方？

【教授】除了大家熟知的"效不更方"，其实还有很多相关提法，比如"效必更方""不效更方""不效不更方"等，是多年以来众医家津津乐道的话题了。其字面意思是说在收效良好的情况下守原方治疗，但大家的共识是，必须经过详细的辨证，认为此方仍适合此时患者的病机，方可如此。所以这就回到了最关键的问题，中医临证的精髓在于辨证论治，"治病必求于本"，证变方亦变。患者初来时营卫气血皆虚，当以补养为主，疏通为辅，用炙甘草汤滋阴养血，复脉定悸，则心神得养，气血畅达。二诊时见阴血得复，血气周流，诸症改善，而营卫不和之烘热、自汗、盗汗上升为主要矛盾，法随证变，如果盲目守方，可能适得其反。

古人常说"攻伐之剂，中病即止"，以免伤正，其实补益之方亦然，尤其是在岭南湿热之地，过用炙甘草汤恐弊大于利。故二诊改桂枝汤加龙骨、牡蛎，兼小柴胡汤，合为柴胡桂枝汤，桂枝汤调和营卫是"和"，小柴胡汤和解少阳、畅达枢机也是"和"，两方相合，调和气血营卫、表里阴阳气机升降，是和法的代表方剂。同时少佐滋阴之品，以扶正固本。总而言之，无论效与不效，抓住病机才是王道。

【学生丁】岭南气候多湿热，而炙甘草汤以益阴养血味厚之品为主，在运用上有何技巧？

【教授】岭南地区湿热氤氲，交蒸难解，缠绵于中焦脾胃、上焦清窍、下焦肝脉等，为害良多。人处岭南，难免为地理气候所影响，例如该患者症见纳呆、便溏，亦是湿气征象，因此在用滋养之剂时须设佐助之药。炙甘草汤原方就是走的一个阴阳谐和的路子，阴药、阳药相得益彰，后者使得整方在滋阴养血的同时，力求温通而不滞，防滋腻敛邪，代表药物如桂枝、生姜，且用量不小，所谓"中医不传之秘在药量"，临证须重视。同时还有一个药常常为人所忽视，那就是方后注中的酒："以清酒七升，水八升，先煮八味，取三升，去滓，内胶烊消尽，温服一升，日三服。"几乎是酒、水各半，可见其重要性。酒为粮食之酿，是水谷之精华，土气浓厚，可以滋养脾胃，味辛、甘，性大热，又可以温通经脉、祛风散寒、载药上行，升散以助药力。《素问·移精变气论》云："汤液十日，以去八风五痹之病。"《灵枢·论勇》云："酒者，水谷之精，熟谷之液也，其气剽悍。"《古今名医方论》曰："清酒之猛捷于上行，内外调和，悸可宁而脉可复矣，酒七升水八升，祗取三升者，久煎之则气不峻，此虚家用酒之法。"此论述凝练地说明了方中酒水合煎的重要意义，同时将其气味重、难入口、难接受的问题也一并说明了，久煎之后酒气已所剩无几。现在临床上一般用低度、粮食酿造的酒，以米酒、绍兴黄酒为佳。忌用勾兑酒。

当然，炙甘草汤确实有滋腻的弊端，须中病即止，见好就收。总之，阴药配以阳药，滋而不腻，补而不滞，可放胆用之。

【学生戊】请您归纳一下本案例六经辨证思路。

【教授】患者为甲亢遇上更年期。甲亢虽经历了西医多种疗法，但仍反复发作，且心悸、失眠严重，临床上当属疑难病范畴。中医治疗如何入手？同学对其病机、病症及方药进行了清晰梳理。关键是，当患者多种疾病缠身时，首先从中医整体病机分析，同时对西医疾病间关系进行分类归纳，以了解疾病内在联系。急则治标，缓则治本，重视主诉，辨证时善于从别人治疗的失败中吸取教训，善用"抓独法"。

此案例病久多肝郁，但当下失眠、心悸是主诉。一般甲亢治疗多采用中西医结合方法，用小量抗甲亢西药，以缩短疗程，提高疗效。故此时用中药重在解决失眠、心悸问题。炙甘草汤单刀直入，直至病所。见效后，围绕重点问题——甲亢进行综合治疗。同时兼顾其更年期症状，用柴胡桂枝汤治疗"肢节烦疼，心下支结，外证未去者"，又仍寓有炙甘草汤之义，生地黄、桂枝、炙甘草补益心之阴阳，加龙骨、牡蛎收敛浮阳、潜镇安神。后续重点按照甲亢六经病证演变规律治疗，兼顾患者更年期肝肾不足的病机。

（李翊铭）

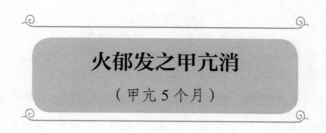

火郁发之甲亢消

（甲亢5个月）

诊断现场

张某，男，31岁，因"怕热汗多5个月"于2020年3月26日初诊。

患者2019年10月因"怕热汗多1个月"至外院检查，考虑诊断为甲亢，患者拒绝服用西药，曾于外院用中医药治疗。2020年3月16日复查甲功三项提示：TSH < 0.004μIU/mL↓，FT_3 13.5pmol/L↑，FT_4 29.6pmol/L↑。血常规示：白细胞（WBC）$4.13×10^9$/L。烦躁、怕热汗出反复。

刻诊：恶热汗多，急躁，疲倦乏力，入夜后困倦加重；流鼻涕，时有咳嗽，咽中少许黄痰，咽痛，时有咽痒，口干，渴喜凉饮，胸闷气喘；纳佳，多食易饥饿，眠可；大便稍干，1～2日1行，小便色黄。舌偏暗，苔薄白，有齿痕，咽部充血，脉细弦。

疑难亮点

纯中药治疗甲亢，甲功指标恢复正常。

辨证论治

【**学生甲**】本案患者该如何辨证论治?

【**教授**】患者烦躁、怕热多汗,甲功三项结果符合西医甲状腺功能亢进症的诊断标准,属于中医"瘿病""瘿气"范畴。患者初诊恶热汗多,让我想到"阳明病,外证云何?答曰:身热,自汗出,不恶寒反恶热也"。本案患者症状表现为典型的阳明热盛,因里热熏蒸而汗出恶热;阳明胃热上扰清窍,肺金不能肃降而见气喘、流涕;"喉主天气,咽主地气",咽喉系于肺胃,因里热盛故见咽部充血,火热煎熬津液成痰而痰滞咽喉。情志失调是甲亢的常见病因,肝主疏泄,因情志失调故肝气郁结,郁极而化火故见情绪急躁,脉细弦。治疗以清泻肝胃之火、涤痰化瘀佐以益气养阴,方用白虎加人参汤合消瘰丸、桔梗汤。其中白虎加人参汤清泄阳明胃热;消瘰丸配猫爪草、莪术、夏枯草、连翘涤痰化瘀,软坚散结;桔梗汤配僵蚕、竹蜂清热利咽;方中柴胡、白芍为疏肝解郁的常用药对,白芍柔肝血,柴胡疏肝气,二药伍用,一收一散,取疏肝理气之效。方药如下:

玄参 15g,牡蛎 30g^(先煎),浙贝母 30g,猫爪草 15g,醋莪术 10g,生石膏 40g^(先煎),夏枯草 15g,山药 30g,知母 20g,炙甘草 6g,柴胡 10g,桔梗 10g,炒僵蚕 10g,制竹蜂 3g,西洋参 10g,赤芍 15g,连翘 30g。共 10 剂,日 1 剂。

嘱暂停西药。

2020 年 5 月 14 日二诊。

辅助检查:2020 年 5 月 11 日复查甲功三项:TSH 0.010μIU/mL↓,FT_3 8.22pmol/L↑,FT_4 26.90pmol/L↑。

刻诊：咽中有痰滞感，晨起受凉后流涕，汗多，额头尤甚，入睡难且多梦，偶有情绪低落，体重增加4～5斤，现体重60.5kg。舌稍暗，苔薄黄腻，脉细弦。

予消瘰丸、白虎加人参汤、桔梗汤、桂枝汤加麻黄加减：玄参15g，牡蛎30g^{（先煎）}，浙贝母30g，生石膏40g^{（先煎）}，山药30g，知母20g，生甘草10g，西洋参10g，猫爪草15g，夏枯草15g，柴胡10g，桂枝10g，赤芍15g，大枣10g，生姜10g，麻黄5g，连翘30g，桔梗10g，炒僵蚕10g。共10剂，日1剂。

2020年7月15日三诊。

辅助检查：2020年7月7日复查甲功三项：TSH < 0.004μIU/mL↓，FT$_3$ 10.2pmol/L↑，FT$_4$ 27.7pmol/L↑。甲状腺抗体：TgAb 149IU/mL↑，TPOAb > 1000IU/mL↑，TRAb 10.63IU/L↑。

刻诊：怕热汗多，后背、额头尤盛，无恶风，口干多温饮，劳累或情绪波动时见手抖，久坐矢气多；胃纳可，多梦；小便黄，伴泡沫，大便日一行，质地时软烂，时成行。舌暗，苔黄厚腻，脉弦细。

予小柴胡汤、升降散、普济消毒饮加减：柴胡15g，黄芩片15g，法半夏10g，太子参10g，生甘草6g，大枣15g，生姜10g，蝉蜕5g，炒僵蚕10g，大黄5g，姜黄10g，牛蒡子15g，桔梗10g，马勃10g，连翘30g，玄参15g，麦冬30g。共10剂，日1剂。

2020年10月22日四诊。

辅助检查：2020年10月21日复查甲功三项：TSH < 0.006μIU/mL↓，FT$_3$ 6.34pmol/L，FT$_4$ 21.80pmol/L。

刻诊：怕热汗多，咽中有痰，偶有咳，颠顶及头部左侧隐痛，皮肤时有瘙痒，矢气多，纳眠可；大便日一行，质干，小便调。现体重64kg。舌淡白，苔白腻，脉滑。

予麻黄连翘赤小豆汤、桂枝汤、消瘰丸加减：麻黄 5g，连翘 30g，赤小豆 30g，桑白皮 15g，薏苡仁 30g，苦杏仁 10g，生甘草 10g，大枣 15g，桂枝 10g，赤芍 20g，柴胡 15g，地肤子 30g，乌梅 10g，浙贝母 30g，玄参 15g，牡蛎 30g^{（先煎）}，生石膏 30g^{（先煎）}。共 10 剂，日 1 剂。

2020 年 11 月 16 日五诊。

刻诊：现已无皮肤瘙痒，口干，咽中不适，胸部不适欲咳，心慌，仍感怕热，汗多，偶手抖；胃纳可，眠一般，梦多，二便调。舌红，苔白根腻，脉弦细。

予麻杏石甘汤、柴胡桂枝汤、消瘰丸加减：麻黄 6g，苦杏仁 10g，生石膏 30g^{（先煎）}，桂枝 15g，白芍 15g，柴胡 15g，黄芩 15g，生姜 10g，西洋参 10g，炙甘草 10g，大枣 10g，辛夷花 10g，白僵蚕 20g，玄参 15g，浙贝母 30g，生牡蛎 30g^{（先煎）}。共 15 剂，日 1 剂。

2021 年 1 月 19 日六诊。

辅助检查：2021 年 1 月 18 日复查甲状腺抗体三项：TRAb 3.08IU/L↑，TPOAb > 1000IU/mL↑，TgAb 74.2IU/mL↑。

刻诊：口渴喜温饮，易头痛，情绪易急躁，多梦，小便黄，大便黏腻。舌红，苔白腻，脉弦细。

予王氏连朴饮、柴胡桂枝干姜汤、四逆散加减：黄连 10g，姜厚朴 30g，石菖蒲 10g，法半夏 10g，芦根 15g，淡豆豉 10g，栀子 10g，炙甘草 10g，桂枝 10g，柴胡 15g，黄芩 10g，干姜 10g，赤芍 20g，枳壳 10g，远志 10g，胆南星 10g。共 15 剂，日 1 剂。

2021 年 2 月 23 日七诊。

刻诊：晨起鼻塞，受凉后流涕，口渴喜温饮，怕热易汗出，情绪紧张时手抖，肩颈部酸痛而难以入眠，纳可，仍多梦，二便调。舌红，苔白腻，脉弦。

予小柴胡汤、葛根汤、麻杏石甘汤加减：柴胡 15g，黄芩 15g，法半夏 10g，西洋参 10g，大枣 10g，炙甘草 10g，生姜 10g，葛根 45g，麻黄 6g，桂枝 10g，赤芍 20g，杏仁 10g，白僵蚕 10g，桑白皮 15g，防风 10g，连翘 30g，生石膏 30g（先煎）。共 15 剂，日 1 剂。

2021 年 4 月 12 日八诊。

辅助检查：2021 年 4 月 10 日复查甲功三项：TSH 1.23μIU/mL，FT_3 3.95pmol/L，FT_4 11.4pmol/L。

刻诊：疲倦乏力，嗜睡，口渴，心悸，受风后鼻炎发作，仍有肩颈部酸痛；饮水后尿意明显，夜尿一次，大便调。舌红，苔黄腻，脉沉细。

予王氏连朴饮、桂枝加葛根汤、消瘰丸加减：黄连 5g，厚朴 10g，石菖蒲 10g，法半夏 10g，栀子 5g，淡豆豉 10g，芦根 15g，炙甘草 10g，玄参 15g，浙贝母 30，生牡蛎 30g（先煎），桂枝 15g，赤芍 15g，葛根 45g，柴胡 10g，防风 15g。共 15 剂，日 1 剂。

2021 年 6 月 23 日九诊。

2021 年 6 月 18 日复查甲功三项正常：TSH 1.27μIU/mL，FT_3 5.08pmol/L，FT_4 11.3pmol/L。TRAb 1.75IU/L↑。

刻诊：口干渴，心悸，汗多，颈肩部酸痛明显缓解，鼻塞流涕；大便干，饮水后尿意明显，夜尿一次。舌红，苔黄腻，脉弦滑。

予消瘰丸、上焦宣痹汤加减：玄参15g，浙贝母30g，生牡蛎30g^{（先煎）}，枇杷叶10g，郁金10g，麦冬30g，薄荷10g，通草10g，淡豆豉10g，白僵蚕15g，桔梗10g，生甘草10g，黄芪30g，防风10g，牛蒡子10g，连翘30g。共15剂，日1剂。

后记：2021年8月4日线上辨证调整方药，予柴胡温胆汤加减。患者于8月19日外院复查：甲功三项（正常）：TSH 2.22μIU/mL，FT_3 5.22pmol/L，FT_4 12.4pmol/L。TRAb（稍高）2.24IU/L（0～1.58IU/L）。

2021年9月4日患者线上反馈纯中药治疗甲亢一年半！现在甲状腺球蛋白抗体高一点，甲功各项指标正常，无心慌手抖，无胸闷，纳佳，身体无疼痛不适，二便正常，但额头和后背易汗出，脾气较急，多梦，想要继续随诊调理身体。

思惑辩解

【**学生乙**】您可否概述一下整个治疗过程的辨证思路？

【**教授**】甲亢的病机复杂，常见多脏腑同时失调，机体不能自行调整而形成甲亢，且随着病程的发展，该病表现出不同的病机特点。虽然症状百变，但只要掌握病机，以简御繁，治疗起来自能游刃有余。前面说到，我认为本病的关键病机在于情志失调，气滞、血瘀、痰凝是其标，三者互结于颈前，导致甲状腺功能的紊乱、颈部的肿大。甲亢会提高人体的代谢率和交感神经兴奋，这意味着对人体阴精的过多消耗，根据精血的耗损程度，甲亢的病机特点亦随之变化。

本案患者为青年男性，体质壮实，确诊甲亢1年余，病程尚短，所以初步判断处于甲亢初期，病在三阳为主。患者"恶热汗多"的阳明热盛的症状进一步验证了我的判断。故首诊及二诊辨证为阳明实热、痰瘀互结，同时患者伴有咽喉疼痛，故予白虎加人参汤清泄胃热；消瘰丸清热滋阴、软坚散结；桔梗汤利咽止痛。二诊时患者刻诊"晨起受风后流涕"，此为风寒袭表，故加少量的麻黄、桂枝宣散表寒；当中连翘我重用至30g，取其善走上焦、头面，宣散上焦郁热。

三诊时，患者见口干、喜温饮，此时阳明胃热已清，以少阳枢机不利、气郁热盛为主，当"火郁发之"，枢转少阳，宣畅气机以透达郁滞火热，方用小柴胡汤、升降散合普济消毒饮。有学者对升降散进行溯源，认为升降散雏形为《备急千金要方》的治瘰疬方，经后世医家改良后常用于治疗火郁证。于本案中用小柴胡汤合升降散调少阳枢机及宣畅壅阻之火热。患者"怕热汗多，以后背、额头尤甚"，纵观《伤寒论》记载的"但头汗出"一症，虽然病机众多，但这些病机均以"郁结"为关键，或因气火郁结，或因湿热壅结、水热互结。本案患者后背、额头汗量大，此为气火郁结上焦。普济消毒饮适用于风热疫毒壅于上焦、郁于阳明、少阳二经，故用此方疏散上焦风热、宣通上焦气机。

四诊患者始见"颠顶及头部左侧隐痛""皮肤瘙痒"，症状寒热并见，既有表寒证，同时湿热内蕴，方用麻黄连轺赤小豆汤合桂枝汤表里同治。服药后皮肤瘙痒好转。

五诊时患者以"上胸部不适欲咳，心慌"为主诉，此为火热壅滞上焦导致肺气上逆，故用麻杏石甘汤宣泄肺热，同时与桂枝汤合用，麻黄、桂枝为辛温解表的药对，开腠理使邪热有出路。但本案患者以热证为主，故剂量上倍用石膏制约辛温，使药方呈现辛寒之性；再者，本次处方中选用了小柴胡汤，与桂枝汤合用即柴胡桂枝汤，以调畅表里气血，使气机的升降出入畅通有序。"火郁"是甲亢病中常见的病理基础之一，由于郁闭程度不等，部位有异，临床表现纷纭复杂。

六诊时，患者"小便黄、大便黏腻"，见中焦湿热证候，而这亦能

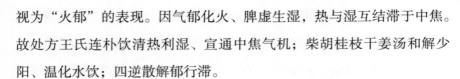

视为"火郁"的表现。因气郁化火、脾虚生湿，热与湿互结滞于中焦。故处方王氏连朴饮清热利湿、宣通中焦气机；柴胡桂枝干姜汤和解少阳、温化水饮；四逆散解郁行滞。

七诊时，患者整体而言病情尚稳定，病位在三阳，三阳同病治在少阳，予小柴胡汤和解少阳枢机；麻杏石甘汤宣散里热，患者诉肩颈酸痛难忍，予葛根汤升津舒筋。

八诊复查甲功三项，指标恢复正常，患者无"怕热、情绪急躁"等甲亢特征性表现，此时"随证治之"，以改善患者体质为目标。患者"疲倦乏力，嗜睡，舌红苔黄腻"为湿热困脾，予王氏连朴饮宣通中焦气机；桂枝加葛根汤继续缓解肩颈部筋脉的拘挛；消瘰丸化痰散结。

九诊甲功三项未见异常，但 TRAb 为阳性，提示病情仍有反弹的可能，对于甲亢患者，扶正重在滋阴，故续用消瘰丸清热滋阴，涤痰化瘀；肺开窍于鼻，肺气通于咽，患者"鼻塞流涕、咽部不适"，考虑为肺气痹阻，上焦郁热，方用上焦宣痹汤宣发上焦郁热。

【学生丙】在六经辨治甲亢疾病中，您有什么治疗经验吗？

【教授】正如我上述说到，甲亢不同的时期会表现出不同的病机特点。由于甲亢的病程较长，我常将病程分为初期、中期和后期。

初期多见阳证、热证，病位多在三阳，若未能及时介入治疗，气滞血瘀日渐加重，火热炼液为痰。初见阳明热盛以及少阳枢机不利而胆火内盛，临床表现为恶热汗多，多食易饥，口渴欲饮，心悸，手抖，甲状腺肿或不肿，舌红，苔黄，脉滑数。治疗的关键在于把握阳明、少阳、太阳的病机，融和解、祛风、清泄诸法为一体。

病程进入中期，以虚实夹杂为特点，痰凝血瘀、气阴两伤同见，一般多虚实夹杂。因正气的耗损，火邪伤阴血，导致阴虚阳亢，气郁、痰滞、血瘀进一步加重，随气火上逆，壅聚在颈部，临床表现为甲状腺肿大，喉中异物感，疲倦乏力，心悸，口干喜饮，痰多，舌暗红，苔白或微黄，舌边齿印，脉弦细滑。治疗上我常用消瘰丸涤痰化瘀、益气养阴。

随着病程的迁延不愈，脏腑精血进一步的亏损，后期以虚证、寒证居多，病位以太阴、少阴为主。此时以本虚标实为特点，阴精耗损累及阳气，导致阴阳两虚，久病脾肾两虚，故多见太阴脾虚及少阴阳虚证。临床表现为疲倦乏力，食欲下降，怕冷，四肢凉，甲状腺肿大，喉中异物感，舌淡，苔白，脉沉细。治疗谨记扶正固本兼以疏肝，脾胃为后天之本、气血化生之源，我常从脾胃着手，喜欢用柴芍六君汤或理中汤加减。

当然，这只是简单的划分，临床上分期的界限并不明显，例如中期往后期发展这个阶段，痰凝血瘀与太阴脾虚证并存，处方用药既要扶正祛邪两头兼顾，又不能药物太多使药力纷杂，必须有所取舍。总之治疗甲亢要从整体出发，动态观察。

【学生丁】临床遣方施药中发现您常温病、伤寒方合用，这是为何呢？

【教授】临床上患者由于气候、体质的差异，表现出来的病机、症状各式各样，例如岭南气候湿气重、暑气旺，岭南人体质特点多见湿热、脾胃虚，而《伤寒论》中论述的湿热病寥寥可数，使用伤寒方时难免力有不逮。温病继承于伤寒，以《伤寒论》为基础补充对温热、湿热病的论述，强调"存阴液"的重要性。温病、伤寒方合用是基于临床的需求。我个人使用温病方的时候，常以某阶段作为切入点，即以卫气营血、三焦辨证划分患者病程、病位，治疗相对应的症状、病机。

以本案甲亢患者为例，初期病机特点为"火热"，病在三阳，解表、清泄、和解三法灵活运用；从三焦辨证的角度，病位在上焦，"上焦如雾"，有向外宣散的趋向。在本案例中，细心的同学可发现，几乎每首方我都加了连翘，且重用至30g，这是取连翘善走上焦、头面和宣散上焦诸热的特性。随着病情的发展，机体受影响的部位随之出现改变，例如初期"火热"郁上焦，我处以普济消毒饮宣散火毒；中期见湿热郁结中焦，改投王氏连朴饮清热燥湿。甲亢初期的"火热"特点与温病所强调的"温邪"不谋而合，临床上温病、伤寒方合用能发挥协同作用，产生一加一大于二的疗效。

【学生戊】在甲亢治疗中，西药几乎必不可少，很多人就会产生"使用中药有何意义"的想法，您认为在治疗甲亢中，中医药有什么优势或者在治疗中占什么地位呢？

【教授】目前甲亢治疗可分为抗甲状腺药物、外科手术及放射性核素碘–131治疗等，但每个治疗方式都有其局限性及潜在风险。抗甲状腺药物多有白细胞减少、肝损害、皮疹、皮肤瘙痒等副作用；手术切除甲状腺和放射性核素碘–131治疗存在甲减的风险。"两只脚比一只脚走得更稳"，中医药与西药是可以共用的，临床上我常以中药加上小剂量的西药治疗患者，皆取得不错的疗效。再者，不少服用西药的患者出现转氨酶升高的情况，经我处方用药后，转氨酶恢复至正常水平的不在少数，由此可见，中药有减轻或防止西药副作用的效果。甲亢西医治之有定药，然也有不定之人，临床上因患者体质、日常饮食、生活习惯不同，临床表现各有异常，而中药能个体化治疗，改善患者的体质以及提高生活质量，也是中医优势所在！

【学生己】请您再归纳一下本案例六经辨证思路。

【教授】甲亢患者使用纯中医治疗，也是缘于临床倒逼，当患者不能接受西医治疗时，希望中医能挑起大梁。此患者即是实证。纯中医治疗甲亢是可行的！全程可贯通六经辨证，所以录之供中医同道分享。同学分析表述详实而客观。故不再赘述。

（叶子诚）

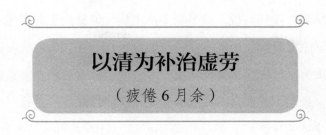

以清为补治虚劳

（疲倦 6 月余）

诊断现场

患者何某，男，46 岁，2021 年 7 月 10 日因"疲倦 6 月余"初诊。

患者诉半年前无明显诱因出现反复疲倦感，下午 4～5 时尤甚，未曾进行系统诊治，近日疲倦加重，遂来就诊。

刻诊：疲倦，身重，每天下午 4～5 时犯困，无口干口苦，无头晕头痛，喜温饮，腰酸，纳眠尚可；大便约 3 次 / 日，不成形，黏厕，酸臭，小便黄。裂纹舌，舌体胖大，质淡红，苔黄厚腻，脉弦滑。形体偏胖。

疑难亮点

湿热为患的虚劳患者，如何"补虚"。

辨证论治

【学生甲】该患者以长期疲倦为主症，该如何辨治？

【教授】本病属于西医学的慢性疲劳综合征，是一组以持续或反复发作的疲劳，伴有一些主观不适症状，但是又没有器质性或者精神疾病特征的症状群。换句话说，就是查不出毛病，但感到十分疲倦。对于本病，西医学主要以调整生活方式进行治疗，疗效往往欠佳。中医则将其归属于"虚劳"范畴。虚劳是指由于各种原因导致脏腑功能衰退，气血阴阳虚衰，长期不能恢复，造成多种慢性虚弱性症状的总称。患者虽然以疲劳为主要临床症状，但仔细分析可知，患者太阴、阳明湿热明显，之所以长期感觉疲劳，乃是湿热为患，这与岭南地区气候有关，岭南气候炎热潮湿，湿热之邪易袭人体；另一方面，岭南人多脾胃虚弱，日久湿热内蕴。内因、外因相加，合而为病。

葛根黄芩黄连汤在《伤寒论·辨太阳病脉证并治》中记载："太阳病，桂枝证，医反下之，利遂不止。脉促者，表未解也；喘而汗出者，葛根黄芩黄连汤主之。"本病病位在脾胃与大肠，病机为里热壅盛，故以葛根黄芩黄连汤清利太阴、阳明之湿热。温胆汤源于孙思邈的《备急千金要方》，是理气化痰、和胃利胆的重要方剂。四逆散出自《伤寒论》，具有疏肝解郁的作用。现代临床研究表明，四逆散合温胆汤能提高机体免疫力，有效治疗肝郁脾虚型慢性疲劳综合征。故方拟葛根黄芩黄连汤合温胆汤、四逆散加减，处方如下：

葛根 45g，黄芩 10g，黄连 10g，炙甘草 10g，陈皮 10g，法半夏 10g，枳壳 20g，竹茹 10g，茯苓 20g，柴胡 10g，赤芍 20g，木香 10g，郁金 10g，桂枝 15g，甘松 10g，牛膝 10g，黄芪 45g。共 15 剂，日 1 剂。

2021 年 7 月 24 日二诊。

刻诊：疲倦、身重较前减轻，腰酸，大便成形，黏厕，酸臭好转，小便黄。裂纹舌，舌体胖大，质淡红，脉弦滑。效不更方，守前方基础上，枳壳减至 10g，去木香、郁金、桂枝，加厚朴 30g、车前子 20g。

共 15 剂，日 1 剂。

2021 年 8 月 12 日三诊。

刻诊：疲倦基本消失，精神状态佳，无明显不适，纳眠可，二便调。裂纹舌，舌体胖大，质淡红，苔薄黄微腻，脉弦细。

予小柴胡汤合温胆汤加减：柴胡 15g，黄芩 15g，法半夏 10g，木香 10g，西洋参 10g，生姜 10g，大枣 10g，枳壳 10g，竹茹 15g，茯苓 20g，陈皮 10g，郁金 10g，甘松 10g，炙甘草 10g。共 15 剂，日 1 剂。

思辨解惑

【学生乙】《素问》提出虚劳的治法治则为"虚则补之""损者益之"，然纵观该患者整个病程，始终以清热利湿、疏肝解郁为主，如何理解？

【教授】中医讲究治病求本，并不是简单地因为疲倦为主诉，就盲目运用补法。对于该患者而言，引起疲乏的主要原因是湿热为患，湿为阴邪，性黏腻，郁遏经络、肌肉、筋骨，气机不畅则疲倦；郁久化热，更遏气机，故以清热利湿、疏肝解郁为主，因势利导，以清为补。但患者病程较久，湿热缠绵，多少有些耗气伤阴，故治疗中补法贯穿始终，一诊、二诊用到黄芪、茯苓、炙甘草，三诊用到西洋参、大枣、茯苓、炙甘草，旨在益气、养阴、健脾，只是相对而言用量较小；甘松、木香芳香理气，以防滋腻碍脾，助湿生热。

【学生丙】三诊您为什么改用了小柴胡汤加温胆汤，且用西洋参代替人参？

【教授】四诊合参，可知患者太阴、阳明湿热已去十之八九，疾病向愈，但脉象弦细，为少阳病主脉，考虑湿热郁久，气机不畅，故以小柴胡汤以和枢机、解郁结、行气机、畅三焦，温胆汤清利湿热。西洋参味甘、微苦，性凉，具有补气养阴、清热生津的功效；人参味甘，性偏温，具有大补元气、益气生津、安神益智之功，有助阳作用，而该患者舌中间有裂纹，考虑湿热日久伤阴，西洋参养阴清热强于人参，故用之。

【学生丁】一诊、二诊为何重用葛根？

【教授】葛根，味甘辛，性凉，归脾、胃、肺、膀胱经。《本草经疏》云："葛根，解散阳明温病热邪主要药也，故主消渴，身大热，热壅胸膈作呕吐。发散而升，风药之性也。"一诊、二诊患者太阴、阳明湿热内壅明显，气机阻滞，脾胃清阳不升，故重用葛根鼓舞脾胃清阳以升阳止泻，改善疲倦、身重、大便不成形诸症。我也曾使用大剂量葛根治疗过心脑血管疾病和溃疡性结肠炎，效果都不错，现代研究也证实，葛根对于神经根型颈椎病有明显的疗效，平衡肠道菌群失调也有较好的效果。

对此，有研究者以 106 例溃疡性结肠炎患者为研究对象，对比观察肠黏膜在使用葛根黄芩黄连汤和一线用药的疗效，发现葛根黄芩黄连汤能显著改善溃疡性结肠炎患者的临床症状，逆转促炎、抗炎因子失衡状态，促进肠黏膜屏障功能的恢复，稳定肠道内环境，诱导临床缓解。这是西医学与传统中医药的融合和互证，也是未来中医药探索的方向。

有学者甚至认为，大剂量应用葛根配伍组方治疗急重症和疑难病的方式方法，是张仲景方药应用的独到经验和特色，《伤寒论》记载仲景应用葛根多为半斤（约合 125g），远超现代药典推荐剂量，但在临床实践中，发现重用葛根对颈椎病、心脏病、头痛、糖尿病、高血压、急性尿路结石，甚至妇科病、皮肤病、抽搐痉挛、帕金森病均有疗效，值得我们验证和研究。

【学生戊】请您归纳一下本案例六经辨证思路。

【教授】慢性疲劳综合征是临床常见病症，此患者为中年男性，疲倦半年余，一般认为虚证为主，其实不然。以虚治虚非一定之法。中医出彩之处仍是辨证论治。功能不足可致疲倦，有湿邪、气郁也可见之。结合四诊资料，依据六经辨证考虑病位与阳明、太阴、少阳相关。故以葛根黄芩黄连汤、温胆汤、四逆散、小柴胡汤等灵活组方。清肠中湿热、疏胆中之郁，化脾之痰，通三焦之道。乌霉散，阳气升，故神清气爽，疲倦顿消。

（王洪涛）

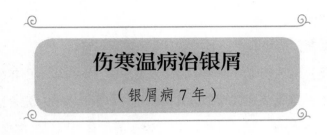

伤寒温病治银屑

（银屑病7年）

诊断现场

患者刘某，男，20岁，因"反复全身散在斑疹7年"于2020年7月2日初诊。

患者2013年10月食羊肉火锅后开始出现全身性散在红色丘疹、斑块，患者多次于外院就诊，查体发现AUSPITZ征①阳性，完善相关病因检查后，西医诊断为"银屑病"，予激素（丙酸氟替卡松乳膏）治疗未见明显疗效，7年来反复发作。

刻诊：患者腹背部及右足内侧可见散在密集白扁豆大小的淡红色小斑疹，呈对称分布，斑疹表面覆盖干性银白色鳞屑，易于刮脱，刮净后可见一层淡红色半透明薄膜，刮去薄膜后出现点状出血，皮肤瘙痒明显，病情冬季加重，反复发作。心烦易怒，无口干口苦，平素不耐寒热，纳眠可，二便调。舌淡暗，苔薄白，脉沉细滑，舌下脉络曲张、肿胀紫暗。

---

① Auspitz征（Auspitz sign）：即点状出血，轻刮薄膜，数秒钟内红斑表面出现小出血点，是银屑病的斑鳞屑性损害的特征。

疑难亮点

（1）银屑病激素疗效欠佳。

（2）特殊药物雄黄治疗皮肤病。

辨证论治

【学生甲】患者病程长，经激素治疗病情也无明显好转，我们该从什么角度入手治疗呢？

【教授】从西医角度看，银屑病是一种免疫细胞介导的慢性、炎症性皮肤疾病。本病轻者为局部斑块，重者可牵涉全身，指／趾甲和关节也会受累，周身红斑和鳞屑性质符合诊断指征。中医学上将其归为"白疕"。白疕的发病，清代祁坤《外科大成·白疕》和吴谦《医宗金鉴·外科心法要诀·白疕》中均认为其"由风邪客于皮肤，血燥不能荣养所致"，并指出血燥是内因，风邪是外因。而在许克昌《外科证治全书·发无定处证·白疕》中记载："因岁金太过，至秋深燥金用事，乃得此证。多患于血虚体瘦之人。"强调白疕的发病是内有血虚，外有燥邪。

患者反复发作，在温病中认为其有伏邪、伏热在里，且因在食羊肉火锅后诱发，故考虑其病因为饮食失节，过食腥荤动风食物，以致脾胃失和，气机不畅，郁久化热，热壅血络，故发为鲜红斑片或鲜红色丘疹。后因病久耗伤营血，血虚生风，致肌肤失养，出现干燥白色鳞屑、皮肤瘙痒；营血不足，则阴虚火旺，故出现心烦易怒。患者病程长，且其于冬季加重，脉沉细，可见其体内仍有寒、虚之象；病久入络，气血经脉运行阻滞，故可见舌暗、舌下脉络曲张肿胀紫暗之瘀象。综上所述，患者本体以虚、寒为主，但目前病机主要是阴虚、血热夹瘀，治疗上应标本兼顾，寒温并用。拟当归四逆汤散寒养血、祛瘀通络；合青蒿鳖甲汤滋阴透热，使邪有出路；再加清热泻火、凉血止血之品如紫草、茜草等，处方如下：

青蒿 30g，鳖甲 20g（先煎），知母 20g，生地黄 30g，牡丹皮 15g，当归 10g，桂枝 10g，赤芍 20g，细辛 6g，通草 10g，炙甘草 10g，柴胡 15g，黄芩 15g，茜草 15g，紫草 15g，土茯苓 30g，玉米须 30g。共 10 剂，日 1 剂。

2020 年 7 月 15 日二诊。

刻诊：服上方后斑疹颜色变淡，皮肤仍有脱屑，偶有瘙痒，遇热加重，心烦易怒，纳眠可，二便调。舌淡暗，苔薄白，脉沉细滑。守前方，去紫草、茜草，加地肤子 15g，蝉蜕 5g，蛇蜕 10g。共 15 剂，日 1 剂。

2021 年 3 月 25 日三诊。

刻诊：仍有全身脱屑性红斑，尤以双下肢显著，热则瘙痒，汗多，不耐寒热，咳少量黄色黏痰，急躁易怒较前加重；纳眠可，二便调。舌暗红，苔白腻稍黄，舌下络脉青紫，脉沉细滑。患者自行用紫龙膏外涂。

升麻鳖甲汤合犀角地黄汤加减：广升麻 30g，醋鳖甲 15g（先煎），当归 15g，花椒 5g，水牛角 15g（先煎），生地黄 20g，牡丹皮 15g，生甘草 30g，菝葜 30g，紫草 15g，黄芪 45g，防风 10g。共 7 剂，日 1 剂。自备雄黄，嘱雄黄不可见火；前 3 剂每服兑服 0.5g，一天共 1g，后 4 剂不放雄黄。

2021年4月1日四诊。

刻诊：全身红斑减，热则易汗出，皮肤亦瘙痒，仍常觉急躁易怒，诉咽中有少许白色黏痰，难咯出，纳眠可；大便偏稀，小便调。舌暗红，苔薄白，脉弦滑。守前方，加地肤子30g，白鲜皮15g。共10剂，日1剂，雄黄用法同前。

2021年4月19日五诊。

刻诊：自诉服药后矢气多，红斑较前减少，急躁易怒；小便色淡黄，大便1～2次/日，质软不成形。舌红少苔，脉沉细。守上方，加春砂仁6g^{（后下）}，黄芪30g，菝葜20g。共15剂，日1剂，雄黄用法同前。

2021年8月12日六诊。

刻诊：患者近4个月因疫情一直未复诊，断续自行使用前方。目前全身红斑明显减少，胸背部及手臂外侧可见散在几粒淡红色小斑点，皮肤瘙痒明显减轻，遇热时偶有瘙痒；脾气较前稍好转，时有心烦易怒，晨起咽中有少许白色黏痰；纳眠可，二便调。舌质淡红，苔薄白，脉细滑。

清营汤、犀角地黄汤、升麻鳖甲汤加减：水牛角30g，生地黄20g，金银花10g，连翘30g，玄参15g，黄连6g，赤芍20g，牡丹皮15g，麦冬30g，升麻30g，醋鳖甲20g^{（先煎）}，紫草10g，土茯苓30g，菝葜20g，北芪30g，防风10g。共15剂，日1剂，雄黄用法同前。

后记：直至2021年9月28日随访，患者皮肤偶有针尖大小的红疹，少许皮肤瘙痒，但基本可忽略。

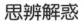

思辨解惑

【学生乙】您在前两诊选用青蒿鳖甲汤合当归四逆汤合小柴胡汤，后四诊改用升麻鳖甲汤、犀角地黄汤、清营汤合方，可以讲讲这个治疗选方思路吗？

【教授】前两诊用青蒿鳖甲汤以清血中之伏热，透阴分之伏邪，使邪由里出表，并滋养久病耗伤的阴液。服用第一诊汤药后，患者于第二诊时斑疹颜色已变淡，提示血分热较前减轻，故第二诊守方，去活血行血的紫草、茜草，加祛风止痒的地肤子、蝉蜕、蛇蜕。

三诊时，患者心烦急躁加重、舌苔白腻稍黄，考虑已有化热之象，故不再使用温热之当归四逆汤，且需加强清热解毒凉血之功。《金匮要略》："阳毒之为病，面赤斑斑如锦纹，咽喉痛，唾脓血，五日可治，七日不可治，升麻鳖甲汤主之。"此患者血分的热毒表现与原文病机相符，故选用升麻鳖甲汤清热解毒散瘀。叶天士曰："入血就恐耗血动血，直须凉血散血。"此患者血分热毒灼伤血络，致使出现斑疹，且上扰心神出现烦躁，此时不清其热则血不宁，不散其血则瘀不去，不滋其阴则火不熄，故当以清热解毒、凉血散瘀为法，选用犀角地黄汤。

到了第六诊，患者红斑减少，颜色变浅，且出现咽中有痰、汗出等卫气分症状，考虑为营血分症状减轻，且病邪有逐渐外达卫气分之机，加用清营汤清营解毒、透热养阴。患者出现热邪外达之势，此时金银花、连翘、竹叶等轻清宣散的药物正好助力，进一步使营分热邪有外达之机，促其透出气分而解，即"透热转气"。

【学生丙】在使用升麻鳖甲汤中的雄黄时，如何把握其用法用量？

【教授】虽然我在临床上很少用雄黄这味药，但是每每用了都有奇效。比如前面的案例中说过治疗口腔溃疡。此案例使用雄黄，一是因为它有解毒疗疮之功；二是它能温补阳气，激发人体自身阳气以驱散寒湿。在其用法上，需注意的是其性热、有毒，不能大面积涂搽及长时间持续使用，应中病即止，所以我只是在前三剂的时候加雄黄。另外，此药切忌火煅，因为烧煅后即分解氧化为有剧毒的三氧化二砷，因此我在处方中强调不见火。

《本草纲目》谓其为"治疮杀毒要药"，因为其毒性及矿石特性，其炮制及使用是非常严谨的。现代所采用的雄黄炮制法主要为水飞法，有除杂减毒的作用，其中可溶性砷的含量明显降低。含雄黄制剂已经广泛运用于临床，比如我们熟知的安宫牛黄丸、六神丸、复方黄黛片等，在配伍上可搭配青黛、丹参、玄参等，有一定的减毒作用。现代研究报道称，雄黄与人参配伍可减少肠道毒性。现代砷制剂的大胆尝试，使死亡率极高的急性早幼粒细胞白血病也有了治愈的可能，因此谨慎用药并不是不能使用，不必过度紧张，遵医嘱服用，其安全性也是可靠的。我们相信随着技术的变革和发展，毒性中药也可以在现代医学发展中焕发生机。

【学生丁】请您归纳一下本案例六经辨证思路。

【教授】银屑病病情反复，缠绵难愈，属皮肤科难治病。其形在皮肤、在太阳、在表，但病情反复，究其本，多为邪气内伏，与厥阴、少阳相关，病关血分，也与温病邪伏膜原之理相通。本案例从厥阴入手，考虑其病情多在冬季加重，病机为血虚寒凝，故选用当归四逆汤增加托毒之力；因当下热象明显，兼阴液不足，故合用青蒿鳖甲汤，滋阴透邪达表。如是阴阳双补，扶正托邪外出。病由表而入，当从表而出。同时运用温病滋阴凉血、透热转气法，使郁热不与营血相合，而从气分分消而解，也是治法一途。

（王善庆）

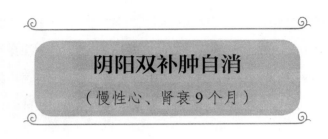

阴阳双补肿自消

（慢性心、肾衰 9 个月）

诊断现场

患者江某，女，51 岁，因"反复双下肢水肿，夜间呼吸困难 9 个月"于 2021 年 6 月 24 日初诊。

患者曾因"反复双下肢水肿，夜间呼吸困难 9 个月"于 2021 年 6 月初在外院住院治疗，出院诊断为：①慢性心力衰竭（NYHA 3 级）。②慢性肾脏病 4 期。③糖尿病伴有肾脏并发症。④ 2 型糖尿病视网膜病变。⑤高血压病 3 级（极高危组）。⑥下肢动脉硬化闭塞症。⑦心包积液（少量）。⑧乙肝病毒携带者。予利尿、排钾、降磷、降糖、降压等治疗一周后，症状缓解出院。嘱出院后继续口服呋塞米片，每天 1 次，每次 20mg；螺内酯片（安体舒通），每天 1 次，每次 20mg；沙库巴曲缬沙坦钠片：每天 1 次，每次 50mg，甘精胰岛素注射液，晚餐前皮下注射液 4U；瑞格列奈片：每天 1 次，每次 2mg；达格列净片：每天 1 次，每次 10mg；及其他降脂、降压、护肾治疗。患者出院两周后因仍自觉眩晕、心悸，伴双下肢水肿，故至门诊就诊。

刻诊：心慌心悸，伴下肢凹陷性水肿，气喘，不能平卧；全身乏力，面色萎黄，略白，眩晕，与体位改变相关，口干，汗多，四肢怕冷、麻木，无胸闷胸痛，无端坐呼吸，无咳嗽咳痰；纳可，眠差；近期大便难排，1～3 日一次。舌红，苔薄黄略干，脉滑。测血压

132/83mmHg；心率 102 次 / 分。

疑难亮点

（1）滋阴温阳需兼顾。

（2）不利尿而肿自消。

辨证论治

【学生甲】此患者下肢水肿合并心悸、眩晕，似与《中医内科学》中"水饮凌心"概念有相似之处，加之面有阳虚之象，是否考虑温阳利水法？

【教授】《伤寒论》："心下悸，头眩，身𥆞动，振振欲擗地者，真武汤主之。"如单纯从症状上看，与同学所说的阳虚水泛确有相似之处。但症状相似是否就意味着我们可以照本宣科，把原文中的描述症状——对应之后理所当然地得出解决方案呢？中医辨证从理论或者说从书本走到临床需要面临的第一个大坎，就是从典型病症到真实患者病情之间的过渡。每个患者都是独特的病证模型，换而言之，就是不会按照书本上来生病的。背诵中医经典原文固然重要，因为它是我们中医人的武器库、智慧库。然而会背诵绝不代表就会使用，中医贵在明理，理解仲景组方的依据思路比一字不落地背下原文更加重要。

根据患者的病史，患者在此前有过长期的利尿治疗经历，利水过多则伤阴，结合口干、便干、舌红等表现不难看出其阴虚的存在。而心悸眩冒、神疲乏力、面色萎黄略白的表现，则突出了有上部阳虚的存在；心阳虚弱则不能温煦心脉，虚里部位跳动不安故心动悸；阳虚则水液无

阴阳双补肿自消（慢性心、肾衰 9 个月）

269

以温煦运化，蓄积于下，故下肢水肿。气血阴阳皆不足，故见面色萎黄略发白。因此患者是阳虚与阴虚并存的，单纯的温阳利水已经不能满足患者当下的需求，真武汤自然也就不再适合。再从另一角度来说，阴阳本身既相互制约，又互根互用，在阴虚的情况下，阳气多少也会受到影响。补阳不护阴的话，一来少了阴的制约，阳气越补越亢，《黄帝内经》也告诉我们"壮火食气"；本有阴虚，单纯只补阳而不补阴，最后的结果就是阴虚进一步加重，气血进一步亏虚。从这个方面来说，不擅长养阴补气血的真武汤在此处不对症。

既然知道患者总体呈阴阳两虚证，我想到了仲景方中专效通阳育阴、养心复脉的炙甘草汤。炙甘草汤之中既有养阴之生地黄、麦冬，又有补血之阿胶、桂枝、甘草，再加上有通阳功效的清酒，也能起到一定振奋心阳作用；人参再加上大枣、生姜、甘草的组合，对于患者整体的气血虚羸情况是合适的；润肠的麻仁在这里也正好对应患者大便不通的问题。最后考虑到患者有睡眠的问题，阳气浮越在上，下部阳气又不足，因此加上龙骨、牡蛎，既有利于睡眠，也有助于将上浮的阳气潜下来。故拟方炙甘草汤加减，药物如下：

生地黄 80g，西洋参 10g，炙甘草 20g，生姜 15g，桂枝 40g，麦冬 30g，火麻仁 30g，大枣 30g，阿胶 5g^{（烊化）}，红参片 10g，煅牡蛎 15g^{（先煎）}，煅龙骨 15g^{（先煎）}，酒萸肉 30g。共 10 剂，日 1 剂，以水 1000mL，加绍兴黄酒 500mL 共煎煮，药物煮好后纳阿胶烊化。

2021 年 7 月 8 日二诊。

服药反馈：服上方后患者诸症改善。

刻诊：心悸明显缓解，下肢水肿明显消退，仅剩轻微浮肿，手脚变暖，麻木缓解，现可平卧，时有眩晕感，但较前减轻，稍口干，纳眠可；大便较前变软，小便稍黄。舌红，苔薄腻，脉细滑。血压132/83mmHg，心率102次/分。守前方加陈皮10g以运化脾胃。共10剂，日1剂。

后记：10剂尽服后回访患者得知，心悸、眩晕已明显改善，双下肢水肿基本消退。

思辨解惑

【学生乙】炙甘草汤中含有大剂量滋腻之生地黄等药，自古滋阴与利水难两全；且《中药学》中提到炙甘草有水钠潴留的作用，心衰患者本就需要利尿以减轻心脏负荷，何故还可用炙甘草汤且疗效甚佳？

【教授】先说说甘草这味药，我们用药的甘草一般分两种，如温病方中，用于清热解毒之甘草一般生用，而仲景方中用于缓急补虚之甘草是炙甘草。炙甘草本身具有一定温通的作用，如桂枝甘草汤。甘缓之药多用易壅滞、阻碍中焦不假，但加上了温通与运转中焦之药后，便无大碍。因此仲景方中生姜、大枣、甘草常常同用，也是含有顾护中焦之义，以防补而不通。中药现代研究尽管在我们理解药物的作用上有一定借鉴价值，但成分分析就目前来看是不能指导纯中医用药的，特别是经方用药。一个药物往往有几百上千种成分，若单以几个成分的作用而给整个中药去定性，那不成了只见树木，不见森林？我们不否认中药的某些成分确实对患者可能存在风险，但一来我们有一个剂量的把控，二来药物配合十分重要。特别是在遵循仲景原方原量的时候，这样的情况一般我们不需要担心。

炙甘草汤有两个很有意思的点，一是多种滋阴药和温阳药同用，二是煎煮法很特殊，需要"以清酒七升，水八升，先煮八味，取三升，去滓，内胶烊消尽，温服一升，日三服"。

先说第一个，炙甘草汤药味有九，甘草，人参，麦冬，阿胶，桂枝，麻仁，生地黄，大枣，生姜。其中滋阴凉润的药有 3 味，阿胶、麦冬、生地黄；而通胸阳的桂枝甘草汤也在其中；人参、大枣、生姜、甘草顾护中焦；最后加上一个神来之笔麻仁。先讲前三味阴性药，阿胶是一个既能补血还能止血的药，也就是说，补中带了一定的收敛之气；麦冬凉润，同样是助肺金收敛；生地黄滋阴补液的同时，也带着点止血收敛的意思。很多心系问题的患者如我上面所说，一是阳多阴少，二是阳不下、阴不上，所以补阴的同时加上敛阳的方法就显得非常重要。上部阳气郁而不得降，故我在临床上还喜欢加上龙骨、牡蛎一类重镇收敛的药物，进一步帮助阳气下达于阴。桂枝、甘草的组合意在生阳化气，达到补而不滞的目的。人参、大枣、生姜、甘草可以说是仲景方中一个经典的顾护中焦的组合，人体气机一上一下，脾胃作为气机升降的枢纽，自然就显得非常关键，许多寒热错杂的疾病都少不了协调中焦的药物。

而最后的麻仁为什么我说他是神来之笔呢？从"象"上来看，火麻仁是种子类药，种子药在五行中多属金，在气机上主沉降，再加上本有润燥之效，与滋阴通阳的药物配合起来，一个补，一个润，一个通，还担心过补而壅滞的问题吗？另外，我们从脏腑关系上来看，肺与大肠相表里，心与小肠相表里，换句话说，心肺的功能与肠道系统有着密切的联系。越来越多的现代研究也证明了，肠道与内分泌系统及大脑有着十分密切的联系。因此，对于心脑血管疾病，我非常注重患者的大便情况，而麻仁恰好能润肠通便。在这里仲景加了一味麻仁进去，或许也是考虑到了肠道与心肺、与整体气机的关系。

在煎煮法上，炙甘草汤也显得非常特殊，采用的是加清酒熬煮的方式。酒本身是用粮食酿造出来的，一来可以通阳，二来酒取谷中之气，谷物本就在秋时收获，秉承秋金之气，带有沉降收敛的意思。在这里既行阳，又助沉降阳气，能进一步达到通阳行气、助浮阳下达于阴的作用。

【学生丙】此患者不用利尿中药而水肿自消，您可以讲讲其中的机理吗？

【教授】患者虽然出院后继续服用利尿西药，但是仍存在明显的双下肢水肿，而中医药治疗后，水肿明显缓解。然而在此治疗过程中，我并没有使用利尿类中药。在辨证的过程中，我们必须时刻清楚何为局部病，何为整体病，什么是标，什么是本，哪部分急治，哪部分缓治。回到这个案例上，患者下肢水肿的问题，一是局部病，二是心功能下降引起的标病，三是相对心悸和眩晕来说较为次要的病。中医用方讲求有的放矢，用药忌多忌泛，我们不能见症就对症用药，讲究一气贯通，将所有的症状用一条线串起来，以此线为主方向，再结合患者的个体情况独立处方用药。

水肿的形成原因有很多，像这个患者呢，我考虑到她本身有心衰和肾功能异常，再加上低蛋白血症，因此与其我们抓着水肿去利水，倒不如先将导致水肿的可能因素先解决。从患者整体情况言，水湿停于下部，伴有阳虚；同时患者血压不高，但心率快，加之大便干，舌红，苔薄黄略干，津伤明显。当下紧要的不是利水，而在补阴阳。滋阴温阳，心得所养；心主血脉，心气旺则血脉通，五脏六腑皆得其养。气、血水、联动，当机体津液运转起来时，不利水而肿自消。

从临床而言，正与邪是相对的，但也是可以转化的。不及为虚，太过为实，因实可致虚，因虚也可生实；故虚实夹杂，寒热错杂，常常共存于一体。治疗有偏重，或先后，或一体化处理。故水肿究其病机不同，治疗也有多种思路。

【学生丁】请您归纳一下本案例六经辨证思路。

【教授】此案例特殊性在于虚实夹杂，补虚则恋邪，祛邪则损正，可谓进退两难。从西医言，患者糖尿病合并心衰、肾衰、低蛋白血症、贫血。从中医言，水肿、头晕、便干、尿少是主症。糖尿病合并多个慢性并发症，治疗难度可想而知。关键要从整体出发，进一步分析水肿的原因。阳虚是本，阳损及阴，致阴阳两虚。患者血压不高，大便干结，头晕，同时伴有贫血、低蛋白血症，与长期利尿导致有效循环血量不足有关。综合考虑，正虚是本。阴阳两虚，宜阴阳双补。病位在少阴心肾，以心为主，故用炙甘草汤，合情又合理！阴阳得补，气血调和，心肾得养，则气化、水利、肿消。

（隋画橙）

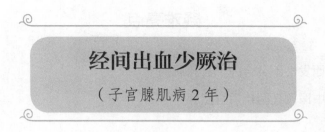

经间出血少厥治

（子宫腺肌病 2 年）

诊断现场

患者张某，女，32 岁，因"经间期阴道不规则出血 2 年"于 2019 年 2 月 14 日初诊。

患者 2016 年 6 月曾因无明显诱因出现"反复经间期出血多年，未避孕未孕 2 年"，于外院生殖科诊断为"原发性不孕症"，同年 9 月于外院在宫腔镜下发现数个息肉样赘生物，行"子宫内膜息肉电切术 + 赛必妥放置术"。2017 年 3 月于外院行"体外受精 – 胚胎移植术（IVF–ET）"失败，同年 8 月超声提示子宫腺肌病并小型子宫肌瘤，同年 12 月行"冷冻胚胎复苏移植术（TET）"并产下一男孩。生产后患者遍寻名医，但仍有经间期出血及备孕要求来诊。

刻诊：夜间盗汗，余无明显不适，寐可，近期痔疮出血，寐可，大便稀，质黏，每天一行，小便可。舌暗红，苔黄腻，脉弱。月经不规则，经间期出血病史 10 余年。曾因痛甚晕厥，息肉摘除术后未复发。末次月经（LMP）：2019 年 1 月 3 日，7 日净，量可色暗，血块（–）。2019 年 2 月 1 日经间期出血，8 天净，量少，无血块，色暗，无明显不适。孕产史：孕 1 次，分娩 1 次，无流产病史，现育有 1 男孩。

疑难亮点

（1）原发性不孕合并子宫腺肌病。

（2）中医调理两年后自然怀孕。

辨证论治

【学生甲】子宫腺肌病属于妇科杂病范畴，对此患者如何用"伤寒思维"辨证施治？

【教授】中医古籍中没有"子宫腺肌病"的病名记载。《女科证治准绳·杂证门下》中云："为血瘕之聚，令人腰痛不可俯仰，横骨下有积气，牢如石，少腹里急苦痛，背膂疼深达腰腹，下牵阴里，若生风冷，子门癖，月水不时，乍来乍不来，此病令人无子。"该段描述与子宫腺肌病的症状较为相似。故根据其临床表现，可归属于"痛经""月经过多""经期延长""癥瘕""不孕"等病证。

西医学认为子宫腺肌病病因尚不明确，其假说繁多，受到广泛认可的病因是多次分娩或宫腔手术操作导致子宫内膜受损、联合持续的高雌激素刺激使结合带遭受破坏、子宫内膜组织侵入肌层生长等，主要表现为进行性加重的痛经和经量过多，可有不明原因的经间期阴道流血、性欲减退等。

治疗上有根治及保守两种方法，根治是全子宫切除，仅适用于年龄较大、临近绝经期且不保留生育功能的女性。保守治疗有药物和保守性手术治疗，或者二者联合治疗。当然保守治疗也不完美，保守手术治疗的局部剜除难以彻底清除病灶，具有较高的复发率，同时可出现泌尿系统并发症、不孕等风险；以激素疗法为主的药物保守治疗副作用大，复发率高，患者不能长期坚持。

近年来，中医药对此病的治疗进行了积极探索，中药、针灸疗法，以其疗效好，安全性高，受到了广泛的关注。本病共识的中医病因为瘀血阻滞、经血逆流，外邪入侵、情志内伤、房劳、饮食不节或手术损伤等原因。机体脏腑功能失调，气血失和，部分经血不循常道而逆行，"离经之血"瘀积，留结下腹，阻滞冲任、胞宫、胞脉、胞络而发病。治疗以活血化瘀为总则，常佐理气行滞、温经散寒、清热除湿、补气养血、补肾、化痰等治法。

本人习仲景之道，主要从六经辨证考虑。患者病程较长，可谓一波三折，从不明原因经间期出血多年，到子宫内膜息肉电切术＋赛必妥放置术，术后又出现子宫腺肌病，极大可能是与术中损伤子宫内膜有关；后行"试管婴儿"产一男孩，产后至今仍有经间期出血，病程长达十年。分析症状，厥阴肝血暗伤，则尺脉见弱；营卫不和，则汗出异常；多番辗转求医，精神压力大，故出现少阳经气不舒；气郁化火，故见脾气暴躁、舌暗红、苔黄腻；地处岭南，湿多伤脾，故便稀质黏；久病多虚，本病临床以虚实错杂多见，治宜攻补兼施。结合六经辨证，此患者首诊考虑从少阳入手，清泻胆火，疏肝健脾；后期考虑养厥阴以止"离经"之血。

予小柴胡汤、黄连温胆汤加减：柴胡10g，黄芩10g，法半夏10g，党参30g，生姜10g，大枣10g，炙甘草6g，陈皮10g，黄连10g，土茯苓30g，麸炒枳壳10g，竹茹15g，龙骨30g$^{（先煎）}$，牡蛎30g$^{（先煎）}$，制远志10g，胆南星10g，紫苏梗15g。共7剂，日1剂。

2019年2月20日二诊。

刻诊：心悸，夜间盗汗，纳一般，入睡困难。大便质稀，小便色黄。舌暗尖红，苔黄厚干，脉沉紧。LMP：2019年1月3日，7日净，量可，色暗，血块（-）。2019年2月1日经间期出血，8日净，量少色暗。守一诊方，去紫苏梗，加虎杖30g、瓜蒌子30g，共7剂，日1剂。

2019年3月6日三诊。

刻诊：易上火，稍口干，饮水不多，怕冷怕风，手脚易发凉，心悸，手心汗出，多梦易醒，纳差，腹部怕凉，大便质黏、日一行。舌红，苔黄腻，脉细滑。LMP：2019年2月21日，7～8天净，量多，色暗，有血块，乳房胀，腰酸。

予乌梅丸合四逆散加减：乌梅15g^{（醋泡）}，细辛6g，桂枝10g，黄连10g，黄柏10g，当归10g，党参30g，干姜10g，花椒5g，淡附片10g，山药30g，淫羊藿30g，柴胡10g，赤芍20g，麸炒枳壳10g，炙甘草6g，加蜂蜜2勺调服。共14剂，日1剂。

2019年3月23日四诊。

刻诊：服上方后症状明显改善，经间期出血改善，月经尚未至，稍口干，偶有黏痰吐出，味咸，咽中异物感，吐不出，咽不下，怕冷怕风，心悸，纳欠佳，多梦，小便调，大便日1行，质黏腻。舌淡，苔薄黄干，脉沉细，右稍弦。处方如下：

处方一：予中焦宣痹汤、四逆散加减：防己10g，苦杏仁10g，滑石20g^{（先煎）}，连翘15g，栀子10g，薏苡仁15g，法半夏15g，赤小豆20g，姜厚朴15g，紫苏叶15g，生姜10g，茯苓20g，党参15g，柴胡10g，赤芍10g，麸炒枳壳10g，炙甘草6g。共5剂，日1剂。

处方二：守三诊处方不变，予乌梅丸、四逆散加减。共7剂，日1剂。先服处方一，继服处方二。

2019 年 4 月 20 日五诊。

刻诊：口干但饮水不多，心慌心悸，怕风怕冷，小腹凉，喜温，纳差，寐可；大便日 1 行，偏稀烂。舌红苔黄腻，脉浮细滑。LMP：2019年 3 月 26 日，月经量多，有血块。守三诊处方，赤芍易炒白芍 40g，加防风 10g，白术 10g。共 15 剂，日 1 剂。

2019 年 5 月 11 日六诊。

刻诊：稍口干，口中咸，偶有脓痰咯出，自觉心慌，饱食后尤甚，仍有怕风怕冷；纳可，入睡困难；大便日一行，时不成形，质黏，小便调。舌暗尖红，苔黄厚腻，脉沉滑。LMP：5 月 2 日，7 天净，色量可，血块减少。

处方一：予麻黄升麻汤加减：蜜麻黄 10g，广升麻 30g，干姜 10g，炙甘草 6g，黄芩 10g，生石膏 30g，土茯苓 30g，玉竹 10g，天冬 10g，苍术 15g，知母 10g，天花粉 15g，桂枝 10g，当归 10g，制竹蜂 3g。共 5 剂，日 1 剂。

处方二：守五诊方不变，继续乌梅丸 + 四逆散加减。共 10 剂，日 1 剂。

2019 年 6 月 12 日七诊。

刻诊：经期发热 1 次，怕风怕冷，稍口干口苦，咳嗽，咳黄白脓痰，咽痒、咽痛、咽干；全身散在多发荨麻疹、瘙痒；咳甚影响睡眠，纳一般；大便每日 1 次，质黏，无尿急尿痛。舌红，苔黄腻，脉沉弦滑。LMP：6 月 2 日，7 天净，量多，血块（－）。查尿常规：隐血（＋）。

处方一：予柴胡桂枝汤 + 四物汤加减：柴胡 20g，黄芩片 15g，法半夏 10g，党参 30g，生姜 10，大枣 10g，炙甘草 10g，桂枝 10g，白芍

20g，熟地黄 20g，当归 15g，川芎 15g，炒僵蚕 10g，连翘 30g，玄参 15g，海浮石 10g，地肤子 15g，款冬花 10g。共 7 剂，日 1 剂。

处方二：继续守乌梅丸加五灵脂 10g，生蒲黄 10g，赤芍 20g，益母草 30g，醋莪术 10g。共 7 剂，日 1 剂。

2019 年 7 月 11 日八诊。

刻诊：咽喉痰堵不适感，味咸色白，质黏，咽干，怕冷怕风，纳眠可；如厕时痔疮出血，肛周微瘙痒，小便黄，大便日 1 次，质烂黏厕，量时多时少。舌淡暗，尖稍红，苔黄厚腻，中见裂纹，脉右沉细无力，左沉细。LMP：7 月 3 日，7 天净，量多，色暗红，有血块。6 月 12 日经间期出血 3 天，服乌梅丸方后血止。

处方一：守四诊处方一的宣痹汤 + 四逆散加减，共 7 剂，日 1 剂。

处方二：守三诊乌梅丸（乌梅 30g），去淫羊藿，共 7 剂，日 1 剂。

2019 年 8 月 1 日九诊。

刻诊：7 月 20 日艾灸后出现阴道出血，量较多，有过敏性鼻炎病史，长期有鼻塞、鼻痒，现流清涕难止，7 月 29 日适逢月经期至，现阴道仍在出血，血色暗。纳寐可，大便偏软，小便可，舌红，苔黄腻，脉沉细。

处方一：予小柴胡汤 + 四物汤加减：柴胡 15g，黄芩片 15g，法半夏 10g，党参 30g，炙甘草 6g，大枣 10g，生姜 10g，熟地黄 20g，赤芍 20g，川芎 10g，当归 10g，广藿香 10g，荆芥穗 15g，防风 15g。共 7 剂，日 1 剂。

处方二：守三诊乌梅丸，共 7 剂，日 1 剂。

2019 年 8 月 14 日十诊。

刻诊：服前方经期间出血即止；现鼻塞、喷嚏，晨起明显，怕冷，汗出不多，纳寐可，大便稀，质黏，日一行，痔疮出血，小便可。舌红，苔黄腻，脉沉细。

处方一：予益气聪明汤加减：黄芪 45g，炙甘草 10g，葛根 45g，白芍 15g，关黄柏 10g，广升麻 5g，蔓荆子 15g，红参片 10g，桂枝 10g，防风 10g。共 7 剂，日 1 剂。

处方二：守三诊乌梅丸，党参易红参 10g，加砂仁 6g^{（后下）}，共 7 剂，日 1 剂。

2019 年 9 月 11 日十一诊。

刻诊：稍怕冷恶风，晨起鼻塞、流清涕，汗少，喜温饮，脱发严重，头屑及油脂分泌不多，纳眠可；小便色黄，大便日 1 行，成形不黏。舌红，苔黄厚，脉沉细。LMP：2019 年 8 月 28 日，7 日净，色暗红，第 1 ～ 3 天量较前减少，偶有血块，无痛经、腰酸、乳胀，经间期出血症状仍在。

处方一：小柴胡汤 + 黄连温胆汤 + 小青龙汤加减：柴胡 15g，黄芩片 15g，法半夏 10g，党参 30g，大枣 10g，炙甘草 6g，陈皮 10g，黄连片 10g，茯苓 20g，麸炒枳壳 10g，麻黄 6g，桂枝 10g，赤芍 20g，干姜 10g，五味子 10g，淡附片 10g^{（先煎）}。共 5 剂，日 1 剂。

处方二：予柴芍地黄汤 + 肾四味加减：柴胡 10g，白芍 10g，枸杞子 15g，熟地黄 50g，山药 30g，酒萸肉 30g，牡丹皮 10g，茯苓 15g，当归 15g，淫羊藿 30g，盐菟丝子 15g，补骨脂 15g，合欢花 15g，郁金 15g，鸡内金 15g，醋龟甲 20g^{（先煎）}，砂仁 6g^{（后下）}。共 7 剂，日 1 剂。

处方三：守乌梅丸去红参 10g，干姜 5g，淡附片 10g，加砂仁 6g^{（后下）}，共 7 剂，日 1 剂。

2019 年 10 月 12 日十二诊。

刻诊：晨起鼻塞，流清涕，仍怕冷怕风，自服麻黄附子细辛汤后鼻塞流涕好转，脱发同前，纳眠可；大便日 1 次，质偏稀，小便调。舌暗红，苔黄腻，脉沉细。LMP：10 月 2 日，7 日净，色暗，较前红，血块少许，无不适。

处方一：予柴胡温胆汤加减：柴胡 15g，黄芩片 15g，法半夏 10g，党参 30g，大枣 10g，炙甘草 6g，陈皮 10g，竹茹 10g，土茯苓 30g，麸炒枳壳 10g。共 7 剂，日 1 剂。

处方二：守乌梅丸去红参 10g，干姜 5g，淡附片 10g，加砂仁 6g^{（后下）}，共 7 剂，日 1 剂。

处方三：守九诊处方二，柴芍地黄汤＋肾四味加减，去合欢花、郁金、鸡内金，加女贞子 15g，墨旱莲 15g，共 7 剂，日 1 剂。

2019 年 11 月 9 日十三诊。

刻诊：痔疮出血严重，畏寒怕风，大便日一行，质稀黏，小便调。舌暗淡尖红，苔黄白厚腻，脉沉细濡。LMP：11 月 3 日，现经行第 7 天，量多，色黑，少许血块，时有腹胀。

予柴芍地黄汤＋桂枝茯苓丸＋白头翁汤加减：柴胡 10g，白芍 10g，熟地黄 20g，山药 30g，酒萸肉 15g，枸杞子 15g，牡丹皮 15g，茯苓 20g，泽泻 30g，当归 10g，桂枝 10g，燀桃仁 10g，赤芍 20g，白头翁 15g，黄连 5g，关黄柏 10g。共 7 剂，日 1 剂。

2019 年 12 月 11 日十四诊。

刻诊：服上方后经间期出血由 7～8 天减至 1～2 天，月经量减少；怕冷，脱发，情绪较激动，易上火，矢气多，纳眠可；大便烂，日 1 次，小便黄。舌淡暗，苔薄白，脉沉。LMP：12 月 1 日，7 天净，量偏多，色暗红，少许血块。守十三诊方加四逆散，再加泽泻 15g，燀桃仁 15g，麸炒枳壳 10g，炙甘草 6g。共 10 剂，日 1 剂。

2019 年 12 月 26 日十五诊。

刻诊：服上方期间排卵期（12 月 13 日～12 月 15 日）出血量增多，于 12 月 16 日停药后阴道出血停止。LMP：12 月 1 日，7 天净，量偏多，色暗红，有血块。怕冷，喜温饮，不欲食，喜辣，常熬夜，近期压力大，考试多，心情郁闷，起伏大，矢气多；大便日一行，稀溏黏厕，小便黄。舌淡暗，苔根部黄腻，脉沉稍弦。

处方一：守小柴胡汤 + 黄连温胆汤加减，党参易红参片 10g，加郁金 15g，鸡内金 15g，合欢花 15g，淫羊藿 30g，共 7 剂，日 1 剂。

处方二：守三诊乌梅丸去淡附片，共 5 剂，日 1 剂。

2020 年 1 月 16 日十六诊。

刻诊：药后下血较多，经间期仍有出血，但稍有改善，LMP：2020 年 1 月 1 日，7 日净，月经近半年进行性增多。唇干，近半年脱发，发质干，压力大，心烦急躁郁闷，纳一般；大便日一行，质烂黏，小便可。舌红，苔黄腻，脉沉细。

处方一：予小柴胡汤 + 四逆散 + 防己黄芪汤加减：柴胡 15g，黄芩片 15g，法半夏 10g，生姜 10g，党参 30g，大枣 15g，生甘草 6g，赤芍 20g，麸炒枳壳 10g，防己 20g，黄芪 20g，防风 15g。共 7 剂，日 1 剂。

处方二：予温经汤加减：当归 10g，川芎 10g，桂枝 10g，制吴茱萸 6g，干姜 10g，白芍 10g，牡丹皮 10g，麦冬 30g，红参片 10g^{（另炖）}，法半夏 10g，炙甘草 6g，艾叶 10g，熟地黄 20g，枸杞子 15g。共 7 剂，日 1 剂。

2020 年 2 月 12 日十七诊。

刻诊：此次月经量减少，午后面赤，服大量生姜后大便成形。舌淡红，苔中心黄腻，右有裂纹，脉沉弱。

予四逆加人参汤加减：熟附片 10g，干姜 10g，红参 10g，炙甘草 6g，陈皮 6g，山茱萸 50g，煅龙骨 30g^{（先煎）}，煅牡蛎 30g^{（先煎）}，熟地黄 30g，龟甲 20g，砂仁 6g^{（后下）}。共 7 剂，日 1 剂。

2020 年 7 月 25 日十八诊。

刻诊：鼻塞流涕，打喷嚏，于晨起、黄昏及空调房易发作，白天口水较多，纳眠可；大便稀，小便稍黄。舌暗红，苔黄厚腻，脉弦细。LMP：7 月 19 日，正值经期第 7 天，量多，色黑，有血块。

予麻黄附子细辛汤＋王氏连朴饮加减：麻黄 5g，细辛 6g，淡附片 10g^{（先煎）}，黄连片 10g，姜厚朴 10g，石菖蒲 15g，淡豆豉 10g，芦根 15g，栀子 5g，生地黄 20g，法半夏 10g，麦冬 20g。共 7 剂，日 1 剂。

2020 年 10 月 21 日十九诊。

刻诊：畏寒，咽干，咳嗽无痰，晨起喷嚏，上身出汗，纳眠一般；大便日一行，不成形，小便黄，气味臭，有絮状沉渣。舌红，苔黄腻，脉沉细。LMP：9 月 15 日，7 天净，量多，有血块，时有乳房胀痛。

予上焦宣痹汤加减：郁金 10g，通草 10g，淡豆豉 10g，枇杷叶

10g，射干 10g，桔梗 10g，甘草片 10g，西洋参 10g，石斛 10g，黄连 5g，荷叶 10g，淡竹叶 10g，山药 15g，麦冬 30g，玄参 15g。共 7 剂，日 1 剂。

2020 年 12 月 5 日二十诊。

刻诊：咽干，喉中有痰，色白，半月前受寒感冒，现鼻塞，偶可见黄稠鼻涕，唇干，怕冷，手足心汗多，手指尖冷，左侧腹股沟有紧绷感，冬至下午脸颊发红，纳眠一般；大便每日一行，不成形，黏腻，小便色黄。舌红，苔黄腻，脉沉细。LMP：11 月 28 日至今，量多，色暗，有血块。

予王氏连朴饮 + 当归四逆汤加减：黄连片 10g，姜厚朴 10g，石菖蒲 15g，法半夏 10g，淡豆豉 10g，芦根 15g，栀子 5g，桂枝 10g，白芍 10g，生姜 10g，大枣 10g，细辛 6g^{（先煎）}，炙甘草 6g，当归 10g，鸡血藤 30g，酒萸肉 30g，侧柏炭 10g，阿胶 5g^{（烊化）}。共 10 剂，日 1 剂。

2021 年 1 月 16 日二十一诊。

刻诊：疲倦，焦虑急躁，手足心出汗多，怕冷，指端尤甚，手部皮肤瘙痒，少许脱屑，咽干，晨起咯黄白色痰；食欲低下，难入睡；腹胀满，时见左侧腹股沟刺痛，肛门瘙痒；便溏，日一次，小便色黄。舌淡红，苔白厚，舌面干，脉沉。LMP：2021 年 1 月 6 日，7 天净，量多，色暗，乳房胀痛。

处方一：守三诊乌梅丸 + 桂枝茯苓丸加减，改细辛 3g，当归 15g，茯苓 20g，牡丹皮 15g，燀桃仁 10g，炙甘草 10g。共 7 剂，日 1 剂。

处方二：温经汤加减：当归 15g，川芎 15g，桂枝 10g，制吴茱萸 6g，干姜 10g，赤芍 20g，牡丹皮 10g，麦冬 30g，红参片 10g^{（另炖）}，法半夏 10g，炙甘草 10g。共 7 剂，日 1 剂。

2021 年 3 月 10 日二十二诊。

刻诊：3 天前开始打喷嚏、流鼻涕，咽痛痒干，咳嗽，有痰色黄白，咳痰后咽干甚，眼屎多，唇干，不欲饮水，手足冰冷，矢气多，腹股沟刺痛；纳可，近两天难入睡；小便色黄，大便烂，黏厕；咽部红，舌偏红，苔白腻浊，脉沉细滑。LMP：2 月 13 日，7 天净，量多色暗，无血块。

予桔梗汤 + 增液汤 + 麻杏石甘汤加减：桔梗 10g，生甘草 10g，玄参 15g，麦冬 30g，法半夏 10g，生石膏 30g$^{（先煎）}$，麻黄 6g，杏仁 10g，生地黄 20g，浙贝母 30g，白僵蚕 15g，藿香 10g，厚朴 30g，茯苓 20g，连翘 30g，金银花 10g。共 7 剂，日 1 剂。

后记：患者 2022 年 5 月 3 日报喜，经中药治疗后足月顺产一女，重 5.6 斤，母女健康。

思辨解惑

【学生乙】西医对于子宫腺肌病根除方法为子宫全切，请问您是以根治为最终目的去辨证论治的吗？

【教授】子宫腺肌病习称"慢性癌症"，是以痛经、月经过多等症状为主要表现的疾病，给患者带来极大的痛苦，但是要根治某一个靶点不明确的终身性疾病，中医药还是有一定的优势，可观其脉证，知犯何逆，随证治之。

此患者经间期出血 10 余年，发现子宫腺肌病两年余，病程较长。从初诊治疗至今，病机表现为寒热错杂、虚实夹杂，治疗当攻补兼施。

从接诊二十余次来看，若虚多实少，则守正为主，祛邪为辅；若实多虚少，则以祛邪为主，守正次之。每一次辨证用药都很有意思。大多中医同道认为，此病乃经血逆行，"离经"之血瘀积而发病，治宜活血化瘀。但我们并不是见瘀化瘀，见血止血，而是调和气血，阴平阳秘，则瘀自通，血自止。如经前二诊祛其邪实后，三诊我用的是乌梅丸合四逆散，没有止血药。患者服上方后经间期出血改善，余症状亦有减轻；经十一、十二诊治疗后，经间期出血由最初的 7～8 天减至 1～2 天，或 2～3 天，量少成滴，疗效确切；患者怀孕 9 周，来诊求调理安胎，可谓最大喜讯！患者因经间期出血困扰多年，处于不孕状态由来已久，现经间期出血明显减少，量少成滴，再加上怀孕，不算根治，亦如根治，此正合其意也！

【学生丙】纵观二十余诊，您多从少阳、厥阴论治，此举为何？

【教授】我在临证和教学过程中经常跟学生们提到，但凡杂病，若从六经辨证，不在少阳，就在厥阴，此理论在这个案例上表现得淋漓尽致。

从三焦辨证论治来看，上中下三焦病变皆可引起子宫腺肌病的发生发展。上焦病变多来自心肺，初则胸中清阳之气为寒、饮、湿热、痰浊所郁，其后为有形之邪——水饮、痰浊，此皆可流布上、中、下三焦。中焦病变多来自脾胃，或中气不能运化水湿，或火为水郁而交结不解，导致气、血、水停滞，弥漫下焦。而下焦病变多来自肝肾，肝肾虚寒不足，可致痰凝、瘀血停滞下焦。此案例中，我有时也会从上、中、下三焦分治或合治，处以麻黄升麻汤、桔梗汤、宣痹汤、王氏连朴饮、白头翁汤解其热。

但若从六经辨证来看，此患者乃厥阴肝、少阳胆合病为主。从患者症状角度而言，此患者经间期出血多年，月经量多，脉以沉细弱多见，怕冷，乃厥阴肝寒、不足之表现；其人又时而表现为咽干，咽喉痰堵不适，痔疮出血，脸颊发红，小便黄，舌红，苔黄腻等，乃少阳胆火上炎及下趋的表现。而从子宫腺肌病发病原因来讲，其病根在厥阴；子宫腺肌病病位在盆腔，盆腔属于下焦，病理因素以少阴肾及厥阴肝的虚寒、瘀血多见，故其病位根本在厥阴肝。而此类病变虽在下部，但因厥阴风木常从火化，则少阳胆火偏盛，且厥阴病以少阳为出路，病邪由里达表，故从少阳论治亦是重点。

因此我常常会开两个方，方一从少阳论治，方二则从厥阴论治，先治其标，后治其本。当然，开两个方还有一个因素是患者要求，且患者自学中医，常自行开方，为避免其不规律用药而用错药，我也应病机的变化而开两方或三方。

【学生丁】患者初诊时月经量可，十六诊时诉月经周期正常，经量近半年进行性增多，经间期出血则由一周减至 1 ～ 3 天，量少成滴；此一增一减，是为何？

【教授】《素问·上古天真论》指出了肾气、天癸、任脉、冲脉与月经之间的关系，冲为血海，任主胞胎。任脉通，冲脉盛，两脉相资，方可月事以时下。可见直接关系到月经的是冲脉和任脉。然而冲任不能独行经，冲任二脉之盛，由脏腑各经之血一并灌注。临床上冲任二脉之衰，由各经之血不足，不能聚于血海，而直接引起月经病发生。冲任二脉之通盛，又受肾气与天癸的推动滋养。月经的产生形成了肾气—天癸—任脉冲脉—胞宫的生理特点。经间期出血的中医病因前面已提及，不作赘述。

患者经间期出血 10 余年，患子宫腺肌病两年余，反复出血日久致肾气不足，则天癸不至；冲任脉衰，胞宫无以滋养，则月经量偏少。患者经乌梅丸、柴芍地黄汤、温经汤、当归四逆汤等补肝肾、调冲任，柴胡剂、宣痹汤等去其火热后，机体脏腑功能恢复正常，气血流通，经血循常道，则正常经期之血增，"离经"之血减。

【学生戊】您处方如四逆散、当归四逆汤、桂枝茯苓丸、柴胡桂枝汤、柴芍地黄汤皆有赤芍，而五诊中以炒白芍为主，且用量达40g，此之为何？

【教授】关于芍药的作用，据《神农本草经》中品记载："芍药，主邪气腹痛，除血痹，破坚积寒热，疝瘕，止痛，利小便，益气。"还有《滇南本草》中记载的作用："泻脾热，止腹疼，止水泻，收肝气逆疼，调养心肝脾经血，舒经降气，止肝气疼痛。"芍药从陶弘景始分赤、白二种，《新修本草》记载曰："今出白山、蒋山、茅山最好，白而长大；余处亦有而多赤，赤者小利。"《开宝本草》载："此有两种，赤者利小便下气，白者止痛散血，其花亦有红白二色。"赤芍多用以活血化瘀为主，而白芍多以柔肝为主。

对于白芍而言，可生用，也可炒用，如《经效产宝》载"炒黄"，《妇人良方》载"微炒，炒焦黄"。白芍性凉，炒用可去性存用，其性缓，具有柔肝、和脾、止泻、散血、解痉的作用。《伤寒论》的芍药甘草汤，就是重用白芍四两（60g）来缓急止痛解痉以治脚挛急。西医学研究也发现，白芍有解痉作用，对支气管和子宫平滑肌有一定抑制作用。

本案患者病位在盆腔，西医学认为本病为子宫内膜组织侵入肌层生长所致，中医辨其证为厥阴肝血虚损、阳虚寒凝。此案例患者痛经明显，月经血块多，故全文多用赤芍，取其活血化瘀之功。但是在五诊中，因患者主要以怕冷、大便烂等一派寒凉之象为主，大剂量赤芍本就容易导致腹泻，故此处不是继续重用赤芍，而改用更为柔和之炒白芍，起柔肝致泻、缓急止痛之功。

【学生己】请您归纳一下本案例六经辨证思路。

【教授】此为"子宫腺肌病"案例，出现经间期出血，患者痛经、不孕，磨难多多，被迫走上自学中医之路。但为初学，一知半解，不免照葫芦画瓢，见效甚微。处方中见一次诊常开二方、三方者，多为患者所求。每诊她必有己见，十分纠结，与其沟通常感无奈！每半月诊常如期而至，诊治过程之繁杂，罗列方证之多，可窥一斑。患者从原发性不孕到人工助孕，再到自然怀孕，可谓三级跳远，中医治疗功不可没！

从六经辨证言，病主在少阳郁、厥阴瘀，但兼及太阳风、阳明火、太阴湿、少阴虚。或合病、并病，或六经贯通。病机关乎风、寒、痰、湿、郁、瘀、虚。处方以伤寒方为头，温病方为尾，经方、时方融一炉。治重调气血、平阴阳，通表里，解寒热，和虚实，即《素问·至真要大论》言："谨守病机，各司其属，有者求之，无者求之，虚者责之，盛者责之，必先五胜，疏其血气，令其条达，而致和平，此之谓也。"

（崔志忠）

后记

我与孙光荣国医大师有缘

——全国首届优才班记忆

本人于 2004 ~ 2007 年入选首批全国优秀中医临床人才研修项目，并获优秀学员称号，仿佛进入师承教育巅峰期。当时全国入选 215 名，结业时 30 名学员获优秀称号，并获邓铁涛国医大师资助奖励金 3000 元。国家中医药管理局组织 3 年学习，每年 4 次全国集中培训，全程 12 次培训项目，一半研修经典，一半研修临床。当时入选的学员多数已是当地名医。入选条件也十分严格，包括年龄不超过 50 岁，正高职称，临床工作 15 年以上，由单位推荐，经各地市、省级考试，最后参加全国统考，成绩由高到低排序，录取前 215 名，十分难得。当时全国设了 6 个考点，各省推荐人选有名额限制。广东是中医大省，给了 28 个报名参考指标，考点在武汉。考试分多个小课室，纪律相当严格。20 ~ 30 人为一个小课室，监考老师有 3 名，手机全部上交。其中一位监考老师坐在地板上监视。上洗手间也是人盯人。考试内容包括四大经典试卷，很厚，除原文、词解、问答题外，还有原文句读、解释、理解，最后是一篇 2000 ~ 3000 字的学习心得，相当于现场写一篇小论文。题量大，有做不完之感……最后成绩公榜，《中国中医药报》公布入选名录，真如考中状元，自豪感油然而生。

记得当年 80 多岁老父亲看到报纸，彻夜难眠，赋诗三首并赠墨宝：

天时地利与人和，

赛美临床见识多。

积善之家有余庆，

名医中国显红波。

（时在二零零三年十一月十八日，《中国中医药报》刊载优秀中医入选以示纪念，父钧键题）

神舟五号上穹苍，

天地巧合考临床。

梦想成真夸赛美，

中央不负苦辛尝。

（时在二零零三年十月十九日，钧键赠女赛美考试合格纪念）

红花弄发遍墙垣，

预兆临床吉利全。

异日攻关成巨匠，

盛称赛美领头先。

（时在二零零三年十月十八日于武汉考场考试成功）

当时授课专家都是全国相关专业领域顶级教授，我们亲身聆听了首批国医大师王绵之老、任继学老、朱良春老、张琪老、张学文老、何任老、周仲瑛老、郭子光老等面授，谆谆教诲，语重心长，激动而幸福的场景仍历历在目！我们的时任班主任就是孙光荣教授，当今赫赫有名的第二届国医大师！学员们都感到无上光荣！因为首批优才均是孙老的嫡传弟子了！孙教授精神矍铄，上课前给我们宣布纪律，约法三章。每每孙老主持专家演讲，课后概括，凝练清晰，文采飞扬。孙老为人师表，待人和蔼，可亲可敬！给我们留下深刻印象。

记得当年国家中医药管理局负责研修项目的老师打来电话，联系推荐《伤寒论》课程教员之事，直接对我说"虽然你是教研室主任，但作为学员身份，不能担任讲师"。记得我推荐的是张横柳教授，60多岁了，仍在一线讲课。当时选拔授课老师条件之一是越老越好；二是经验丰富，德高望重；三是稀有资源，机会不多。

研修项目为中医薪火相传贡献巨大力量，国家中医药管理局相继举办了第二、第三、第四届，2021年国家第五届优才选拔已定锤，本人受孙老推荐，由第一届学员，而后成为第二、第三、第四届《伤寒论》主讲老师。

记得第二届研修班《伤寒论》集中授课在成都，当时孙老有些感冒、咳嗽，但不辞劳苦，跟班指导。孙老语重心长地对我说："要珍惜机会，讲好课，你是我推荐的第一位担纲教师的优才班学员，若能得到大家认可，其他学员将有机会胜出。"我记住了孙老的话！第三届研修班《伤寒论》集中授课在广州。时值冬季，广州也遇上寒风，我当时穿着大衣讲课，孙老课后笑着对我说："天气是太冷，但穿上西装可能更美些。"第四届研修班伤寒论授课，还是在广州。2018年10月秋高气爽，同样是孙老主持。孙老热情洋溢地向大家介绍："李赛美教授是首批优才班学员中推出的老师……"听到此，我双眼被泪水模糊。而今孙老已是年逾八旬，身居高位，成为中医界翘首和领军人物，荣获国医大师称号。但仍十分关心后学成长，给后学以平台，提携和推举齐助力！

原本想邀请孙老照合影，但由于同学太热情，纷纷上台向我提问，而将机会错过了。

孙老德艺双馨，蜚声四海！一是孙老学问深，言传身教，是我辈之楷模。二是孙老亲任全国优秀中医临床人才研修项目班主任，打造中医"黄埔军校"，三是孙老创办了《中国中医药现代远程教育》杂志，为中医人才培养殚精竭虑。

而今，我们都耕耘在全国各地，成为一方一域医疗、教学、科研学科和学术带头人，我们没有辜负老师期望。读经典，做临床，拜名师，求创新！薪火相传，生生不息！

2019 年孙老八十大寿之际，我有幸出席孙老学术传承大会，谨以首届全国优才班学员名义，向孙老致敬！恭祝老师福如东海，寿比南山！永葆青春和活力！中医传承，因为有一批批孙老一样的领航人，一定会新人辈出！国之器，民之卫也！

2021 年 12 月 12 日，我们在广州成功主办第 11 届国际经方班，线上收看人数超 14.1 万人次。孙老十分高兴，欣然挥墨题字祝贺："广州国际经方班，全球经方人家园。"同时我们在广州中医药大学图书馆创办全国首家经方展馆——经方阁、桂枝苑，孙老受邀为展馆题匾。衷心感谢孙老鼎力支持，呵护提携！

后记撰写之际，正值北京举办第二十四届冬季奥运会。又得知孙光荣大师担任了奥运会的中医医疗指导专家！祝贺恩师！致敬大师！我们一定牢记老师教诲，不负韶华，不辱使命，砥砺前行，为仲景学术传承、创新、应用、推广建功立业！

李赛美谨记

2022 年 2 月 9 日于广州

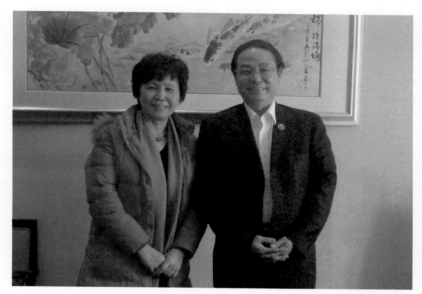

2012年李赛美教授在广州全国优才班上与孙光荣国医大师合影

附录

部分医案治疗前后对比照片

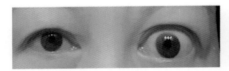

"昔为暴眼今明眸"治疗前

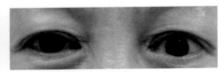

"昔为暴眼今明眸"治疗后

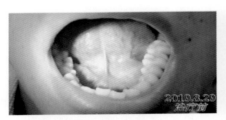

"寒痰伏舌温阳消"治疗前

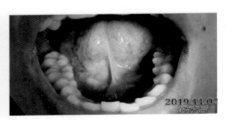

"寒痰伏舌温阳消"治疗后

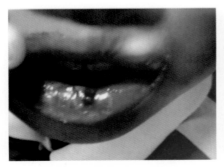

"仲景古方疗口疮"治疗前

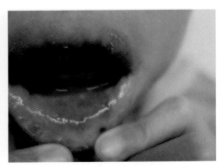

"仲景古方疗口疮"治疗后

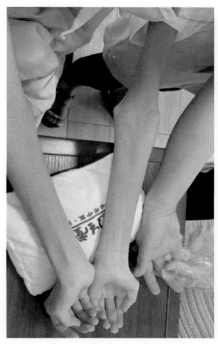

"建中缓调治虚羸"治疗前

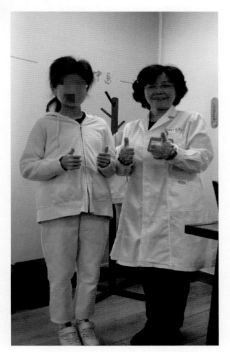

"建中缓调治虚羸"治疗后

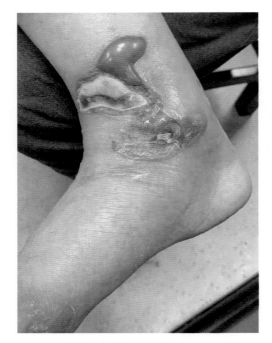

"筋疽 1 月随证治"治疗前

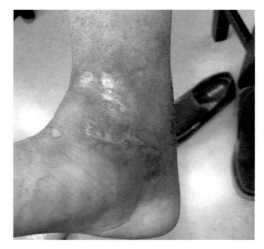

"筋疽 1 月随证治"治疗后

双膝关节内翻明显改善

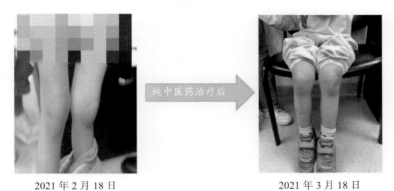

2021 年 2 月 18 日　　　　　　　　2021 年 3 月 18 日

"泻南补北调早熟" 治疗前后 1

背部牛奶咖啡斑颜色变淡

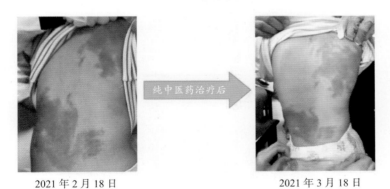

2021 年 2 月 18 日　　　　　　　　2021 年 3 月 18 日

"泻南补北调早熟" 治疗前后 2

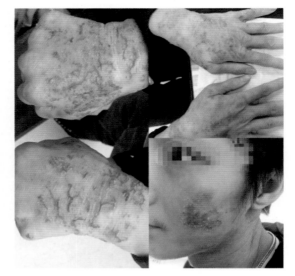

2017 年 12 月 13 日初诊

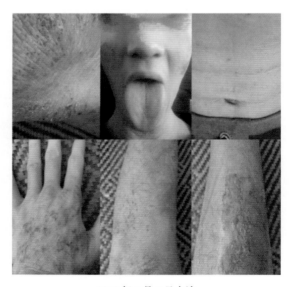

2018 年 4 月 6 日十诊

"妙手回春美肤宝"治疗前后 1

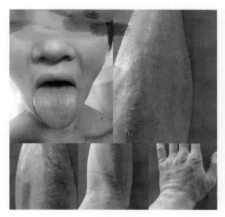

2018 年 6 月 7 日十四诊

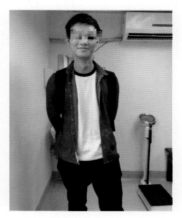

2020 年 3 月 30 日

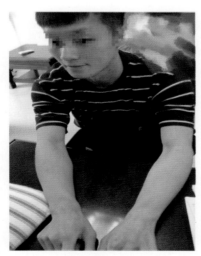

2020 年 8 月 8 日

"妙手回春美肤宝"治疗前后 2